新安孤本醫籍叢刊

第一輯

王鵬/主編

2019年度國家古籍整理出版專項經費資助項目

山居本草 貳

〔清〕程履新/撰　王鵬/提要

U0215879

北京科学技术出版社

山居本草卷四上目錄

果部上

山居本草卷四

山居本草卷四

新安程履新德基甫述

孫 存仁伯榮甫
存義叔宜甫 校

果部

木實曰果，草實曰蓏。熟則可食，乾則可脯。豐儉可以濟時疾苦，可以備藥，輔助粒食，以養民生。故素問云：五果爲助。五果者，以五味五色應五臟，李杏桃栗棗是矣。古書欲知五穀之收否，但看五果之盛衰。李主小豆，杏主大麥，桃主小麥，栗主稻，棗主禾。禮記內則列果品蔆椇榛瓜之類。周官職方氏辨五地之物，山林宜早物，柞栗之屬。川澤宜膏物，蔆芡之屬。丘陵宜核物。梅李之屬。甸師掌野果蓏。場人樹果蓏珍異之物。以時藏之。觀此。則果蓏之土產常異。性味良毒。豈可縱嗜欲而不知物理乎。况四方風土。厚薄不同。人事培植。濃淡各異。且橘過淮爲枳。粤人以檳榔爲佳果。以苦瓜爲常蔬。詢之別處。又多不然。至於本草一書。明李氏綱目。可謂集大成者矣。後世纂述。多遵法則。然以秦椒胡椒等入果部。以極辣之物。何堪作果。今移入菜部。以食料調和五味。椒辣尚可相助爲理也。然菜之中。有可作果。果之中。有時作菜。菜果二部。原可互相爲用也。果可爲助。有服之可延年輕身者。如黃精桑椹枸杞之類。又何必遠求丹砂于勾漏乎。但服食宜常不宜雜。久之自效耳。

集果部

李 綠葉白花。樹能耐久。其匯近百。其子大者如柸如卵。小者如彈如櫻。其味甘酸苦濇數種。其色青綠紫朱黃赤縹綺胭脂青皮紫灰之殊。其形有牛心馬肝柰李杏李水李離核合核無核匾縫之異。其產有武陵房陵諸李。早則麥李御李。四月熟。遲則晚李冬李。十月十一月熟。又有季春李。冬花春實也。北方一種御黃李。形大肉厚。核小甘香。江南建寧一種均亭李。紫而肥大。味甘如蜜。有擘李。熟則自裂。有糕李。肥粘如糕。皆美品也。今人用鹽曝。糖藏。蜜煎為果。惟晒乾白李有益。其法以夏李色黃時摘之。以鹽挼去汁。合鹽晒。萎去核復晒乾。薦酒作飣皆佳。

實 性微溫 味見前。不沉水。苦濇者不可食。多食發虛熱。臨水食發痰瘧。不可合雀肉及漿水食。合蜜食損五臟。服术人忌之。**主治** 曝食去痼熱。調中。去骨節間勞熱。肝病宜食之蒸曬乾名嘉慶子。入果品。

核仁 性平。味苦。主治僵仆踒折。瘀血骨痛。令人好顏色治女少腹腫滿。利小腸。下水氣。除浮腫。除面䵟黑子。

附方 女人面䵟 用李核仁。去皮細研。以鷄子白和如稀餳塗之。至旦以漿水洗去。後塗胡粉不過五六日效。忌見風。蠍蠆螫痛 苦李仁嚼塗之良。

根白皮 剉去粗皮炙黃。用。仲景奔豚湯中用之。性寒。治消渴。止心煩逆奔豚氣。療瘡。煎水含漱。治齒痛。煎汁飲。主赤白痢。炙黃煎湯日再飲之。治女人卒赤白帶下。小兒暴熱。解丹毒。

苦李皮根 味鹹。治脚下氣。主熱毒煩躁。

附方 小兒丹毒 從兩股走及陰頭。用李根燒爲末。以田中流水和塗之。咽喉卒塞無藥處。以皂角末吹鼻取嚏。仍以李樹近根皮磨水塗喉外良驗。

花主人面澤。去粉滓。䵟黯。

附方 面黑粉滓。用李花、梨花、櫻桃花、白葵花、白蓮花、紅蓮花、旋復花、秦椒各六兩。桃花、木瓜花、丁香、沉香、青木香、鍾乳粉各三兩。珍珠、玉屑各二兩。蜀水花一兩。大豆末七合。爲細末。瓶收。每日盥𩋀用洗手面。百日光潔如玉也。

葉治小兒壯熱痁疾。驚癇。煎湯浴之良。

附方 惡刺瘡痛 李葉、棗葉搗汁點之效。

樹膠主治目翳。定痛消腫。

杏 一名甜梅。葉圓有尖。二月開紅花。亦有千葉者。不結實。甘而有沙者爲沙杏。黃而帶酸者爲梅杏。青而帶黃者爲柰杏。其金杏大如梨。黃如橘。北方肉杏甚佳。赤大而扁。謂之金剛杏。性熱。類梅者味酸。

類桃者味甜。多食動宿疾生痰熱。產婦小兒尤忌之。主治鬆脯食止渴去冷熱毒。心之果。心病宜食之。

核仁 以湯浸去皮尖。雙仁者不用。如治風寒則留皮尖。取其發散也。性涼。味苦略辛。雙仁者殺人。可以毒狗。凡桃杏花皆五出。若六出者必雙仁。有毒也。作湯如白沫不解者食之。氣壅。經宿者動冷氣。辛能散結破氣。苦能利下潤燥。色白入肺。主治暴感風寒。發熱咳嗽。氣逆喘促。小兒風熱疹子。蓋病由客邪犯肺。以此佐風藥發散。則氣滑肺寧矣。因其味濁主沉。以能墜痰。治喉痹不通。以能下氣潤大腸燥結。蓋肺與大腸爲通達。如老年便閉同桑皮紫菀。宜通澁滯妙甚。其桃仁療狂用治破血除血分之燥。杏仁下喘用治破氣除氣分之燥。當分別而用。同天冬煎潤心肺。殺蟲。治諸瘡疥。消腫去頭面諸風氣。瘡疱。殺狗毒。解錫毒。化索麪豆粉積。

【附方】杏金丹　左慈秘訣云。亦名草金丹。方出渾皇子。服之長年不死。夏姬服之壽年七百。乃仙去也。世人不信。皆由不肯精心修治故也。其法須人罕到處。寅月钁斸杏樹地下通陽氣。二月除樹下草。三月離樹五步。作畦壟以通水。亢旱則引泉灌溉。有霜雪則燒火樹下以救花苞。至五月杏熟自落收仁六斗。以湯浸去皮及雙仁者。用南流水三石和研取汁兩石八斗。去滓以新鐵釜。用酥三斤。以糠火及炭然釜少少磨酥至盡。乃納汁入釜。釜上安盆。盆上鑽一孔。用弦懸車轄至釜底。以紙塞孔勿令泄氣。初着糠火。一日三動車轄。以滚其汁。五日有露液生。十日白霜起。又二日白霜盡。即金花出。丹乃成也。開盆炙乾。以翎掃下。棗肉和丸梧子大。每服三丸。空心暖酒下。至七日宿疾皆除。瘖盲攣跛疝痔癭癇瘡腫萬病皆愈。久服通靈不死云云。衍文不錄。

須曰古方用杏仁修治如法自朝蒸至午便以慢火微炒至七日乃收之每旦空腹啖之久久不止駐顏延年云是夏姬之法然杏仁能使人血溢少誤必出血不已或至委頓故近人少有服者或云服至二三年往往或瀉或臍中出物皆不可治也

杏酥法

須曰去風虛除百病擣爛杏仁一石以好酒二石研濾取汁一石五斗入白蜜一斗五升攪勻封於新甕中勿洩氣三十日看酒上酥出即掠取納甆器中貯之取其酒滓團如梨大置空屋中作格安之候成飴脯狀旦服一枚以前酒下

藏器曰杏酪服之潤五臟去痰嗽生熟喫俱可若半生半熟服之殺人

又法

宗奭曰治肺燥喘熱大腸秘潤五臟用杏仁去皮研細每一升入水一升半擣稠汁入生薑四兩甘草一寸銀石器中慢火熬成稀膏入酥二兩同收每夜沸湯點服一匙

萬病丸

治男婦五勞七傷一切諸疾杏仁一斗二升童子小便煑七次以蜜四兩拌勻再以童便五升於椀內重蒸取出日曬夜露數日任意嚼食即愈

補肺丸

治咳嗽用杏仁二大升山中者不用去雙仁者以童子小便二斗浸之春夏七日秋冬二七日連皮尖於砂盆中研濾取汁煑令魚眼沸候軟如麵糊即成以粗布

攤曝之。可丸即丸。服之食前後。總須服三五十丸。茶酒任下。忌肉水粥。

咳嗽寒熱 旦夕加重。少喜多喘。面色不潤。忽進忽退。積漸少食。脉弦緊者。杏仁半兩去皮尖。童子小便浸七日。漉出。温水淘洗。砂盆內研如泥。以小便三升。煎如膏。每服一錢。熟水下。婦人室女服之尤妙。

久患肺氣 喘急至咳甚者。不過二劑永瘥。杏仁去皮尖二兩。童子小便浸一日一換。夏月三四換。滿半月取出。焙乾研細。每服一棗大。薄荷一葉。蜜一雞子大。水一鍾煎七分。食後温服。忌腥物。

欬逆上氣 不拘大人小兒。以杏仁三升。去皮尖炒黄研膏。入蜜一升。杵熟。每食前含之。嚥汁。

上氣喘急 杏仁桃仁各半兩。去皮尖。炒研。用水調生麪和丸。梧子大。每服十丸。薑蜜湯下。微利為度。

喘促浮腫 小便淋瀝。用杏仁一兩。去皮尖。熬研。和米煮粥。空心喫二合妙。

頭面風腫 杏仁擣膏。雞子黄和。杵。塗帛上。厚裹之。乾則又塗。不過七八次。愈也。

風虛頭痛 欲破者。杏仁去皮尖。曬乾研末。水九升研濾汁。煎如麻腐狀。取和羹粥食。七日後大汗出。諸風漸減。此法神妙。可深秘之。慎風冷。猪雞魚蒜醋。

頭面諸風 眼瞤鼻塞。眼出冷淚。用杏仁三

山居本草卷四 果部 五

升研細水煮四五沸洗頭待冷汗盡三度愈。**偏風不遂**失音不語生吞杏仁七枚不去皮尖逐日加至七七枚週而復始食後仍飲竹瀝以瘥爲度。**破傷風腫**杏仁杵膏厚塗上然燭遥炙之。**金瘡中風**角弓反張用杏仁杵碎蒸令氣溜絞脂服一小升兼摩瘡上良。**濕病食勞**杏仁五兩醋二升煎取一升服之取汗瘥。**心腹結氣**杏仁桂枝橘皮訶黎勒皮等分爲丸每服三十丸白湯下無忌。**喉痺痰嗽**杏仁去皮熬黄三分和桂末一分研泥裹含之嚥汁。**喉熱生瘡**方同上**卒失音聲**方同上**肺病咯血**杏仁四十個以黄蠟炒黄研入青黛一錢作餅用柿餅一個破開包藥濕紙裹煨熟食之取效。**卒不小便**杏仁二七枚去皮尖炒黄研末米飲服之。**血崩不止**諸藥不效服此立止用甜杏仁上黄皮燒存性爲末每服二錢空心熱酒服。**五痔下血**杏仁去皮尖及雙仁者水三升研濾汁煎減半同米煮粥食之。**穀道䘌瘡**腫痒杏仁杵膏頻頻傅之。**陰瘡爛痛**杏仁燒黑研成膏時時傅之。**產門蟲蛆**痛痒不可忍用杏仁去皮燒存性杵

爛綿裹納入
陰中取效
身面疣目 杏仁燒黑研膏擦破日日塗之
面上䵟皰 杏仁去皮
搗和雞子白夜塗
之旦以煖酒洗去
兩頰赤痒 其狀如疿名頭面風以杏仁頻頻揩之內服消風散
耳卒聾閉 杏仁七枚去皮拍碎分作三分以綿裹之着
鹽如小豆許以器盛於飯上蒸熟令病人側
臥以一裹捻油滴耳中良
久又以一裹滴之取効
耳出膿汁 杏仁炒黑搗膏綿裹納入日三四易
之
妙
鼻中生瘡 杏仁研末乳汁和傳
疳瘡蝕鼻 杏仁燒壓取油傳之
牙齒蟲䘌 杏仁燒存性研膏髮裹納蟲孔中殺
蟲去風其痛便止重者不過再上
牙齦痒痛 杏仁一百枚去
皮以鹽方寸匕水一升煮
令汁出含漱吐之三度愈
風蟲牙痛 杏仁鍼刺於燈上燒烟乘熱搭病牙
上又復燒搭七次絕不
疼病牙逐時斷落也
目中赤脉 痒痛時見黑花用初生杏子仁一升古五
銖錢七文入瓶內密封埋門限
下一百日化爲水每夕點之
胎赤眼疾 杏仁壓油半雞子殻食鹽
一錢入石器中以柳枝一握緊束研至色黑以熟艾一
團安枕內燒烘之令氣透火盡即成每點少許入兩眥

甚妙。**目中瞖遮**但瞳子不破者，用杏仁二升去皮，麩裹作二包，塘火煨熟，去麩研濾，壓去油氣，用一錢，入銅綠一錢，研勻點之。**目生胬肉**或痒或痛，漸覆瞳人，用杏仁去皮二錢半，膩粉半錢，研勻，綿裹筯頭點之。**傷目生胬**廣利方用生杏仁七枚，去皮細嚼，吐於掌中，乘熱以綿裹筯頭點胬肉上，不過四五度愈。總錄用杏仁研膏，人乳化濾，日點三次。**小兒血眼**兒初生艱難，血淤眦睚，遂濺滲其睛，不見瞳人，輕則外胞赤腫，上下弦爛，用杏仁二枚，去皮尖，嚼乳汁三五匙，入膩粉少許，蒸熟，絹包頻點，重者加黃連朴硝最良。**小兒臍爛**成風，杏仁去皮研傅。**小兒咽腫**杏仁炒黑，研爛含嚥。**鍼入肉內**不出者，雙杏仁搗爛，以車脂調貼，其鍼自出。**箭鏑在咽**或刀刃在咽膈諸隱處，杵杏仁傅之。**狐尿瘡痛**杏仁研爛，煑一兩沸，及熱浸之，冷即易。**狗咬傷瘡**爛嚼杏仁塗之。**食狗不消**心下堅脹，口乾，發熱妄語，杏仁一升，去皮尖，水三升，煎沸去渣，取汁分三服，下肉爲度。**解狼犬毒**杏仁搗爛，水和服之。**一切食停**氣滿膨脹，用紅杏仁三百粒，巴豆二十粒，同炒色變去豆不用。研杏仁爲末。橘皮湯調下。白癜風斑杏仁連皮尖。每早嚼二七粒。揩令赤色。夜臥再用。

諸瘡腫痛杏仁去皮。研濾取膏。入輕粉麻油調搽。神效。不拘大人小兒。小兒頭瘡杏仁燒研傅之。蛆蟲入耳杏仁搗泥。取油滴入。非出則死。

杏花主治補不足女子傷中。寒熱痺厥逆。

附方婦人無子二月丁亥日。取杏花。桃花。陰乾爲末。戊子日。和井華水服方寸匕。日用三服。粉滓面䵟杏花。桃花各一升。東流水浸七日。洗面三七遍。極妙。

葉主治人卒腫滿身面洪大。煮濃汁熱漬。亦少少服之。

枝主治墮傷。取一握。水一升。煮減半。入酒三合和勻。分服。效。

附方墜撲瘀血在內煩悶者。用東引杏樹枝三兩。細剉。微熬。好酒一升。煎十餘沸。分二服。

根主治食杏仁多致迷亂將死。切碎煎湯服。即解。

巴旦杏 原出回回地。今關西諸土亦有。樹如杏而小。殼內仁甘美。點茶食之。味如榛子。性平。味甘。主治止咳下氣。消心腹逆悶。

梅 樹葉似杏而長尖。先衆木而花。其子酸。曝乾爲脯。入羹臛虀中。梅譜云江梅野生。不經栽接。花小而香。子小而硬。消梅子圓。鬆脆多液無滓。惟可生啖。綠萼梅枝跗皆綠。重葉梅花葉重疊。結實多雙。紅梅花色如杏。杏梅色淡紅。實匾而斑。味全似杏。鴛鴦梅即多葉紅梅也。一蒂雙實。若楝接梅則花帶黑色。化書云李接桃而本強者其實毛。梅接杏而本強者其實甘。梅于采半黃者以烟薰之爲烏梅。青者鹽淹曝乾爲白梅。亦可蜜煎糖藏以爲果飣。熟者笮汁曬收爲梅醬。夏月調水飲止渴。實性平。味酸。多食損齒傷筋。蝕脾胃。發痰熱。服黃精人忌食之。食而齒齼者嚼胡桃肉解之。李時珍曰。梅花開于冬而實熟于夏。得木之全氣。故味酸。所謂曲直作酸也。肝爲乙木。胆爲甲木。人之舌下有四竅。兩竅通胆液。故食梅則津生者。類相感應也。

【烏梅】（用須去核微炒。造法取青梅籃盛于突上熏黑。若以稻灰淋汁潤濕蒸過則肥澤不蛀。）性平。味酸濇。（忌猪肉。）主治下氣除熱煩滿安心。止肢體痛偏枯不仁。死肌。去青黑誌蝕惡肉。去痺。利筋脉。止下痢。好唾口乾。水漬汁飲。治傷寒煩熱。止渴。調中去痰。治瘴瘧。止吐逆。霍亂。除冷熱痢。虛勞骨蒸。消酒毒。令人得睡。和建茶乾薑爲丸服。止休息痢。斂肺澁腸。止久嗽。反胃噎膈蚘厥吐利。消腫涌痰。殺蟲解魚毒。馬汗毒。硫黃毒。

【白梅】（一名鹽梅。又名霜梅。取大青梅。以鹽汁漬之。日晒夜漬。十日成矣。久乃上霜。）性平。味酸醎。主治中風驚癇。喉痺。痰厥僵仆。牙關緊閉者。取梅肉揩擦牙齦。涎出即開。又治血痢。（曾魯公痢血百餘日。用鹽梅一研爛。合臘茶入醋服之而安。梁公病赤血痢，陳應之用烏梅、胡黃連、竈下土等分為末，茶調服亦效。蓋血得寒則止，得酸則斂，得苦則收故也。**煩渴霍亂吐下，下血血崩**，功同烏梅。

附方諸瘡努肉鬼遺方，用烏梅肉燒存性，研傅惡肉上，一夜立盡。未瘥再傅。**癰疽瘡腫**已潰未潰皆可用鹽白梅燒存性為末，入輕粉少許，香油調塗四圍。**喉痺乳蛾**冰梅丸用青梅二十枚，鹽十二兩，淹五日，取梅汁入明礬三兩，桔梗、白芷、防風各二兩，猪牙皂角三十條，俱為細末，拌汁和梅入瓶收之。每用一枚，噙嚥津液。凡中風痰厥，牙關不開，用此擦之尤佳。總錄用白梅包生礬末作丸，含嚥，或納吞之。**消渴煩悶**烏梅肉二兩，微炒為末，每服二錢，水二盞煎一盞，去滓，入豉二百粒，煎至半盞，溫服。**泄痢口渴**烏梅煎湯，日飲代茶。**產後痢渴**烏梅肉二十箇，麥門冬十二分，每以一升煮七合，細呷之。**赤痢腹痛**直指用陳白梅同真白蜜水各半煎飲之。聖惠用烏梅肉炒、黃連各四兩為末，煉蜜丸梧子大，每米飲服二十丸，日三服。**便痢膿血**烏梅一兩去核燒過為末，每服二錢

米飲下立止。**久痢不止**腸垢已出。肘后用烏梅肉二十個。水一盞。煎六分。食前分二服。補珍用

烏梅肉、白梅肉各七個。搗爛。入乳香末少許。杵丸梧桐子大。每服二三十丸。茶湯下。日三。**小便尿血**

烏梅燒存性。研末。醋糊丸梧子大。每服四十丸。酒下。**血崩不止**烏梅肉七枚。燒存性。研末。米飲服之。日二。

大便不通氣奔欲死者。烏梅十顆。湯浸去核。丸棗大。納入下部。少時即通。**霍亂吐利**

鹽梅煎湯。細細飲之。**蚘蟲上行**出于口鼻。烏梅煎湯頻飲。并含之即安。**水氣滿急**烏梅

大棗各三枚。水四升。煮二升。納蜜和匀。含嚥之。**梅核膈氣**取半青半黃梅子。每個用鹽一兩。淹一日

夜。晒乾。又浸又晒。至水盡乃止。用青錢三個。夾二梅。麻線縛定。通裝磁礶內。封埋地下。百日取出。每用一枚。含

之嚥汁。入喉即消。收一年者治一人、二年者治二人。其妙絕倫。**心腹脹痛**短氣欲絕者。烏梅二七枚。

水五升。煮一沸。納大錢二七枚。煮二升半。頓服之。**勞瘧劣弱**烏梅十四枚。豆豉二合。桃柳枝各一

虎口。甘草三寸。生薑一塊。以童子小便二升。煎一半。溫服即止。**久欬不已**烏梅肉微炒。罌粟殼去筋

膜蜜炒。等分爲末。每服二錢。睡時蜜湯調下。

痰厥頭痛 如破者。烏梅肉三十個。鹽三撮。酒三升。煮一升。頓服。取吐。即愈。

傷寒頭痛 壯熱。胸中煩痛。四五日不解。烏梅十四枚。鹽五合。水一升。煎半升。溫服。取吐。吐後避風。良。

折傷金瘡 乾梅燒存性。傅之。一宿瘥。

馬汗入瘡 作痛。用烏梅連核搗爛。以頭醋和傅。仍先刺瘡出去紫血。乃傅之。繫定。

猘犬傷毒 烏梅末。酒服二錢。

指頭腫痛 痛甚者。烏梅肉和魚鮓搗封之。妙。

傷寒䘌瘡 生下部者。烏梅肉三兩。炒爲末。煉蜜丸梧子大。以石榴根皮煎湯。食前下三十丸。

小兒頭瘡 烏梅燒末。生油調塗。

香口去臭 曝乾梅脯。常時含之。

硫黃毒發 令人背膊疼悶。目暗漠漠。烏梅肉焙一兩。沙糖半兩。漿水一大盞。煎七分。呷之。

核仁 性平。味酸。主治明目。益氣。不饑。除煩熱。治代指忽然腫痛。搗爛和醋浸之。

花 味微酸。濇。梅花湯。用半開梅花。溶蠟封花口。投蜜罐中。過時以一二朵。同蜜一匙。點沸湯服。又蜜漬梅花法。用白梅肉少許。浸雪水。潤花露一宿。蜜浸薦酒。又梅花粥法。用落英入熟米粥。再煑食之。楊誠齋有蜜點梅花帶露餐。又脫蕊收將熬粥吃之句。皆取其助雅致清神思也。

【葉】主治休息痢。及霍亂。煑濃汁飲之。清水揉梅葉。洗蕉葛衣。經夏不脆。夏衣生霉。以梅葉煎湯洗之即去。

【附方】中水毒病初起頭痛惡寒。心煩拘急。旦醒暮劇。梅葉搗汁三升。飲之良。下部蟲䘌梅葉桃葉一斛。杵爛。蒸極熱。內小器中。隔布坐蒸之。蟲盡死也。月水不止梅葉焙。棕櫚皮灰。各等分。爲末。每服二錢。酒調下。

【根】出土者殺人勿用。主治風痺。初生小兒取根同桃李根煑湯浴之無瘡熱之患。煎湯飲。治霍亂。止休息痢。

【榔梅】出均州太和山。相傳眞武折梅枝插于榔樹。誓曰吾道若成。開花結果。後如其言。今樹在五龍宮北。

杏形桃核。道士采而蜜煎。以充貢獻。實性平。味甘酸。主治。生津止渴。清神下氣。消酒。

桃品類甚多。易于栽種。且早結實。五年宜以刀劙其皮。出其脂液。則多延數年。其花有紅、白、紫、千葉。二色之殊。其實有紅桃、緋桃、碧桃、緗桃、白桃、烏桃、金桃、銀桃、胭脂桃。皆以色名者也。有綿桃、油桃、御桃、方桃、扁桃、偏核桃。皆以形名者也。有五月早桃、十月冬桃、秋桃、霜桃。皆以時名者也。並可供食。漢明帝時。常山獻巨核桃。霜下始花。隆暑方熟。蜀後主有桃核杯。半扇容水五升。良久如酒味可飲。昔人謂桃為仙果。殆此類歟。生桃切片。瀹過曝乾為脯。可充果食。又桃醋法。取爛熟納甕中。蓋口七日。漉去皮核。密封二七日。酢成香美。凡柿接桃為金桃。李接桃為李桃。梅接桃為脆桃。樹生蟲。煮豬頭汁澆之即止。實性熱。味甘辛酸濇。各從其類。多食令人有熱發膨脹。生癰癤。動丹石毒。生者尤損人。同鱉食患心痛。服朮人忌食之。主治作脯食益顏色。肺之果也。肺病宜食之。冬桃食之解勞熱。

核仁 行血宜連皮尖生用潤燥活血宜湯浸去皮尖炒黃用或麩炒或燒存性各隨本方雙仁者有毒不可用

性平味苦甘。香附為之使。苦重於甘氣薄味厚沉而降陰中之陽手足厥陰經血分藥也苦以泄滯血甘以生新血故破凝血者用之其功有四治熱入血室一也泄腹中滯血二也除皮膚血熱燥癢三也行皮膚凝滯之血四也肝者血之源血聚則肝氣燥肝苦急急食甘以緩之桃仁之甘以緩肝散血故張仲景抵當湯用之以治傷寒八九日內有畜血發熱如狂小腹滿痛小便自利者又當汗失汗熱毒深入吐血及血結胸煩燥譫語者。

又治風痹骨蒸肝瘧寒熱鬼注疼痛咳逆上氣消心下堅硬除卒暴擊血止心腹痛潤大便殺小蟲又每服嚼一枚和蜜塗手面良治產後血痛

附方 延年去風 令人光潤用桃仁五合去皮用粳米飯漿同研絞汁令盡溫溫洗面極妙 偏風不遂 及癖疾用桃仁二千七百枚去皮尖雙仁以好酒一斗三升浸二十一日取出晒乾杵細作丸如梧子大每服二十丸以原酒吞之 風勞毒腫 攣痛或牽引小腹及腰痛桃仁一升去皮尖熬令黑烟出熱研如脂膏以酒二升攪和服煖臥取汗不過三度瘥 瘧疾寒熱 桃仁一百枚去皮尖乳砵內研成膏不得犯生水入黃丹三錢丸梧桐子大每服三丸當發日面北溫酒吞下五月五日午時合之忌雞犬婦人見 骨蒸作熱 桃仁一百二十枚留尖去皮及雙仁杵爲丸平旦井華水頓服之令盡量飲酒至醉仍須任意喫水隔日一劑百日不得食肉 上氣喘急 方見杏仁 上氣欬嗽 胸滿氣喘

桃仁三兩去皮尖以水一大升研汁和粳米二合煮粥食之。**卒得欬嗽** 桃仁三升去皮杵着器中密封蒸熟日乾絹袋盛浸二斗酒中七日可飲日飲四五合。**尸疰鬼疰** 乃五尸之一又挾鬼邪爲祟其病變動有三十六種至九十九種大略使人寒熱淋瀝沉沉默默不知所苦而無處不惡累年積月以至於死死後復傳傍人急以桃仁五十枚研泥水煮取四升服之取吐吐不盡三四日再吐。**傳尸鬼氣** 欬嗽痃癖注氣血氣不通日漸消瘦桃仁一兩去皮尖杵碎水一升半煮汁入米作粥空心食之。**鬼疰心痛** 桃仁一合爛研煎湯服之。**卒然心痛** 桃仁七枚去皮尖研爛水一合服之。**人好魘魅** 桃仁熬去皮尖三七枚以小便服之。**下部蟲䘌** 病人齒無色舌上白喜睡憒憒不知痛痒處或下痢乃下部生蟲食肛也桃仁十五枚苦酒二升鹽一合煮六合服之。**崩中漏下** 不止者桃核燒存性研細酒服方寸匕日三。**婦人難產** 數日不出桃仁一個劈開一片書可字一片書出字吞之即生。**產後百病** 千金桃仁煎治婦人產後百病諸氣取桃仁一千二百枚去皮尖雙仁熬擣極細以

清酒一斗半研如麥粥納入瓶中封𫆀入湯中煑一伏時每服一匙溫酒和服日再

產後身熱如火皮如粟粒者桃仁研泥同臘猪脂傅之日日易之

產後血閉桃仁二十枚去皮尖藕一塊水煎服之良

產後陰腫桃仁燒研傅之

婦人陰癢桃仁杵爛綿裹塞之

男子陰腫作痒用桃仁炒香為末酒服方寸匕日二仍擣傅之

小兒卵癩方同上

小兒爛瘡初起瘇漿似火瘡桃仁研爛傅之

小兒聤耳桃仁炒研綿裹日日塞之

風蟲牙痛鍼刺桃仁燈上燒烟出吹滅安痛齒上咬之不過五六次愈

唇乾裂痛桃仁搗和猪脂傅

大便不快裏急後重用桃仁三兩去皮吳茱萸二兩食鹽一兩同炒熟去鹽茱每嚼桃仁五七粒

急勞咳嗽煩熱用桃仁三兩去皮尖猪肝一枚童子小便五升同煑乾於木臼內擣爛入蒸餅和丸梧子大每溫水下三十丸

冷勞減食漸至黑瘦用桃仁五百顆吳茱萸三兩同入鐵鐺中微火炒一炊久將桃仁去皮微黃色即漸加火待微烟出即乘熱收入新瓶內厚紙封住勿令洩氣每日空心取桃仁二十粒去皮嚼之以溫

酒下至重者服五百粒愈。預辟瘟癘。桃仁一觔、吳茱萸、青鹽各四兩，同炒熟，以新瓶密封一七，取出揀去茱萸鹽，將桃仁去皮尖，每嚼一二十枚。山居尤宜之。

桃毛 實上之毛，刮取用之。性平，味辛。主治破血閉，下血瘕，寒熱積聚，帶下諸疾，破癖氣，惡鬼邪氣。

桃梟 係桃實着樹經冬不落者，正月采之，中實者良。一名桃奴，言其不能成實也。一名神桃，言其辟惡也。千葉桃花結子在樹不落者，名鬼髑髏，十一月采得，以酒拌蒸，從巳至未，焙乾，以銅刀切，焙，取肉用。性微溫，味苦。主治殺百鬼精物，精魅，五毒不祥，療中惡腹痛。胡洽治中惡毒氣，有桃梟湯。治肺氣腰痛，破血，療心痛，酒磨煖服之。凡吐血諸藥不效，燒存性，研末，米湯調服有驗。小兒虛汗，婦人妊娠下血，破伏梁結氣，止邪瘧，燒烟熏痔瘡，燒黑油調。傅小兒頭上肥瘡。軟癤。

附方

伏梁結毒 在心下不散。桃奴三兩為末。空心溫酒服二錢。

鬼瘧寒熱 樹上自乾桃子二七枚為末。滴水丸梧子大。硃砂為衣。每服一丸。侵晨面東。井華水下。良。

五種瘧疾 通神家寶丸。用神桃即桃奴十四粒。巴豆七粒。黑豆一兩。研勻。以冷水和丸。梧子大。硃砂為衣。發日五更念藥王菩薩七遍。井華水下一丸。立瘥。不過二次。妙不可言。

妊娠下血 不止。用桃梟燒存性。研水服。取瘥。

盜汗不止 樹上乾桃子一個。霜梅二個。葱根七個。燈心二莖。陳皮一錢。稻根。大麥芽各一撮。水二鍾煎服。

白禿頭瘡 乾桃一兩。黑豆一合。為末。臘猪脂調搽。

小兒頭瘡 樹上乾桃燒研。入膩粉。麻油調搽。

食桃成病 桃梟燒灰二錢。水服取吐。即愈。陸光祿說。有人食桃不消化作病。時於林間得槁桃燒服。登時吐出。即愈。此以類相攻也。

花 三月三日采。陰乾用。勿用千葉者。令人鼻衄目黃。**性平。味苦。葉莖皮膠性味**

相同。主治殺疰惡鬼，利大小便，消腫滿，破石淋，治心腹痛及禿瘡，利宿水痰飲積滯。一婦人滑泄數年，百治不效。或言此傷飲有積也。桃花落時，以棘針刺取數十枚，勿犯人手，以麪和作餅，煨熟食之，米飲送下。不一二時，瀉下如傾。六七日，行至數百行，昏困，惟飲涼水而平。治風狂。一婦人喪夫發狂，閉之室中，夜斷窓櫺，登桃樹上，食桃花幾盡，及旦家人接下，自是遂愈也。此亦驚怒傷肝，痰夾敗血所致，偶得桃花利痰飲散滯血之功，與張仲景治積熱發狂用承氣湯，蓄血發狂用桃仁承氣湯之意相同。研末，傅頭上肥瘡，手足瘑瘡。

附方　大便艱難　桃花爲末，水服方寸匕，通。產後秘塞　大小便不通，用桃花、葵子、滑石、檳榔等分爲末，每空心葱白湯服二錢，即利。心腹積痛　三月三日采桃花曬乾，杵末，以水服二錢匕，良。瘧疾不已　桃花爲末，酒服方寸匕，良。痰飲宿水　桃花散：收桃花陰乾爲末，溫酒服一合，取利，覺虛，食少粥，不似轉下藥也。腳氣腫痛　桃花一升，陰乾爲末，每溫酒細呷之。一宿即消。腰脊作痛三月三日取桃花一斗一升井華水三斗麴六升米六斗炊熟如常釀酒。每服一升日三服神良。膿瘻不止桃花爲末豬脂和傳之日二。頭上禿瘡三月三日取未開桃花陰乾與桑椹赤者等分作末以豬脂和。先取灰汁洗去痂即塗之。頭上肥瘡一百五日寒食節收桃花爲末食後以水半盞調服方寸匕日三甚良。黄水面瘡方同上。足上瘑瘡桃花食鹽等分許匀。醋和傳之。雀卵面皰桃花冬瓜仁。研末等分。蜜調傳之。乾糞塞腸脹痛不通用毛桃花濕者一兩和麪三兩作餛飩煮熟空心食之。日午腹鳴如雷當下惡物也。面上粉刺癗子如米粉。用桃花丹砂各三兩爲末。每服一錢空心井水下日三服。十日知二十日小便當下黑汁面色瑩白也。令面光華三月三日收桃花七月七日收雞血和塗面上。三二日後脫下則光華顏色也。

葉采嫩者名桃心入藥尤勝。主治傷寒時氣風痺無汗療頭風通大小便止霍亂腹痛除尸蟲出瘡中小蟲除惡氣。小兒寒熱客忤。

【附方】風襲項強，不得顧視。穿地作坑，煅赤，以水洒之，令冷，鋪生桃葉於內，臥席上，以項着坑上，蒸至汗出。良久即瘥。小兒傷寒，時氣。用桃葉三兩，水五升，煮十沸，取汁，日五六遍淋之。後燒雄鼠糞二枚。服之妙。二便不通，桃葉杵汁半升服。冬用桃皮。霍亂腹痛，桃葉三升切，水五升，煑一升，分二服。除三尸蟲，桃葉杵汁，服一升。腸痔出血，桃葉一斛，杵，納小口器中，坐蒸之，有蟲自出。女人陰瘡，如蟲咬痒痛者。生擣桃葉，綿裹納之，日四五易。足上瘑瘡，桃葉擣和苦酒傅之。鼻內生瘡，桃葉嫩心，杵爛塞之。無葉用枝。身面癬瘡，日午擣桃葉取汁搽之。諸蟲入耳，桃葉挼熟塞之，或擣汁滴之，或作枕，枕一夕自出。

【莖】及白皮，樹皮根皮皆可用，根皮尤良。並取東行者，刮去粗皮，取白皮用。主治除邪鬼中惡腹痛，去胃中熱。治疰忤心腹痛，解蠱毒，辟疫癘，療

黃疸，身目如金。殺諸瘡蟲。

【附方】**天行疫癘** 常以東行桃枝，煎熬湯浴之佳。**黃疸如金** 晴明時，清晨勿令雞犬婦人見，取東引桃根，細如筯若釵股者一握，切細，以水一大升，煎一小升，空腹頓服，後三五日，其黃離離如薄雲散開，百日方平復也。黃散後，可時時飲清酒一盃，則眼中易散，否則散遲。忌食熱麪、豬、魚等物。此是徐之才家秘方也。**肺熱喘急** 集驗：治肺熱悶喘急，客熱往來，欲死不堪服藥者。用桃皮、芫花各一升，以水四升，煮取一升，以故布納汁中，取放胸口，溫四肢，盈數刻即止。**喉痺塞痛** 桃皮煮汁三升服。**心虛健忘** 令耳目聰明，用戊子日，取東引桃枝三寸枕之。又方：五月五日日未出時，取東引桃枝，刻作三寸木人，着衣帶領中佩之。**卒得心痛** 東引桃枝一把，切，以酒一升，煎半升，頓服，大效。**鬼疰心痛** 東引桃枝一握，去粗皮，切，水二升，煎半升，頓服。**解中蠱毒** 用東引桃白皮烘乾、大戟、班蝥去足翅，熬，三物等分為末，以冷水服半方寸七，即出，不出更服。或因酒得，以酒服；因食得，以食服。初虞世云：此乃李饒州法也亦可以米泔丸服。

卒得惡瘡 人不識者取桃皮作屑納之

卒患瘰癧 不痛者。取桃樹白皮貼瘡上灸二七壯良

熱病口瘡 成𧏾。桃枝煎濃汁含之。下部有瘡納入之

下部𧏾瘡 桃白皮煑取濃汁如稀餳。入熊膽少許。以綿蘸藥納入下部瘡上。

五痔作痛 桃根水煎汁浸洗之當有蟲出。

小兒濕癬 桃樹青皮爲末。和醋頻傅之。

狂狗咬傷 桃白皮一握。水三升煎一升服。

水腫尿短 桃皮三觔。去內外皮。秫米一斗。女麴一升。以水二斗。煑桃皮。取汁一斗。以一半漬麴。一半漬秫飯。如常釀成酒。每服一合。日三次以體中有熱爲候。小便多是病去。忌生冷。一切毒物。

婦人經閉 數年不通。面色萎黃唇口青白腹內成塊。肚上筋起。腿脛或腫。桃根煎煑之。用桃樹根。牛蒡根。馬鞭草根。牛膝。蓬虆。各一觔。剉。以水三斗煎一斗去滓。更以慢火煎如餳狀收之。每以熱酒調服一匙。

牙疼頰腫 桃白皮。柳白皮。槐白皮等分。煎酒熱漱。冷則吐之

小兒白禿 桃皮五兩煎汁。入白麪沐之并服同上。

桃膠　桃茂盛時。以刀割樹皮。久則膠溢出。采收。以桑灰湯浸過。取二十斛。絹袋盛。于櫟灰汁一石中煮五七沸。取掛高處。候乾再煮。如此三次。曝乾。研末。蜜和丸梧子大。每空心酒服二十丸。除百病。數月斷穀。身輕不老。久則晦有夜光如月。　主治鍊服不饑。忍風寒。下石淋。破血。治中惡鬼疰。和血益氣。除下痢。止痛

附方　虛熱作渴　桃膠如彈丸大。含之佳　石淋作痛　桃木膠。如棗大。夏以冷水三合。冬以湯三合。和服。日三服。當下石。石盡即止。　血淋作痛　桃膠炒。木通。石膏各一錢。水一盞。煎七分。食後服。　產後下痢　赤白。裏急後重。腹痛。用桃膠焙乾。沉香。蒲黃炒。各等分。為末。每服二錢。食前米飲下。　痘黶發搐　黑陷者。用桃膠煎湯飲之。或水熬成膏。酒化服之。大效。

桃符　桃乃西方之木。五木之精。仙木也。味辛氣雄。故能厭伏邪氣。制百鬼。今人門上用桃符以此。玉燭寶典云。戶上着桃板辟邪。取山海經神荼鬱壘居東海蟠桃樹下。主領衆鬼之義。　主治中惡精魅

邪氣。水煮汁服之。

〔桃橛〕音掘。卽杙也。人多釘于地上。以鎮家宅。三載者良。主治卒心腹痛。鬼疰。破血。辟邪惡氣脹滿。煮汁服之。與桃符同功。

〔附方〕風蟲牙痛。門下桃橛。燒取汁。少少納孔中。以蠟固之。

栗 但可種成不可移栽。霜降乃熟。其苞自裂。而子墜者可藏。未裂則易腐也。其花作條。大如筯頭。長四五寸。可以點燈。大者爲板栗。中心扁子者爲栗楔。稍小者爲山栗。山栗之圓而末尖者爲錐栗。圓小如橡子者爲莘栗。小如指頭者爲茅栗。卽爾雅所謂栭栗也。一名栵栗。可炒食之。性溫。味甘鹹。生食則發氣。熟食則滯氣。小兒尤不可食。食則生蟲致病。患風症水腫宜忌食。主治益氣。厚腸胃。補腎。耐饑。生食治腰脚不遂。治腎虛腰脚無力。以袋盛懸乾。每旦喫十餘顆。次喫猪腎粥助之。久必强。健。蓋風乾之栗。勝于日曬。仍須細嚼。連液吞嚥。則有益。若頓食至飽。反致傷脾矣。按蘇子由詩云。老去自添腰脚病。山翁服栗舊傳方。客來爲說晨興晚。三咽徐收白玉漿。此得食栗之訣也。療筋骨斷碎。腫痛瘀血。生嚼塗之有效。腎之果也。腎病人宜食之。

【栗楔】音屑。一毬三顆。其中扁者是也。主治吐血。血久不止。每日生嚼細嚥十數枚。活血有效。今衡山合活血丹用之。筋骨風痛。每日生食七枚。破冷痃癖。又生嚼署惡刺。出箭頭。傅瘰癧腫毒痛。

【附方】小兒疳瘡。生嚼栗子傅之。葦刺入肉。方同上。馬汗入肉成瘡者。方同上。馬咬成瘡。獨顆栗子燒研傅之。熊虎爪傷。方同上。小兒口瘡。大栗煮熟。日日與食之甚效。衄血不止。宣州大栗七枚。刺破。連皮燒存性。出火毒。入麝香少許研勻。每服二錢。鹽水下。金刃斧傷。用獨殼大栗研傅。或倉卒嚼傅亦可。

【栗荴】音孚。内薄皮也。主治擣散和蜜塗面。令光去皺文

〔附方〕骨鯁在咽 栗子內薄皮燒存性研末吹入咽中卽下。聖濟總錄用栗子肉上皮半兩爲末。鮎魚肝一個乳香二錢半。同擣丸梧子大看硬遠近以線繫綿裹一丸。水潤呑之提線釣出也。

〔栗殼〕黑殼也。主治反胃消渴。煑汁飲之弁可止瀉血。

〔附方〕鼻衄不止 累醫不效。栗殼燒存性。研末粥飲服二錢。

〔毛毬〕外刺包也。主治煑汁洗火丹毒腫。

〔花〕主治瘰癧。

〔樹皮〕主治煑汁洗沙蝨溪毒療瘡毒。治丹毒五色無常剝皮有刺者煎水洗之。

〔根〕主治偏腎氣。酒煑服之。

〔天師栗〕張天師學道于蜀青城山所遺。味美獨房若橡爲異耳。武當山亦有之。性溫。味甘。

主治久食已風攣。

棗　其類甚繁。木赤心有刺。四月生小葉，尖靘光澤。五月開小白花，微青。南北皆有，惟齊晉所出者肥大甘美。切而曬乾者爲棗脯，煑熟榨出者爲棗膏，蒸熟者爲膠棗，加以糖蜜拌製者爲蜜棗。以麻油葉同蒸，則色更潤澤。擣棗膠曬乾者爲棗油。生棗性熱，味甘。多食令人熱渴膨脹，助濕熱，瘦人尤忌。

〔大棗〕此即曬乾大棗也，又名乾棗。宜入藥，亦有用膠棗之肥大者。性平，味甘。有齒疾、疳病、蟲䘌人忌食之。小兒尤不宜食。又忌與葱同食，與魚同食，令腰腹痛。主治和陰陽，調榮衛，生津液。邪在榮衛者，辛甘以解之，故用薑棗以和之，生發脾胃升騰之氣也。補中益氣，堅志強力，潤心肺，止嗽，除煩悶，心下懸，除腸澼，通九竅，助十二經，和百藥，養脾平胃。脾之果也，脾病宜食之。同光粉燒，治疳痢。小兒患秋痢，與蛀棗食之良。殺烏頭附子天雄毒。

附方 調和胃氣以大棗去核，緩火逼燥爲末，量多少，入少生薑末，白湯點服，調和胃氣甚良。反胃吐食大棗一枚去核，用班蝥一枚去頭翅，入在內，煨熟，去蝥，空心食之，白湯送下，良。小腸氣痛大棗一枚去核，用班蝥一枚去頭翅，入棗內，紙包煨熟，去蝥食棗，以桂心、畢澄茄湯下。傷寒熱病後，口乾咽痛，喜唾。大棗二枚，烏梅十枚，搗入蜜丸，含一杏仁大，嚥汁甚效。婦人臟燥悲傷欲哭，象若神靈，數欠者，大棗湯主之。大棗十枚，小麥一升，甘草二兩，每服一兩，水煎服之，亦補脾氣。妊娠腹痛大紅棗十四枚，燒焦爲末，以小便煎服之。大便燥塞大棗一枚去核，入輕粉半錢，纏定煨熟食之，仍以棗湯送下。咒棗治瘧執棗一枚，咒曰：吾有棗一枚，一心歸大道，優他或優降，或劈火燒之。念七遍，吹棗上，與病人食之，卽愈。煩悶不眠大棗十四枚，葱白七莖，水三升，煑一升，頓服。上氣欬嗽治傷中筋脈急，上氣咳嗽者，用棗二十枚，去核，以酥四兩，微火煎，入棗肉中，滴盡酥，取收之常含一枚後後嚥之即瘥。**肺疽吐血**因喫辛辣熱物致傷者用紅棗連核燒存性百藥煎煅過等分爲末每服二錢米飲下。**耳聾鼻塞**不聞音聲香臭者取大棗十五枚去皮核蓖麻子三百枚去皮和擣綿裹塞耳鼻日一度三十餘日聞聲及香臭也先治耳後治鼻不可並塞之。**久服香身**用大棗肉和桂心白瓜仁松樹皮爲丸久服之。**走馬牙疳**新棗肉一枚同黄蘗燒焦爲末油和傅之若加砒少許更妙。**諸瘡久壞**不愈者棗膏三升煎水頻洗取愈。**痔瘡疼痛**大肥棗一枚剥去皮取水銀放掌中以唾研令極熟傅棗瓤上納入下部良。**下部蟲癢**蒸大棗取膏以水銀和捻長三寸以綿裹夜納入下部中明日蟲皆出也。**卒急心痛**海上方訣云一個烏梅二個棗七枚杏仁一處擣男酒女醋送下之不害心疼直到老。**食椒閉氣**京棗食之即解也。

三年陳棗核中仁道士陳後語袁仲陽曰今春當有疾可服棗核中仁二十七枚後果大病服之而安又云常服則百邪不復干也仲陽服之有效又孟節能含棗核不食可至十年也此皆藉棗以生津

受氣以曬之。又能達黃，皆以交坎離之義耳。主治腹痛邪氣惡氣卒疰忤。燒研，摻臁瘡良。

葉主治和葛粉揩熱痱瘡良。小兒壯熱，煎湯浴之。

附方小兒傷寒五日已後熱不退，用棗葉半握，麻黃半兩，蔥白、豆豉各一合，童子小便二鍾，煎一鍾，分二服，取汗。反胃嘔噦乾棗葉一兩，藿香半兩，丁香二錢半，每服二錢，薑三片，水一盞煎服。

木心主治中蠱腹痛，面目青黃，淋露骨立，剉取一斛，水淹三寸，煮至二斗，澄清煎五升，旦服五合，取吐即愈。又煎紅水服之，能通經脉。

根主治小兒赤丹從脚趺起，煎湯浴之。

附方令髮易長取東行棗根三尺，橫安甑上蒸之，兩頭汗出，收取傅髮，即易長。

皮主治同老桑樹皮。並取北向者等分燒研。每用一合。井水煎澄取清洗目。一月三洗。昏者復明。忌葷酒房事。

仲思棗 北齊時有仙人仲思得此種之。又名仙棗。隋時信都郡獻仲思棗。長四寸圍五寸。肉肥核小有味。觀此則廣志之王母棗、穀城棗皆此類也。性溫。味甘。主治補虛益氣。潤五臟。去痰嗽。冷氣。久服令人肥健。好顏色。不饑。

苦棗 處處有之。色青而小。性寒。味苦。主治傷寒。熱伏在臟腑。狂蕩煩滿。大小便閉澁。取肉煮研。和蜜丸服。

千年棗 綱目作無漏子。一名海棗。又名波斯棗。從波斯國來。狀如棗。色類沙糖。皮肉軟爛。極甘。但核全別。兩頭不尖。雙卷而圓耳。性溫。味甘。主治補中益氣。除痰嗽。補虛損。好顏色。令人肥健。

梨樹高二三丈。尖葉光膩有細齒。二月開白花如雪。六出。上巳無風則結實必佳。古諺云。上巳有風梨有蠹。中秋無月蚌無胎。品類甚多。必須棠梨、桑樹接過者則結子早而佳。有青黃紅紫四色。乳梨即雪梨。鵝梨即綿梨。消梨即香水梨也。俱爲上品。可以治病。與蘿蔔相間收藏。或削梨蒂種于蘿蔔上藏之。皆可經年不爛。性寒。味甘酸澁。各從其類。多食寒中。乳婦血虛者尤忌。主治潤肺凉心。消痰降火熱。嗽止渴。除賊風。止心煩、氣喘、熱狂、客熱、中風不語、傷寒熱發。利大小便。卒瘖風不語者。擣汁頻服。胸中痞塞熱結者。宜多食之。一人狀若有疾。厭厭無聊。見名醫楊吉老曰。君熱症已極。氣血消爍。此去三年。當以疽死。其人怠歸。遇茅山道士敎以日喫好梨一顆。如生梨已盡。取乾者泡湯食滓飲汁。疾自當平。果如言而安。切片貼火傷。止痛不爛。解丹石毒、瘡毒、酒毒。

附方消渴飲水用香水梨或鵞梨或江南雪梨皆可取汁以蜜湯熬成瓶收無時以熱水或冷水調服愈乃止卒得欬嗽頌日崔元亮海上方用好梨去核擣汁一碗人椒四十粒煎一沸去滓納黒餳一大兩消訖細細含嚥立定詵日用梨一顆刺五十孔每孔納椒一粒麪裹灰火煨熟停冷去椒食之又方去椒納酥蜜麪裹燒熟冷食又方切片酥煎食之又方擣汁一升入酥蜜各一兩地黄汁一升煎成含嚥凡治嗽須喘急定時冷食之若熱食反傷肺令嗽更劇不可救也若反傷可作羊肉湯餅飽食之即佳喘氣急梨剜空納小黒豆令滿留蓋合住繫定糠火煨熟擣作餅每日食之至效暗風失音生梨擣汁一盞飲之日再服小兒風熱昏懵躁悶不能食用消梨三枚切破以水二升煮取汁一升入粳米一合煮粥食之赤目弩肉日夜痛者取好梨一顆擣絞汁以綿裹黄連片一錢浸汁仰臥點之赤眼腫痛鵞梨一枚擣汁黄連末半兩膩粉一字和勻綿裹浸梨汁中日日點之反胃轉食藥物不下用大雪梨一箇以丁香十五粒刺入梨内溼紙包四五重煨熟食之服之神良

花主治去面黑粉滓。

葉主治霍亂吐利不止。煑汁服。作煎治風㾀小兒寒疝。搗汁服解中菌毒。

附方小兒寒疝腹痛大汗出。用梨葉濃煎七合。分作數服飲之大良。此徐玉經驗方也。中水毒病初起頭痛惡寒。拘急心煩。用梨葉一把搗爛。以酒一盞攪飲。蠼螋尿瘡出黃水。用梨葉擣塗之。乾即易之。食梨過傷梨葉煎汁解之。

木皮主治解傷寒時氣。

附方傷寒溫疫已發未發。用梨木皮。大甘草各一兩。黃秫穀一合。爲末。鍋底煤一錢。每服三錢白湯下。日二服。取愈此蔡醫傳方也。霍亂吐利梨枝煑汁飲。氣積鬱冒人有氣從臍左右起。上衝胸滿氣促鬱冒厥者。用梨木灰。伏出鷄卵殼中白皮。紫菀。麻黃去節。等分爲末。糊丸梧子大。每服十

丸。酒下亦可。爲末服方寸匕。或煮湯服。**結氣欬逆**三十年者。服之。亦瘥。方同上

鹿梨山梨也。處處有之。大如杏。可食。**性寒。味酸澁。煨食治痢。**

根皮治瘡疥。煎水洗之。

附方一切瘡鹿梨散。用鹿梨根。蛇牀子各半斤。眞剪草四兩。硫黃三錢。輕粉一錢。爲末。麻油調傅之。小兒塗于絹衣着之。七日下。解自愈。**一切癬**鹿梨根。刮皮搗爛。醋和麻布包擦之。乾者爲末。以水和擣。

棠梨野梨也。處處山林有之。其樹接梨甚佳。有甘酢赤白二種。霜後可食。**性寒。味甘酸澁。燒食止滑利。**

枝葉主治霍亂吐瀉不止。轉筋腹痛。取一握。同木瓜二兩。煎汁細呷之。

附方　反胃吐食　棠梨葉。油炒去刺。爲末。每旦酒服一錢。

海棠梨　綱目作海紅。狀若木瓜而小。二月開紅花。至八月結實乃熟。以枝接梨及木瓜者。易茂。性平。味酸甘。主治洩痢。

枸杞子　須用河西甘州者。圓如櫻桃。曝乾緊小少核。乾亦紅潤者。揀去枝梗。酒潤一夜。蒸熟。性平。味甘美如葡萄。可作果食。體潤滋陰。入腎補血。味甘助陽入腎補氣。故能明目聰耳。添精髓。健筋骨。養血脉。療虛損勞怯。骨節痛風。腰痛膝腫。大小便少利。凡眞陰不足之症。悉宜用之。又因色紫類肝。更能益肝。起男子陰痿。女人血枯。體味濃厚。有力。爲峻補之劑。葢人參固氣。令精不遺。枸杞滋陰。使火不洩。二品相須而用。久服明目安神。令人長壽。

附 枸杞苗根皮 苗名甜菜。根皮名地骨皮。又有枸檵。枸棘。苦杞。天精。地節。地仙。却老。羊乳。仙人杖。西王母杖。諸名。

〔苗〕性平。味甘微苦。和羊肉作羹。益人。除風明目。采晒乾作飲代茶。止消渴熱煩。益陽事。解麪毒。與乳酪相惡。汁注目中。去風障。赤膜昏痛。去上焦心肺客熱。主治除煩益志。補五勞七傷。壯心氣。去皮膚骨節間風。消熱毒。散瘡腫。

〔地骨皮〕性寒。味苦。細剉拌麪。煑熟吞之。去腎家風。益精氣。主治。皮能散表外去無定虛邪。苦能入骨內除有汗骨蒸。取其體輕能浮沉上下。上理頭風痛，中去胸脇氣，下利大小腸，通能奏功。入瀉白散清金調氣，療肺熱有餘咳嗽。同養血藥，强陰解肌。調痘瘡不足皮焦。以其性寒，酒煮二兩，治濕熱黄疸，最爲神效。愈金瘡，煎湯漱口，止齒血。骨槽風，牡丹皮去血中之熱，地骨皮去氣中之熱，宜別而用。但虚寒者忌之。又治足指及足底惡瘡，用鮮地骨皮煎湯熏之，竟日即有黄水出，連熏三日愈。内去骨及土用。

附方 枸杞煎 治虚勞，退虚熱，輕身益氣，令一切癰疽永不發。用枸杞三十觔，春夏用莖葉，秋冬用根實，以水一石煮取五斗，以滓再煮取五斗，澄清去滓，再煎取二斗，入鍋煎如餳收之。每早酒服一合。金髓煎。枸杞子逐日摘紅熟者，不拘多少，以無灰酒浸之，蠟紙封固，勿令泄氣。兩月足，取入沙盆中擂爛，濾取汁，同浸酒入銀鍋內，慢火熬之，不住手攪，恐粘住不勻。候成膏如餳，淨甁內收，每早溫酒服二大匙，夜臥再服。百日身輕氣壯，積年不輟，可以羽化也。

枸杞酒　外臺秘要云：補虛，去勞熱，長肌肉，益顏色，肥健人，治肝虛衝感下淚。用生枸杞子五升，擣破，絹袋盛，浸好酒二斗中，密封勿泄氣。二七日服之，任性勿醉。經驗方：枸杞酒變白，耐老輕身。用枸杞子二升，十月壬癸日，面東採之，以好酒二升，瓷甁內浸三七日，乃添生地黃汁三升，攪勻，密封，至立春前三十日開甁，每空心煖飲一盞，至立春後鬚髮却黑。勿食蕪荑、葱、蒜。

四神丸　治腎經虛損，眼目昏花，或雲翳遮睛。甘州枸杞子一升，好酒潤透，分作四分：四兩用川椒一兩炒，四兩用小茴香一兩炒，四兩用脂麻一兩炒，四兩川楝肉一兩炒，揀出枸杞，加熟地黃、白朮、白茯苓各一兩，為末，煉蜜丸，日服。

肝虛下淚　枸杞子二升，絹袋盛，浸一斗酒中，密封三七日飲之。

目赤生翳　枸杞子擣汁，日點三五次，神驗。

面黯皯皰　枸杞子十斤，生地黃三斤，為末，每服方寸匕，溫酒下，日二服，久則童顏。注夏虛病枸杞子、五味子研細，滾水泡，封三日，代茶飲效。地骨酒壯筋骨，補精髓，延年耐老。枸杞根、生地黃、甘菊花各一斤，搗碎，以水一石煑取汁五斗，炊糯米五斗，細麯拌勻，入甕如常封釀，待熟澄清，日飲三盞。虛勞客熱枸杞根爲末，白湯調服。有痼疾人勿服。骨蒸煩熱及一切虛勞煩熱，大病後煩熱，並用地仙散：地骨皮二兩，防風一兩，甘草炙半兩，每用五錢，生薑五片，水煎服。熱勞如燎地骨皮二兩，柴胡一兩，爲末，每服二錢，麥門冬湯下。虛勞苦渴骨節煩熱或寒，用枸杞根白皮切五升，麥門冬三升，小麥二升，水二斗，煑至麥熟，去滓，每服一升，口渴即飲。腎虛腰痛枸杞根、杜仲、萆薢各一斤，好酒三斗漬之，罌中密封，鍋中煑一日，飲之任意。吐血不止枸杞根子皮爲散，水煎，日日飲之。小便出血新地骨皮洗淨，搗自然汁，無汁則以水煎汁，每服一盞，入酒少許，食前溫服。帶下脈數枸杞根一斤，生地黃五斤，酒一斗，煑五升，日日服之。天行赤目暴腫地骨皮三斤，水三斗，煑三升，去滓，入鹽一兩，取二升，頻頻洗點。風蟲牙痛枸杞根白皮，煎醋漱之，蟲卽出。亦可煎水飲。**口舌糜爛**地骨皮湯。治膀胱移熱于小腸，上爲口糜，生瘡潰爛。心胃壅熱，水穀不下。用柴胡、地骨皮各三錢。水煎服之。**小兒耳疳**生于耳後，腎疳也。地骨皮一味，煎湯洗之，仍以香油調末搽之。**氣瘻疳瘡**多年不愈者，應效先，又名托裏散。用地骨皮，冬月爲末，每用紙撚蘸入瘡內。頻用自然生肉，更以米飲服二錢，一日三服。**男子下疳**先以漿水洗之，後搽地骨皮末，生肌止痛。**婦人陰腫**或生瘡，枸杞根煎水頻洗。**十三種疔**春三月上建日採葉，名天精；夏三月上建日採枝，名枸杞；秋三月上建日採子，名却老；冬三月上建日採根，名地骨。並暴乾爲末。如不得依法採，但得一種亦可用。緋繒一片，裹藥，牛黃一梧子大，反鉤棘針三七枚，赤小豆七粒，爲末。先于繒上鋪亂髮一雞子大，乃鋪牛黃等末，捲作團，以髮束定，熨斗中炒令沸定，刮搗爲末。以一方寸七，合前枸杞末二七，空心酒服二錢半。日再服。**癰疽惡瘡**膿血不止，地骨皮不拘多少，洗淨，括去粗皮，取細白穰，以粗皮同骨煎湯洗，令膿血盡，以細穰貼之，立效。有一朝士，腹脇間病疽，經歲或以地骨皮煎湯淋洗，出血一二升，家人懼，欲止之，病者日疔似少訣。更淋之。用五升許。血漸淡乃止。以細穰貼之。次日結痂愈。**瘭疽出汗**着手足肩背。累累如赤豆。用枸杞根葵根葉煮汁煎如飴。隨意服之。**足趾雞眼**作痛作瘡。地骨皮同紅花研細傅之。次日即愈。**火赫毒瘡**此患急防毒氣入心腹。枸杞葉搗汁服立瘥。**目澀有翳**枸杞葉車前葉二兩。搗汁。以桑葉裹懸陰地一夜。取汁點之。不過三五度。**五勞七傷**房事衰弱。枸杞葉半觔切。粳米二合。豉汁和煮作粥。日日食之良。**潠浴除病**正月一日。二月二日。三月三日。四月四日。以至十二月十二日。皆用枸杞葉煎湯洗澡。令人光澤。百病不生。

山茱萸肉一名蜀酸棗。又有肉棗。鬼實。雞足。鼠矢諸名。葉如梅有刺。二月開花如杏。四月實如酸棗。可食。以湯煉去酸味。擇煎可作果品食之。**性平。味酸。**凡用須去核。核能滑精。不可用。以酒潤去核。淨蒸透曬乾用。**色紫微酸。體稽濡潤。專入肝胆。滋陰益血。主治目昏耳鳴。口苦舌乾。面青色脫。汗出振寒。爲補肝助胆良**

品。夫心乃肝之子。心苦散亂而喜收歛。歛則寧靜。靜則清和。以此收其渙散。治心氣虛弱。驚悸怔忡。即虛則補母之義也。腎乃肝之母。腎喜潤惡燥。司藏精氣。藉此酸能收脫歛。水生津。治遺精白濁。陽道不興。小水無節。腰膝軟弱。腿足疼痛。即子令母實之義也。

附方草還丹 益元陽。補元氣。固元精。壯元神。乃延年續嗣之至藥也。山茱萸酒浸取肉一觔。破故紙酒浸焙乾半觔。當歸四兩。麝香一錢。爲末。煉蜜丸梧子大。每服八十一丸。臨卧鹽酒下。

桑椹 一名文武實。典術云。桑乃箕星之精。以構接則桑大。桑根下埋龜甲。則茂盛不蛀。 主治。利五臟。養血氣。除關節痛。單食止消渴。久服不饑。安魂鎭神。令人聰明。變白不老。多收暴乾爲末。蜜丸長服。搗汁飲

解中酒毒釀酒服。利水氣消腫 桑之精英盡在於此。採摘微研，以布濾汁，石器熬成稀膏，量多少入蜜熬稠，貯瓷器中。每抄一二錢，食後夜臥，以沸湯點服。治服金石發熱口渴，生精神，去小腸熱，以其性微凉故也。仙方日乾爲末，蜜丸酒服。月令云：四月宜飲桑椹酒，能理百種風熱。其法用椹汁三斗，重湯煑至一斗半，入白蜜二合，酥油一兩，生薑一合，煑令得所，瓶收。每服一合，和酒飲之。以汁熬燒酒，藏之經年，味力愈佳。食乾椹可濟饑。金末大饑，民皆食椹得活，平時宜收採也。

附方

水腫脹滿 水不下則滿溢，水下則虛竭還脹，十無一活，宜用桑椹酒治之。桑心皮切，以水二斗，煑汁一斗，入桑椹再煑之，取五升，以糯米飯五升釀酒飲。

瘰癧結核 文武膏用文武實，即桑椹子二斗，黑熟者，以布取汁，銀石器熬成膏，每白湯調服一匙，日三服。

諸骨硬咽 紅椹子細嚼，先嚥汁，后嚥滓，新水送下，乾者亦可。

小兒赤禿 桑椹取汁頻服。

小兒白禿 黑葚入罌中，曝三七日，化爲水，洗之，三七日神效。

拔白變黑 黑葚一觔，科蚪一觔，瓶盛封閉，懸屋東頭，一百日盡化爲黑泥，以染白髮如漆。髮白不生。黑熟桑椹，水浸日曬，搽塗令黑而復生也。陰證腹痛。桑椹絹包風乾，過伏天爲末。每服三錢，熱酒下取汗。

附根白皮 即桑白皮。揀土白者佳，如色灰味苦者不堪用。忌鐵器，以竹刀去粗皮，蜜炙用。亦可煮汁染褐色，久不落。性平。味甘淡，淡主滲，主疏散。體輕色白，專入肺經，疎氣滲熱，主治喘滿咳嗽、熱痰唾血，皆由實邪鬱遏肺竅，不得通暢，藉此滲之散之，以利肺氣，諸症自愈。故云瀉肺之有餘，非桑皮不可。又因皮主走表，以此治皮裏膜外水氣浮腫，及肌膚邪熱、浮風燥痒，悉能去之。蓋治溫以清，此爲清中清品。同甘菊、扁豆通鼻塞熱壅；合沙參、黃芪止腸風下血，皆有神功。研汁治小兒天吊驚

癇客忤。及傳鵞口瘡。去寸白蟲。可以縫金瘡

附方欬嗽吐血甚者。殷鮮桑根白皮一觔。米泔浸三宿。刮去黄皮。剉細。入糯米四兩。焙乾爲末。每服一錢。米飲下。消渴尿多入地三尺桑根。剝去白皮。炙黄黑。剉。以水煑濃汁。隨意飲之。亦可入少米。勿用鹽。產後下血炙桑白皮。煑水飲之。血露不絶鋸截桑根。取屑五指撮。以淳酒服之。日三服。墜馬拗損桑根白皮五觔。爲末一升。煎膏。傅之。便止。已後亦無宿血。終不發動。金刃傷瘡新桑白皮。燒灰。和馬糞。塗瘡上。數易之。亦可煑汁服之。雜物眯眼新桑根皮。洗淨。搗爛入眼。撥之自出。髮鬢墮落桑白皮剉二升。以水淹浸。煑五六沸。去渣。頻頻洗沐。自不落也。髮稿不澤桑根白皮。柏葉。各一觔。煎汁。沐之。即潤。小兒重舌桑根白皮。煑汁塗乳上。飲之。小兒流涎脾熱也。胸膈有痰。新桑根白皮搗自然汁。塗之。甚效。乾者煎水。小兒天弔驚癇客忤。家桑東行根。取研汁服。小兒火丹桑根白皮煑汁浴之。或爲末。羊膏和。塗之。石癰堅

硬不作膿者蜀桑白皮陰乾爲末烊膠和酒調傅以軟爲度。

皮中白汁治小兒口瘡白漫拭淨塗之又塗金刃傷燦痛仍以白皮裹之塗蛇蜈蚣蜘蛛傷取枝燒瀝治大風瘡疥生眉髮

附方小兒鵞口桑皮汁和胡粉塗之小兒唇腫桑木汁塗之即愈解百毒氣桑白汁一合服之須臾吐利自出破傷中風桑瀝好酒對和溫服以醉爲度醒服消風散

葉性溫味甘苦主治勞熱欬嗽明目長髮除寒熱出汗炙熟煎飲代茶止渴煎濃汁服能除脚氣水腫利大小腸通關節下氣嫩葉煎酒服治一切風蒸熟擣罯風痛出汗并撲損瘀血挼爛塗蛇蟲傷研汁治金瘡及小兒

唇吻瘡。解蜈蚣毒。乾葉煎汁。止霍亂腹痛吐下。雞桑葉煮汁熬膏服。去老風宿血。配扶桑丸。可常服。以四月正盛時採。至十月霜後又採。與前同陰乾。擣末丸任服。又煎湯淋洗。去風痺最妙。兼治癩疾。

〔附方〕青盲洗法。昔武勝軍宋仲孚患此二十年。用此法二年。目明如故。新研青桑葉焙乾。逐月按日就地上燒存性。每以一合。於瓷器內煎減二分。傾出澄清。溫熱洗目。至百度。屢試有驗。正月初八。二月初八。三月初六。四月初四。五月初六。六月初二。七月初七。八月二十。九月十二。十月十三。十一月初二。十二月三十。

風眼下淚臘月不落桑葉。煎湯日日溫洗。或入芒硝。

赤眼澀痛桑葉為末。紙捲燒烟熏鼻取效。海上方也。

頭髮不長桑葉麻葉。煮米泔沐之。七次。可長數尺。

吐血不止晚桑葉焙研。涼茶服三錢。只一服。止。後用補肝肺藥。

小兒渴疾桑葉不拘多少。逐片染生蜜。綿繫蒂上。綳陰乾。細切。煎汁日飲之代茶。

霍亂轉筋入腹煩悶。桑葉一握。煎飲。一二服立定。

大腸脫

肛黄皮桑樹葉三升。水煎過，帶溫罨納之。**肺毒風瘡**狀如大風。綠雲散。用好桑葉淨洗，蒸熟一宿。日乾爲末。水調二錢七服。**癰口不斂**經霜黄桑葉爲末傅之。**穿掌腫毒**新桑葉研爛。罨之即愈。**湯火傷瘡**經霜桑葉燒存性爲末，油和傅之。三日愈。**手足麻木**不知痛痒霜降後桑葉煎湯頻洗。

〔枝〕主治徧體風癢乾燥，水氣脚氣風氣，四肢拘攣，上氣眼運，肺氣欬嗽，消食利小便。久服輕身，耳目聰明，療口乾及癰疽後渴。用嫩條細切一升，熬香煎飲。久服終身不患偏風，亦無禁忌。可以常服。

〔附方〕**服食變白**久服通血氣，利五臟。雞桑嫩枝，陰乾爲末，蜜和作丸。每日酒服六十丸。**水氣脚氣**桑條二兩，炒香。以水一升，煎二合。每日空心服之。亦無禁忌。**風熱臂痛**桑枝一小升切炒水三升煎二升一日服盡許叔微云常病臂痛諸藥不效服此數劑尋愈觀本草切用及圖經言其不冷不熱可以常服抱朴子言一切仙藥不得桑枝煎不服可知矣

解中蠱毒堅痛令人腹內面黃青色淋露骨立病變不常桑木心剉一斛着釜中以水淹三斗煮取二斗澄清微火煎得五升空心服五合則吐蠱毒出也

刺傷手足犯露水腫痛多殺人以桑枝三條煻火炮熱斷之以頭熨瘡上令熱冷即易之盡二條則瘡白爛仍取韭白或薤白傅上急以布裹之有腫更作

紫白癜風桑枝十觔益母草三觔水五斗浸煮至五觔去滓再煎成膏每臥時溫酒調服半合以愈爲度

桑柴灰蒸淋取汁爲煎與冬灰等分同滅痣疵黑子蝕惡肉煮小豆食大下水脹傅金瘡止血生肌桑霜治噎食積塊

附方

目赤腫痛桑灰一兩黃連半兩爲末每以一錢泡湯澄清洗之

洗青盲眼正月

八二月八三月六四月四五月五六月二七月七八月二十九月十二十月十七十一月二十六十二月三十日每遇上件神日用桑柴灰一合煎湯浴之於甆器中澄取極清稍熱洗之如冷即重湯頓溫不住手洗久久視物如鷹鶻也一法以桑灰童子小便和作丸每用一丸泡湯澄洗

尸注鬼注 其病變動乃自三十六種至九十九種使人寒熱淋瀝恍惚默默不的知所苦累年積月以至于死復傳親人宜急治之用桑樹白皮曝乾燒灰二斗著甑中蒸透以釜中湯三四斗淋之又淋凡三度極濃澄清止取二斗以漬赤小豆二斗一宿曝乾復漬灰汁盡乃止以豆蒸熟或羊肉或鹿肉作羹進此豆飯初食一升至二升取飽微者三四斗愈極者七八斗愈病去時體中自覺疼痒淫淫若根本不盡再爲之神效方也

身面水腫 坐臥不得取東引花桑枝燒灰淋汁煮赤小豆每饑即飽食之不得喫湯飲

面上瘜疵 寒食前後取桑條燒灰淋汁入石灰熬膏以自巳唾調點之自落也

白癜駁風 桑柴灰二斗甑內蒸之取釜內熱湯洗不過五六度瘥

大風惡疾 眉髮脫落以桑柴灰熱湯淋取汁洗頭面以大豆水研漿解澤灰味彌佳次用

熟水。入綠豆麪濯之。三日一洗頭。一日一洗面。不過十度良。狐尿刺人腫痛欲死。桑灰汁漬之。冷即易。金瘡作痛桑柴灰篩細傅之。瘡傷風水腫痛入腹則殺人。以桑灰淋汁漬之。冷復易。頭風白屑桑灰淋汁。沐之。即良。

桑耳　桑黃見菜部

桑寄生有寄屑。寓木。宛童。蔦。鳥吊二音。諸名難得眞者。須自採桑上者爲佳。他木不用性平。味甘苦採得以銅刀和根枝莖葉細剉陰乾勿見火主治腰痛。助筋骨益血脈充肌膚堅髮齒長鬚眉。療小兒背强癰腫。去女子崩中內傷不足。安胎。懷妊漏血。產後餘疾。下乳汁。主金瘡去風痺。

子明目。輕身通神。

【附方】觸氣生桑寄生。擣汁一琖服之。胎動腹痛桑寄生一兩半。阿膠炒半兩。艾葉半兩。水一盞半。煎一盞。去滓溫服。或去艾葉。毒痢膿血六脈微小。並無寒熱。宜以桑寄生二兩。防風。大芎。二錢半。炙甘草三銖。為末。每服二錢。水一盞。煎八分。和滓服。下血後虛下血止後。但覺丹田元氣虛乏。腰膝沉重少力。桑寄生為末。每服一錢。非時白湯點服。

【桑花】一名桑蘚。又名桑錢。生桑樹上。白蘚如地錢花樣。刀刮取。炒用。不是桑椹花也性溫。味苦

主治健脾。澀腸。止鼻紅。吐血。熱欬。腸風。崩中帶下

【附方】大便後血水煎服。或末服亦止吐血。

【桑柴火】主治癰疽發背不起。瘀肉不腐。及陰瘡。瘰癧流注臁瘡頑瘡。然火吹滅。日灸二次。未潰拔毒止痛。已潰補接陽氣。去腐生肌。凡一切補藥諸膏宜此火煎之。但

不可點艾傷肌。火以暢達拔引鬱毒此從治之法也抱朴子云一切仙藥不得桑煎不服。以桑爲箕星之精故也。

桑螵蛸主治男子虛損。五臟氣微夢寐失精遺溺。久服益氣安神。治傷中疝瘕陰痿添精生子。女人血閉腰痛通五淋。利小便炮熟空心食之止小便多。一男子小便日數十次。如稠米泔心神恍惚。瘦瘁食減。得之女勞令服桑螵蛸散而愈。其方用桑螵蛸遠志龍骨菖蒲人參茯神當歸龜甲。醋炙各一兩爲末。臥時人參湯調下二錢。

附方遺精白濁盜汗虛勞。桑螵蛸。炙。白龍骨等分爲細末每服二錢空心用鹽湯送下。小便不通桑螵蛸炙黃三十枚。黃芩二兩。水煎分二服。婦人胞轉小便不通用桑螵蛸炙爲末。飲服方寸匕日用二次婦人遺尿桑螵蛸酒炒爲末。薑湯服二錢妊娠遺尿不禁桑螵蛸十二枚爲末，分二服，米飲下。**產後遺尿**或尿數，桑螵蛸炙半兩，龍骨一兩，爲末。米飲服二錢。**咽喉腫塞**桑上螳螂窠一兩，燒灰，馬屁勃半兩，研勻。蜜丸梧子大。煎犀角湯每服三五丸。**咽喉骨硬**桑螵蛸醋煎呷之。**底耳疼痛**桑螵蛸一箇，燒存性，麝香一字，研末。每用半字摻入，神效。有膿先繳淨。**小兒軟癤**桑螵蛸燒存性，研末，油調傅之。

〔**桑蠹蟲**〕又名桑蝎。**性溫。味甘。主治補不足，心暴痛，胸下堅滿，金瘡肉生不足，眼障翳瘀，腫瘰，風癢。小兒乳霍，驚風，口瘡，風疳，起痘，婦人崩中漏下赤白，墮胎下血，產後下痢。**

〔**附方**〕**崩中漏下**赤白，用桑蝎燒灰，以溫酒服方寸匕，日二。**墮胎下血**不止，桑木中蝎蟲燒末，酒服方寸匕，日二。蟲屎亦可。

〔**糞**〕**主治腸風下血，婦人崩中，產痢，小兒驚風，胎癬，咽喉**

骨哽。

附方 腸風下血 枯桑樹下蟲屎燒存性酒服一錢。 產後下痢 日五十行用桑木裏蠹蟲糞炒黃急以水沃之稀稠得所服之以瘥爲度此獨孤訥祭酒方也。 小兒胎癬 小兒頭生瘡手爬處即延生謂之胎癬先以葱鹽湯洗淨用桑木蛀屑燒存性入輕粉等分油和敷之。 咽喉骨哽 桑木上蟲糞米醋煎呷。

黃精 一名黃芝又名戊己芝菟竹仙人餘糧救窮草米餔野生薑重樓鷄格龍銜垂珠等名李時珍曰黃精爲服食要藥故則錄列于草部之首仙家以爲芝草之類以其得坤土之精粹故謂之黃精五符經曰黃精獲天地之淳精故以爲戊己芝是此義也餘糧救窮以功名也鹿竹菟竹因葉似竹而兔鹿食之也垂珠以子形也根如嫩薑俗名野生薑九蒸九曬可以代糧又名米餔野生山中亦可劈根長二寸稀種之一年後極稠子亦可種其葉似竹而不尖或四五葉俱對節而生其根橫行狀如萎蕤采其苗煠熟淘去苦味食之名筆管菜采

得細切一石，以水二石五斗，煑去苦味，漉出，囊中壓取汁澄清，再煎如膏乃止。以炒黑黄豆末，相和得所，捏作餅子，如錢大。初服二枚，日增之。亦可焙乾篩末，水服。又法：取甕子去底，釜內安置得所，入黄精令滿，密蓋，蒸至氣溜，即曬之。如此九蒸九曬，可以常服。葉根花皆可食，但以相對者爲正，不對者爲偏。性平味甘忌與梅實花同食。主治補中益氣，除風濕，安五臟。久服輕身延年不饑，補五勞七傷，助筋骨，耐寒暑，益脾胃，潤心肺。單服九蒸九曝，入蜜餞充果食之，駐顏斷穀，補諸虛，止寒熱，填精髓，下三尸蟲。

【附方】服食法：聖惠方。用黄精根莖不限多少，細剉陰乾擣末，每日水調末服，任多少。一年內變老爲少，久久成地仙。臞仙神隱書：以黄精細切一石，用水二石五斗煑之，自旦至夕，候冷，以手挼碎，布袋榨取汁，煎之，渣乾乾爲末，同入釜中，煎至可丸，丸如鷄子大，每服一丸，日三服，絶糧輕身，除百病。渴則飲水。補肝明目黄精二觔。蔓菁一升。淘同和。九蒸九晒。為末。空心每米飲下二錢。日二服。延年益壽。大風癩瘡營氣不清。久風入脈。因而成癩。鼻壞色敗。用黄精根去皮潔淨。溪水洗二觔。暴納粟米飯中。蒸至米熟時時食之。補虛精氣黄精、枸杞子等分。擣作餅。日乾為末。煉蜜丸梧子大。每湯下五十丸。

萎蕤音威綏。一名玉竹。又名女萎、葳蕤、萎移、委萎、萎蕤、熒、地節等名。處處有之。其根橫生。似黄精差小。黄白色。長三四寸。性柔多鬚。最潤難燥。其葉如竹。兩兩相值。亦可采根種之。極易繁也。嫩葉及根並可煮淘食茹。蜜餞作果。極佳。性平。味甘。采得以竹刀刮去節皮。洗淨。蜜水浸蒸用。主治補中益氣。用代參芪。不寒不燥。大有殊功。除煩悶。止消渴。潤心肺。補五勞七傷。一切虛損。主風溫自汗灼熱。及勞瘧寒熱。脾胃虛乏。小便頻數。失精。中風暴熱。不能動搖。心腹結氣。濕毒腰痛。莖中寒。目痛眥爛淚出。時疾寒熱。客熱頭疼。不安。久服去面黑䵟。好顔色。輕身不老。服丹石人不調和者。煑汁飲之。

〔附方〕服食法。二月九月采萎蕤根。切碎一石。以水二石煑之。從旦至夕。以手挼爛。布囊榨取汁熬稠。其渣晒爲末。同熬至可丸。丸如雞頭子大。每服一丸白湯下。日三服。導氣脉。强筋骨。治中風。濕毒。去面皺顔色。久服延年。赤眼濇痛萎蕤。赤芍藥。當歸。黃連等分。煎湯熏洗。眼生黑花赤痛昏暗甘露湯。用萎蕤焙四兩。每二服二錢。水一盞。入薄荷二葉。生薑一片。蜜少許。同煎七分。臥時溫服。日一服。小便卒淋萎蕤一兩。芭蕉根四兩。水二大盌煎一盌半。入滑石二錢。分三服。發熱口渴小便濇。用萎蕤五兩。煎汁飲之。乳石發熱萎蕤三兩。炙甘草二兩。生犀角一兩。水四升。煑一升半。分三服。癎後虛腫小兒癎病瘥後。血氣上虛。熱在皮膚。身面俱腫。萎蕤。葵子。龍膽。伏苓。前胡等分爲末。每服一錢。水煎服。

酸棗一名樲。即山棗也。樹似棗而多棘。子如小棗而味酸。核硬如骨。肉酸滑可食。如糖煎之。以當果品。性平。味酸。仁味甘潤。生用治胆熱好眠。蒸熟用治胆虛不得眠。煩熱虛汗之症。主治。心腹寒熱。邪結氣聚。四肢痠痛。濕痺煩心。不得眠。臍上下痛血轉。久洩虛汗煩渴。補中益肝氣。堅筋骨。助陰氣。能令人肥健。久服安五臟。輕身延年。筋骨風。炒仁研湯服。

附方 膽風沉睡。膽風毒氣。虛實不調。昏沉多睡。用酸棗仁一兩生用。全挺臘茶二兩。以生薑汁塗炙微焦爲散。每服二錢。水七分。煎六分。溫服。膽虛不眠。心多驚悸。用酸棗仁一兩炒香。擣爲散。每服二錢。竹葉湯調下。和劑局方。加人參一兩。辰砂半兩。乳香二錢半。煉蜜丸服。振悸不眠。胡洽方。酸棗仁湯。用酸棗仁二升。茯苓白术人參甘草各二兩。生薑六兩。水八升。煮三升。分服。虛煩不眠。深師方。酸棗仁湯。用酸棗仁二升。蝭母。乾薑。茯苓。芎藭各二兩。甘草炙一兩。以水一斗。先煮棗仁。減三升。同煮取三升。分服。骨蒸不眠。心煩。用酸棗仁一兩。水二盞。研絞取汁。下粳米二合煮粥。候熟。下地黃汁一合。再煮勻食。睡中汗出酸棗仁人參茯苓等分爲末。每服一錢。米飲下。刺入肉中酸棗核燒末。水服立出。

郁李一名棠棣。又有薁李。鬱李。車下李。爵李。雀梅。諸名。山野處處有之。樹高五六尺。葉花皆似李。但小若櫻桃。甘酸而香。紅熟時。可作果品。亦可蜜煎。

核仁先以湯浸去皮尖。用生蜜浸一宿。漉出陰乾。研如膏用。性平。味甘酸辛。主治大腹水腫。面目四肢浮腫。利小便。水道。腸中結氣關格燥濇不通。泄膀胱急痛。宣腰胯冷膿。消宿食下氣破癖氣。下四肢水。酒服四十九粒。能瀉結氣破血潤燥。和龍腦研點赤眼。

附方小兒多熱熟湯研郁李仁如杏酪。一日服二合。小兒閉結襁褓小兒大小便不通、并驚熱痰實。欲得溏動者。大黄酒浸炒。郁李仁去皮研。各一錢。滑石末一兩擣和丸。黍米大。二歲小兒三丸。量人加減。白湯下。

腫滿氣急 不得臥。用郁李仁一大合。擣末和麪作餅吃。入口即大便通泄氣便愈。

脚氣浮腫 心腹滿。大小便不通。氣急喘息者。郁李仁十二分。擣爛。水研絞汁。薏苡擣如粟大三合。同煑粥食之。

卒心刺痛 郁李仁三七枚。嚼爛。以新汲水。或溫湯下。須臾痛止。却呷薄荷鹽湯。

皮膚血汗 郁李仁去皮研一錢。鵞梨擣汁調下。

（根）主治齒斷腫齲。齒堅。齒風蟲牙痛。濃煎含漱。去白蟲。宣結氣。破積聚。小兒身熱。作湯浴之。

薺苨 音齊尼。俱上聲。一名杏參。又名杏葉沙參。菧苨。甜桔梗。白麪根。苗名隱忍。根莖都似人參。而葉小異。潤州陝州尤多。收以爲果。或作脯啖。味甚甘美。奸商往往以亂人參。蜜煎充果。可以寄遠。嫩苗煠熟。水淘。鹽油拌食。其根換水。煑作羹粥。韲葅食。

性寒。味甘。主治利肺氣。止咳嗽。強中消

渴。和中明目止痛。蒸切作羹粥食。或作虀菹食。蜜餞充果食。壓丹石發動。解百藥毒。殺蠱毒。治蛇咬。熱狂溫疾罯毒箭瘡毒。丁腫辟沙蝨短狐毒。

〔附方〕強中消渴 猪腎薺苨湯。治強中之病。莖長興盛。不交精液自出。消渴之後。即發癰疽。皆由恣意色慾。或餌金石所致。宜此以制腎中熱也。用猪腎一具。薺苨石膏各三兩。人參茯苓磁石知母葛根黃芩栝樓根甘草各二兩。黑大豆一升。水一斗半。先煑猪腎大豆取汁一斗。去滓下藥。再煑三升。分三服。後人名為石子薺苨湯 又薺苨丸。用薺苨大豆。伏神磁石栝樓根。熟地黃。地骨皮。玄參石斛。鹿茸各一兩。人參沉香各半兩。為末。以猪肚治淨。煑爛杵和丸梧子大。每服七十丸。空心鹽湯下。

丁瘡腫毒 生薺苨根擣汁。服一合。以滓傅之。不過三度。

面上皯皰 薺苨肉桂各一兩。為末。每用方寸匕。酢漿服之。日一服。又滅瘢痣。

解諸蠱毒 薺苨根擣末。飲服方寸匕。立瘥。

解鉤吻毒 鉤吻葉與芹葉相似。誤食

之殺人。惟以薺苨八兩。水六升。煮取三升。每服五合。日五服。解五石毒薺苨生搗汁。多服之立瘥。

〔葉〕主治腹臟風痙。欬嗽上氣。蠱毒腹痛。面目青黃。林露骨立。煮汁一二升飲。

楮實一名穀。音媾。亦作構。又名穀桑子。亦名穀實。又名楮桃。雄者皮斑而葉無椏叉。三月開花成長穗如柳花狀。不結子。荒年人採花食之。雌者皮白而葉有椏叉。亦開碎花。結子如楊梅。半熟時。水操去子。蜜煎作果食。二種樹並易生。葉多澀毛。南人剝皮搗煮造紙。亦緝練爲布。性寒。味甘。採得後。水浸三日。攪旋投水。浮者去之。晒乾。以酒浸一伏時。了蒸半日。焙乾用。又煎法六月六日。取五升。以水一斗。煮取五升。去渣。煎如餳用。

主治助陽氣。補虛勞。壯筋骨。健腰膝。益顏色。治陰痿。水腫。充肌。明目。久服輕身。

〔附方〕水氣蠱脹楮實子丸以潔淨釜。用楮實子一斗。水二斗。熬成膏。茯苓三兩。白丁香一兩半為末。以膏和丸。梧子大。從少至多。服至小便清利。脹減為度。后服治中湯養之。忌甘苦峻補及發動之物。

肝熱生翳楮實子研細。食後蜜湯服一錢。日再服。

喉痺喉風五月五日。或六月六日。七月七日。採楮桃陰乾。每用一箇為末。井華水服之。重者以兩箇。

身面石疽狀如痤癤而皮厚。穀子擣傅之。

金瘡出血穀子擣傅之。

目昏難視楮桃荆芥穗。各五百枚。為末。煉蜜丸。彈子大。食後嚼一丸。薄荷湯送下。一日三服。

〔葉〕嫩采作蔬茹。去四肢風痺。赤白下痢。炒研搜麪作為餺飩食之。主水痢。利小便。去風濕腫脹。白濁疝氣。刺風身癢癬瘡。鼻衄數升不斷者。擣汁三升。再三服之良久即止。小兒身熱。食不生肌。可作浴湯。又主惡瘡生肉。

〔附方〕水穀下痢見果部橡實下。老少瘴痢日夜百餘度者。取乾楮葉三兩。熬擣為末每服方寸匕。烏梅湯下。日再服。**小兒下痢**赤白作渴得水又嘔逆者構葉炙香。以飲漿半升浸至水綠。去葉。以木瓜一箇。切納汁中。煑二三沸。細細飲之。**脫肛不收**五花構葉陰乾爲末。每服二錢。米飲調下。兼塗腸頭。**小便白濁**構葉爲末。蒸餅丸梧子大。每服三十丸。白湯下。**通身水腫**楮枝葉煎汁如餳。空腹服一匕。日三服。**虛肥面腫**積年氣上如水病。但胸不腫。用穀楮葉八兩。以水一斗。煑取六升。去滓。納米煑粥。常食勿絕。**卒風不語**穀樹葉剉細。酒煑沫出。隨多少。日七飲之。**一切眼翳**三月收穀木軟葉。曬乾爲末。入麝香少許。每以黍米大注眥內。其翳自落。**木腎疝氣**楮葉雄黃等分。爲末。酒糊丸梧子大。每鹽酒下五十丸。**疝氣入囊**五月五日。採穀樹葉。陰乾爲末。每服一二匕。空心溫酒下。**癬瘡濕痒**楮葉擣傅。**痔瘻腫痛**楮葉半觔。擣爛封之。**蝮蛇螫傷**楮葉麻葉合擣取汁。漬之。**魚骨硬咽**楮葉擣汁啖之。**人耽睡臥**花穀葉曬研末。湯服一二錢。取瘥止。**吐血鼻血**楮葉擣汁一二升。旋旋溫飲之。

山居本草卷四　果部

枝莖搗濃汁。飲半升。治小便不通。煎湯洗浴。去癮疹痒

附方　頭風白屑　楮木作枕。六十日一易新者。　暴赤眼痛　磣澀者。嫩楮枝去葉放地火燒。以盌覆之一日。取灰泡湯澄清溫洗。

樹白皮　可作紙。　主治逐水。利小便。水腫氣滿。喉痺。煮汁釀酒飲。治水腫入腹。短氣欬嗽。爲散服。治下血血崩

附方　腸風下血　秋采楮皮陰乾爲末。酒服三錢。或入麝香少許。日二。　血痢血崩　楮皮荆芥等分爲末。冷醋調服一錢。血崩以煎七服。神效不可具述。　男婦腫疾　不拘久近暴風入腹。婦人新產上圊。風入臟內。腹中如馬鞭。短氣。楮皮枝葉一大束。切。煮汁釀酒。不斷飲之。不過三四日即退。可常服之。　風水腫浮　一身盡浮。楮皮散。用楮白皮。猪苓。木通各二錢。桑白皮三錢。陳橘皮一錢。生薑三片。水二鍾煎服。日一劑。　膀胱石水　四肢瘦削。小腹脹滿。構根白皮。桑根白皮。各二升。白朮四兩。黑大豆

五升流水一斗。煮四升。入清酒二升。再煮至三升。日再一七服之。

目中翳膜 楮白皮。暴乾作一繩子。如釵股大。燒灰細研。每點少許。日三五次。瘥乃止。

魚骨硬咽 楮樹嫩皮。搗爛爲丸。水下二三十丸。

皮間白汁 一名構膠。又名五金膠漆。能合硃砂爲團。故名。汁最粘。用粘金箔。古法粘經書。以楮樹汁和白芨飛麪。調糊接紙。永不脫解。過于膠漆。**主治癬傅蛇蟲蜂蝎犬咬。**

附方天行病後脹滿 兩脇刺脹。臍下如水腫。以構樹枝汁隨意服之。小便利即消。

楮耳 見菜部木耳下

蜜餞地黃 又名苄。音戶。又名芑。音起。又名地髓。以懷慶者爲上。其苗初生塌地。葉如山白菜而毛濇中攛上有細毛。花紅黃色。子如小麥粒。根長四五寸。亦有尺餘者。如胡蘆蔔根。正九月采收。洗淨。以竹刀去外皮。生入蜜中浸之。甜脆爲佳。果苗可茹益人。**性涼。味甘微苦。** 忌銅鐵器。葱蒜蘿蔔諸血。薑汁製則不膩膈。酒製則可助力。**味甘涼血滯。苦益陰。色紫入肝。通徹諸經**

之血熱。若吐血。衄血。便血。溺血。血崩。胎漏。血暈。及瘡瘍諸毒。跌撲折傷。皆屬血熱。以此清熱而凉血。若骨蒸勞怯。目痛頭眩。五心煩熱。大小腸燥。腰腿酸痛。皆屬陰虛以此滋陰而養血。如憂患焦思。文章苦志。爲政勞神。三者未有不動心火。火動則耗血。以致心虛驚悸。頭暈目昏。舌乾口燥。宜取濡潤。同麥冬。養神而生血。益肝氣熱則膽虛。此獨使肝清而膽受其蔭。故有益膽之功。肝木旺則尅土。此又使肝平而脾去其仇。更有助脾之効。曰地。土也。曰黄。亦土也。生于中州者良。亦以土厚之地也。顧名思義。其爲戊巳黄庭之要藥。白术健中。實理胃陽地黃和中。直達脾陰。脾陰潤澤。不致火炎土燥。而肺金清爽。滋生腎水。凡治陰虛。有隔二隔三之法。良有以也久服輕身不老。固其宜矣。

附製熟地黃取懷慶體實肥大沉水。内有菊花心者。先洗去泥土。以酒拌入柳木甑。於瓦鍋内蒸透曬乾。如此九次。如胃弱食少氣滯。加砂仁末拌勻蒸如氣逆。以眞沉香末拌蒸。如有痰。用薑汁拌蒸。交加散以薑炒用。作果品。加蜜拌蒸。性溫。味甘微苦。本產中州。獨受中央戊巳正土。土之色黃。故名地黃。藉酒蒸熟。製黑。而爲純陰。味苦化甘。性涼變溫。專入肝臟。補血。因肝苦急。用甘緩之。兼主溫膽。又心爲肝之子。能益心血。取色黑。歸腎。更補腎水。凡内傷不足。苦志勞神。憂患傷血。縱慾耗精。調經胎產皆宜用之。安五臟，和血脉，潤肌膚，養心神，寧魂魄，滋補真陰，封填骨髓，爲聖藥也。取其氣味濃厚，爲濁中濁品，以補肝腎。故凡生熟地黄、天麥門冬、炙龜板、當歸身、山萸肉、枸杞、牛膝皆粘膩潤濡之劑，用滋陰血，所謂陰不足者補之以味也。

附方 服食法 地黄根淨洗，擣絞汁，煎令稠，入白蜜更煎，令可丸，丸如梧子大，每晨溫酒送下三十丸，日三服。亦可以青州棗和丸，或別以乾地黄末入膏丸服亦可。百服面如桃花，三年身輕不老。抱朴子云：楚文子服地黄八年，夜視有光。

地黄煎 補虛除熱，治吐血唾血，取乳石，去癰癤等疾。生地黄不拘多少，三擣三壓，取汁令盡，以瓷器盛之，密蓋勿洩氣，湯上煑減半，絞去滓，再煎如餳，丸彈子大，每溫酒服一丸，日二服。

地髓煎 生地黄十觔，洗淨，擣壓取汁，鹿角膠一觔半，生薑半觔，絞取汁，蜜二觔，酒四升，文武火煑地黄汁數沸，即以酒研紫蘇子四兩，取汁入煎一二十沸，下膠，膠化下薑汁、蜜，再煎，候稠，瓷器盛之，每空心酒化一匕服。大有補益。

地黄粥 大能利血生精。地黄切二合，與米同入罐內煮之，候熟，以酥二合、蜜一合同炒香入內，再煮熟食。

地黄酒 見穀部酒下。

瓊玉膏 常服開心益智，髮白返黑，齒落更生，辟穀延年。治癰疽勞瘵，欬嗽唾血等症，乃鐵甕城申先生方也。生地黄十六斤，取汁，人參末一斤半，白茯苓末三斤，白沙蜜十斤，濾淨拌勻，入瓶內，箬封，安砂鍋中，桑柴火煮三日夜，再換蠟紙重封，浸井底一夜，取起再煮一伏時。每以白湯或酒點服一匙。丹溪云：好色虛人欬嗽唾血者，服之甚捷。國朝太醫院進

御服食，議加天門冬、麥門冬、枸杞子末各一斤，賜名益壽永真膏。臞仙方：加琥珀、沉香半兩。

明目補腎 生芐、熟芐各二兩，川椒紅一兩，為末，蜜丸梧子大，每空心鹽湯下三十丸。

固齒烏鬚 一治齒痛，二生津液，三變白鬚，其功極妙。地黄五升，柳木甑內，以土蓋上，蒸熟，曬乾。如此三次，擣為小餅，每噙嚥一枚。

男女虛損 或大病後，或積勞後，四體沉滯，骨肉酸痛，呼吸少氣，或少腹拘急，腰背強痛，咽乾唇燥，或飲食

無味。多臥少起，久者積年，輕者百日，漸至瘦削。用生地黃二觔，麪一觔，擣爛，炒乾為末，每空心酒服方寸匕，日三服。忌如法。**虛勞困乏**地黃一石，取汁。酒三斗，攪勻煎收。日三服。**病後虛汗**口乾心躁。熟地黃五兩，水三盞，煎一盞半，分三服。一日盡。**骨蒸勞熱**張文仲方用生地黃一升，擣三度絞盡汁，分再服，若利即減之，以涼為度。**婦人發熱**欲成勞病，肌瘦食減，經候不調。地髓煎用乾地黃一觔為末，煉蜜丸梧子大。每酒服五十丸。**婦人勞熱**心忪，地黃煎用生乾地黃、熟乾地黃等分為末，生薑自然汁入水相和，打糊丸梧子大，每服三十丸，用地黃湯下，或酒醋湯下亦可。日三服。覺臟腑虛冷，則晨服八味丸。地黃性冷壞脾，陰虛則發熱，地黃補陰血故也。**欬嗽唾血**勞瘦骨蒸，日晚寒熱，生地黃汁三合，煑白粥，臨熟入地黃汁攪勻，空心食之。**吐血欬嗽**熟地黃末，酒服一錢，日三。**吐血不止**生地黃汁一升二合，白膠香二兩，以磁器盛，入甑蒸，令膠消，服之。**肺損吐血**或舌上有孔出血。生地黃八兩取汁，童便五合同煎熱，入鹿角膠炒研一兩，分三服。**心熱吐衄**脈洪數者。生芐汁半升熬至一合入大黄末一兩待成膏丸梧子大每熟水下五丸至十丸。**鼻出衂血**乾地黄地龍薄荷等分爲末冷水調下。**吐血便血**地黄汁六合銅器煎沸入牛皮膠一兩待化入薑汁半盃分三服便止。或微轉一行不妨。**腸風下血**生地黄熟地黄並酒浸五味子等分爲末以煉蜜丸梧子大每酒下七十丸。**初生便血**小兒初生七八日大小便血出乃熱傳心肺不可服涼藥只以生地黄汁五七匙酒半匙蜜半匙和服之。**小便尿血**吐血及耳鼻出血生地黄汁半升生薑汁半合蜜一合和服。**小便血淋**生地黄汁車前葉汁各三合和煎服。**小兒蠱痢**生苄汁一升二合分三四服立效。**月水不止**生地黄汁每服一盞酒一盞煎服日二次。**月經不調**久而無子乃衝任伏熱也熟地黄半斤當歸二兩黄連一兩並酒浸一夜焙研爲末煉蜜丸梧子大每服七十丸米飲溫酒任下。**妊娠漏胎**下血不止百一方用生地黄汁一升漬酒四合煮三五沸服之不止又服。崔氏方用生地黄爲末酒服方寸七日一夜一。經心錄加乾薑爲末。保命集二黄丸用生地黄熟地黄等分爲末每服半兩。白术枳殼煎湯空心調下。日二服。**妊娠胎痛**妊娠衝任脉虛。惟宜抑陽助陰。內補丸。用熟地黃二兩。當歸一兩。微炒為末梧子大。每溫酒下三十丸。**妊娠胎動**生地黃搗汁煎沸。入雞子白一枚攪服。**產後血痛**有塊。并經脉行後腹痛不調。黑神散。用熟地黃一斤。陳生薑半斤。同炒乾為末每服二錢。溫酒調下。**產後惡血**不止。乾地黃搗末。每食前熱酒服一錢。連進三服。**產後中風**腸不得轉。交加散。用生地黃五兩。研汁。生薑五兩。取汁。交互相浸一夕。次日各炒黃。浸汁乾。乃焙為末。每酒服一方寸匕。**產後煩悶**乃血氣上冲。生地黃汁。清酒各一升。相和煎沸。分二服。**產後百病**地黃酒。用地黃汁。漬麴二升。淨秫米二斗。令發如常釀之。至熟。封七日。取清。常服。令相接。忌生冷鮓蒜雞猪肉。一切毒物。未產先三月釀成。夏月不可造。**胞衣不下**生地黃汁一升。苦酒三合。相和煖服。**寒疝絞痛**來去。用烏雞一隻。治如常法。生地黃七斤。剉細甑中同蒸。下以銅器承取汁。清旦服。至日晡令盡。其間當下諸寒澼訖。作白粥食之。久疝者作三劑。**小兒陰腫**以葱椒湯煖處洗之。唾調地黃末傳之。外腎熱者，雞子清調。或加牡蠣少許。

小兒熱病 壯熱煩渴頭痛。生地黃汁三合，蜜半合，和勻，時時與服。

熱瞞昏沉 地黃汁一盞服之。

熱瘴昏迷 煩悶，飲水不止，至危者，一服見效。生地黃根。生薄荷葉等分，搗爛，取自然汁，入麝香少許，并華水調下。覺心下頓涼，勿再服。

溫毒發斑 黑膏治溫毒發斑嘔逆。生地黃二兩六錢二字半，好豆豉一兩六錢二字半，以豬膏十兩合之，露一夜，煎減三分之一。絞去滓，入雄黃、麝香如豆大，攪勻，分作三服。毒從皮中出則愈。忌蕪荑。

血熱生癬 地黃汁頻服之。

疔腫乳癰 地黃搗敷之，熱即易。性涼消腫，無不效。

癰癤惡肉 地黃三斗，水一斗，煮取三升，去滓煎稠，塗紙上貼之，日三易。

一切癰疽 及打撲傷損未破疼痛者，以生地黃杵如泥，攤在上，摻木香末於中，又攤地黃泥一重貼之，不過三五度，即內消也。

打撲損傷 骨碎及筋傷爛，用生地黃熬膏裹之，以竹簡編夾急縛，勿令轉動。一日一夕，可十易之，則瘥。類說云：許元公過橋墮馬，右臂臼脫，左右急接入臼中，昏迷不知痛苦，急召田錄事視之，曰：尚可救。乃以藥封腫處，中夜方甦，達旦痛止，痛處已白。日日換貼。其瘀腫移至肩背。乃以藥下去黑血三升而愈。即上方也。本出肘后方中。損傷打撲瘀血在腹者。用生地黄汁三升。酒一升半。煑二升半。分三服。

物傷睛突 輕者臉胞腫痛。重者目睛突出。但目系未斷者。即納入。急擣生地黄綿裹傅之。仍以避風膏藥護其四邊。

睡起目赤 腫起良久如常者。血熱也。臥則歸于肝。故熱則目赤腫。良久血散。故如常也。用生地黄汁浸粳米半升。曬乾。三浸三曬。每夜以米煑粥食一盞。數日即愈。有人病此。用之得效。

眼暴赤痛 水洗生地黄、黑豆各二兩。擣膏。臥時以鹽湯洗目。閉目以藥厚罨目上。至曉水潤取下。

蓐內目赤 生地黄薄切。溫水浸貼。

牙疳宣露 膿血口氣。生地黄一斤。鹽二合。末。自擣和團。以麪包煨令烟斷。去麪。入麝一分。研勻。日夜貼之。

牙齒挺長 出一分者。常咋生地黄。甚妙。

牙動欲脫 生地黄綿裹咂之。令汁漬根。并嚥之。日五六次良。

食蟹齦腫 肉弩出者。生地黄汁一盌。牙皂角數條。火炙蘸盡地黄汁。為末傅之。

耳中常鳴 生地黄截。塞耳中。日數易之。或煨熟尤妙。

鬚髮黃赤 生地黄一斤。生薑半斤。各洗研自然汁。留滓用。

不蛀皂角十條，去皮弦，蘸汁炙至汁盡為度，同浡入罐內，泥固煅存性，為末，用鐵器盛末三錢，湯調停二日，臨臥倒染鬚髮上即黑。竹木入肉生地黃嚼爛罨之。毒箭入肉煎生地黃汁作丸服至百日箭出。猘犬咬傷地黃搗汁飲餅塗之，百度愈。

苗葉嫩時採，可煉食，益人。主治惡瘡似癩十年者，擣爛日塗。鹽湯先洗。喂馬能壽

實四月採，陰乾，擣末，水服方寸匕，日三服，功同地黃。

花為末食，功同地黃。腎虛腰脊痛，為末，酒服方寸匕，日三。

蜜餞砂仁綱目作縮砂蔤，生西海波斯諸國，廣東山澤。嫩時採入蜜中作果，香甘可食，老者晒乾，辛香可調食料，及糖纏炒用。性溫，味辛。主治和中行氣，止痛安胎，脾胃逆。

氣結滯補肺醒脾養胃益腎散寒飲脹痞噎膈嘔吐冷瀉宿食不消止休息赤白氣痢腹中冷氣虛痛上氣咳嗽奔豚一切氣霍亂轉筋消化水穀能起酒味療鬼疰驚癇邪氣止女子崩中除咽喉口齒浮熱化銅鐵骨硬。

附方冷滑下痢不禁虛羸用縮砂仁熬為末以羊肝薄切摻之炙上焙乾為末入乾薑末等分飯丸梧子大每服四十丸白湯下日二服又方縮砂仁炮附子乾薑厚朴陳橘皮等分為末飯丸梧子大每服四十丸米飲下日一服。大便瀉血三代相傳者縮砂仁為末米飲熱服二錢以愈為度小兒脫肛縮砂去皮為末以豬腰子一箇批開摻末在內縛定煮熟與兒食之服白礬丸如氣逆腫喘者不治遍身腫滿陰亦腫者用縮砂仁土狗一箇等分研和老酒服之痰氣膈脹砂仁擣碎以蘿蔔汁浸透焙乾為末每服一二錢食遠沸湯服上氣欬逆砂仁洗淨炒研生薑連皮等分擣爛熱酒食遠泡服。子癇昏冒縮砂和皮炒黑熱酒調下二錢。不飲者米飲下。此方安胎止痛皆效。不可盡述。

妊娠胎動偶因所觸或跌墜傷損致胎不安痛不可忍者縮砂熨斗內炒熟。去皮用仁擣碎。每服二錢熱酒調下。須臾覺腹中胎動極熱即胎已安矣神效。婦人血崩新縮砂仁新瓦焙研末。米飲服三錢。熱壅咽痛縮砂殼為末。水服一錢。牙齒疼痛縮砂常嚼之良。口吻生瘡縮砂殼煅研擦之即愈此蔡醫博秘方也。魚骨入咽縮砂甘草等分為末。綿裹含之嚥汁當隨痰出矣。誤吞諸物金銀銅錢等物不化者濃煎縮砂湯飲之即下巳一切食毒縮砂仁末。水服一錢。

餹餞天門冬取大而肥者佳。打扁去心。用白糖製為果品。性寒。味甘微苦。本非肺部藥。為肺出氣。氣有餘便是火。壯火食氣。反尅肺臟以此體潤性寒。最能保定肺氣。勿令火擾則肺淸氣寧凡肺熱極。痰火盛。以致肺焦葉舉。或咳嗽。或喘急。或吐血或衄血。或風熱。或溼痺。俱宜用之。此皆保肺之功也又取其味厚苦寒。俱屬於陰。因腎惡燥。以寒養之。腎欲堅。以苦堅之。故能入腎助元精。強骨髓。生津液。止消渴潤大腸。利小便。此皆滋腎之力也。但肺寒及脾虛者禁用。凡餹果品甚多。如山查。橘餅。橼片。橙丁。冬瓜。瓠花天茄之類。難以枚舉。果菜俱可互用。

附方服食法 孫真人枕中記云。八九月采天門冬。根。曝乾爲末。每服方寸匕。日三服。無問山中人間。久服補中益氣。治虛勞絶傷。年老衰損。偏枯不隨。風溼不仁。冷痺惡瘡癰疽。癩疾鼻柱敗爛者。服之皮脫蟲出。釀酒服去癥瘕積聚。風痰顛狂。三蟲伏屍。除溼痺。輕身益氣。令人不饑。百日還年耐老。釀酒初熟微酸。久停則香美。諸酒不及也。忌鯉魚。臞仙神隱云。用乾天門冬十觔，杏仁一觔，搗末。蜜漬。每服方寸匕。名仙人糧。

辟穀不饑 天門冬二觔。熟地黃一觔。爲末。煉蜜丸。彈子大。每溫酒化三丸。日三服。居山遠行辟穀良服至十日身輕目明。二十日百病癒。顏色如花。三十日髮白更黑。齒落重生。五十日行及奔馬。百日延年。又法天門冬搗汁。微火煎取五斗。入白蜜一斗。胡麻炒末二升。合煎至可丸。卽止火。下大豆黃末和作餅。徑三寸厚半寸。一服一餅。一日三服。百日已上有益。又法天門冬末一升。蠟蜜一升。松脂末一升。和煎丸如梧子大每日早午晚。各服三十丸。

天門冬酒 補五臟。調六腑。令人無病。天門冬三十觔。去心。搗碎。以水二石煑取一石。糯米一斗。細麴十觔。如常炊釀酒熟。日飲三盃。

天門冬膏 去積聚風痰。補肺癆欬嗽。失血潤五臟。殺三蟲。伏尸。除瘟疫。輕身益氣。令人不饑。以天門冬流水泡過。去皮心。搗爛取汁。砂鍋文武炭火煑。勿令大沸。以十觔爲率。熬至三觔。却入蜜四兩。熬至滴水不散。瓶盛埋土中一七。去火毒。每日早晚白湯調服一匙。若動大便。以酒服之。

肺癆欬嗽 吐涎沫。心中溫溫。咽燥而不渴。生天門冬搗汁一斗。酒一斗。飴一升紫菀四合。銅器煎至可丸。每服杏仁大一丸。日二服。**陰虛火動**有痰不堪用燥劑者天門冬一觔。水浸洗去心。取肉十二兩。石臼搗爛。五味子水洗去核。取肉四兩。晒乾不見火。共搗丸。梧子大。每服二十丸茶下。日三服。**滋陰養血**溫補下元三才丸。用天門冬去心。生地黃二兩。二味用柳甑蒸。以酒浸之九蒸九晒。待乾秤之。人參一兩為末。蒸棗肉搗和丸。梧子大。每服三十丸。食前溫酒下。日三服。**虛勞體痛**天門冬酒服方寸匕。日三服之。忌鯉魚。**肺勞風熱**止渴去熱。天門冬去皮心。煮食。或曝乾為末。蜜丸服尤佳。亦可洗面。**婦人骨蒸**煩熱寢汗。口乾引飲。氣喘。天門冬十兩。麥門冬八兩。並去心為末。以生地黃三觔取汁熬膏。和丸梧子大。每服五十丸。以逍遙散去甘草。煎湯下。**風顛發作**則吐耳如蟬鳴。引脇牽痛。天門冬去心皮。曝搗為末。酒服方寸匕。日三服。久服良。**小腸偏墜**天門冬三錢。烏藥五錢。以水煎服。**面黑令白**天門冬曝乾。同蜜搗作丸。日用洗面。**口瘡連年**不愈者。天門冬。麥門冬。並去心。玄參等分為末。煉蜜丸彈子大。每噙一丸。乃僧居寮所傳方也。**諸般癰腫**

新掘天門冬三五兩，洗淨，砂盆擂細，以好酒濾汁頓服，未効再服，必愈。此祖傳經驗方也。

木瓜

一名楙，音茂。其樹可種可接，可以枝壓。其葉光而厚，其實如小瓜而有鼻，津潤味不木者爲木瓜；圓小於木瓜，味木而酸澁者爲木李，亦曰木梨，即榠樝及和圓子也。木瓜性脆，可蜜漬之爲果，去子蒸爛，擣泥入蜜與薑作煎，冬月飲尤佳。木桃、木李，性堅，可蜜煎及作糕食之。性溫，味酸澁。多食損齒，忌鐵器。凡使以竹刀去皮弁子，石臼搗蒸，曬乾用。今但切片曬乾耳，須陳久蟲蛀者良。味酸得肝木之本氣，入肝爲血分之澁劑，蓋筋之不舒，氣之不固，皆因於濕熱。酸澁能斂熱收濕，爲舒筋固氣良品。肝藏血，若濕熱傷肝，血爲熱所迫，則筋轉而痛，多見于霍亂及脚氣紅腫一切濕痹之症。以此酸斂其濕熱，而筋自舒，因能舒筋，故能益血脉也。肺主氣，若濕熱傷肺，氣爲濕所滯則筋緩而軟多見于暑熱四肢困倦神昏腰背脚膝無力以此酸收其脱散之氣而氣自固因能固氣故能生津液也但肝喜疏散此味酸重用多瀉肝體質肝實而不濡潤非若山茰可養肝耳方書云醒筋骨之濕莫如木瓜合筋骨之離莫如杜仲古人以此二味酒煎治久痢爲滑則氣脱澀能收之所謂氣脱能收氣滯能和也脚氣冲心取嫩者一顆去子煎服強筋止嘔逆消食止水利後渴不止作飲服之

附方　項強筋急不可轉側肝腎二臟受風也用宣州木瓜二個取蓋去瓤没藥二兩乳香二錢半二味入木瓜內縛定飯上蒸三四次爛研成膏每用三錢入生地黄汁半盞無灰酒半盞煖化溫服許叔

微云，有人患此，自午後發，黄昏時定。予謂此必先從足起。少陰之筋自足至項，筋者肝之合。今日中至黄昏，陽中之陰，肺也。自離至兌，陰旺陽弱之時，故靈寶畢法云：離至肝，腎氣絶而肝氣弱，肝腎二臟受邪，故發於此時。予授此及都梁先服之而愈。

脚氣腫急 用木瓜切片，囊盛踏之。廣德顧安中患脚氣筋急腿腫，因附舟以足閣一袋上，漸覺不痛，乃問舟子袋中何物，曰宣州木瓜也。及歸製木瓜袋用之，頓愈。

脚筋攣痛 用木瓜數枚，以酒水各半煮爛，搗膏，乘熱貼於痛處，以帛裹之，冷即換，日三五度。

臍下絞痛 木瓜三片，桑葉七片，大棗三枚，水三升，煮半升，頓服即愈。

小兒洞痢 木瓜搗汁服之。

霍亂轉筋 木瓜一兩，酒一升，煎服。不飲酒者，煮湯服，仍煎湯浸青布裹其足。

霍亂腹痛 木瓜五錢，桑葉三片，棗肉一枚，水煎服。

四蒸木瓜圓 治肝腎脾三經氣虛，爲風寒暑濕相搏，流注經絡。凡遇氣化更變，七情不和，必至發動，或腫滿，或頑痺，憎寒壯熱，嘔吐自汗，霍亂吐利。用宣州大木瓜四箇，切蓋剜空聽用。一箇入黄芪、續斷末各半兩于內，一箇入蒼术、橘皮末各半兩于內，一箇入烏藥、黄松節末各半兩于內黃松節即茯神中心木也。一簡入威靈仙苦葶藶末各半兩于內。以原蓋按定。用酒浸透入飯內蒸熟曬。三浸三蒸三曬。搗末。以榆皮末水和糊丸。

腎臟虛冷 氣攻腹脇脹滿疼痛用大木瓜三十枚。去皮核剜空。以甘菊花末青鹽末各一兩填滿置籠內蒸熟搗成膏入新艾茸二兩搜和丸如梧子大每米飲下三十丸日二。

如梧子大每服五十丸。溫酒鹽湯任下。

髮槁不澤 木瓜浸油梳頭

反花痔瘡 木瓜為末以鱓魚身上涎調貼之以紙護住。

辟除壁虱 以木瓜切片鋪于席下。

〔木瓜核〕主治霍亂煩躁氣急。每嚼七粒溫水嚥之。

〔枝葉皮根〕主治煮汁飲並止霍亂吐下轉筋療腳氣。枝作杖利筋脈。根葉煮汁淋足可以已蹷。木作桶洗足。甚益人。枝葉煮汁飲治熱痢。

〔花〕主治面黑粉滓。

木桃綱目作樝子。又名和圓子小于木瓜。酸濇多渣。性平。味酸濇。多食傷。主治。斷痢去惡心。咽酸。止酒痰黄水。煑汁飲。治霍亂轉筋。功同木瓜。

木李綱目作榠樝。又名木梨。乃木瓜之大而黄色。無重蒂者。木桃乃木瓜之短小而味酸濇者。榲桲乃生于北土者。三物皆木瓜一類各種。形狀相似。功用亦同。性平。味酸。主治解酒去痰。食之去惡心。止心中酸水。煨食止痢。浸油梳頭。治髮白髮赤。煑汁服治霍亂轉筋。

榲桲性微溫。味甘酸。同車螯食。發疝氣。有痰熱人不宜食。主治溫中下氣。消食。除心間酸水。去臭。辟衣魚。止渴除煩。臨臥噉一二枚。生熟皆宜。主水瀉腸虛煩熱。散酒氣。並宜生食。

山楂俗作查字非然習俗已久亦難癈矣又名棠梂子又名山裡果又名赤瓜子又名猴楂樹高數尺葉有五尖椏間有刺三月開五出小花實有黃白二色肥大者如小林檎小者如指頭九月乃熟熟者去皮核擣和白糖或蜜作爲楂糕以充果品或生食或蒸熟去核入糖爲果熟者去核曝乾或蒸熟去皮核擣作餅或連皮核蒸熟打碎

性微溫味酸甘九月霜後取半

味酸屬甲帶甘屬巳甲巳化土以此入脾助其運化主消牲肉食積油膩腥羶果實痰飲痞滿膨脹飽悶吞酸小兒乳滯能化血塊用治崩漏腸紅產後惡露不盡兒枕作痛更善行痘瘡血滯使血活起發止痛解毒色類于血諸失血後以此佐人參疏理肝脾最爲良品治腰痛有效同三稜莪朮攻一切積塊同乾薑麝香青皮合二陳湯治傷生冷瓜果

同乾薑、半夏、蘿蔔子，合二陳湯，治傷素食、豆腐、麪粉、油膩。同芩、連、神麯、麥芽，治胃熱不殺穀。同杏仁，治索粉積。

同紫蘇，解魚蟹毒。

〔附方〕偏墜疝氣 山棠梂肉、茴香炒，各一兩，為末，糊丸梧子大，每服一百丸，空心白湯下。老人腰痛及腿痛 用棠梂子、鹿茸炙，等分，為末，蜜丸梧子大，每服百丸，日二服。腸風下血 用寒藥、熱藥及脾弱藥俱不效者，獨用山裹果，俗名酸棗，又名鼻涕團，乾者為末，艾湯調下，應手即愈。痘疹不快 乾山楂為末，湯點服之，立出紅活。又法：猴楂五箇，酒煎入水，溫服，即出。痘疹乾黑危困者 用棠梂子為末，紫草煎酒調服一錢。食肉不消 山楂肉四兩，水煮食之，并飲其汁。

〔核〕主治化食磨積，癩疝。

〔附方〕難產 山楂核七七粒，百草霜為衣，酒吞下。陰腎癩腫 方見橄欖。

本主治水痢頭風身痒。

葉主治消積反胃。

莖葉煑汁洗漆瘡。

柰一名頻婆梵言猶言端好也。性平味甘。香味俱似林禽而大葢一類二種也江南雖有而小西北多而且佳珍果也。主治生津止渴補中焦諸不足益心氣耐饑

卒食飽氣壅不通者擣汁服

林檎一名來禽又名文林郎果在處有之其樹似柰皆二月開粉紅花六七月熟熟時研末點湯服甚美謂之林檎麨如樹生蟲以洗魚水澆之即止。性溫味有甘酸二種多食發熱生瘡癤。主治下氣消痰止霍亂肚痛療水穀痢洩精消渴者宜食之治小兒閃癖。

〔附方〕水痢不止（林檎半熟者十枚。水二升煎一升，幷林檎食之。）小兒下痢（林檎構子同杵汁，任意服之。）小兒閃癖（頭髮豎黃，瘰瘰瘦弱者。乾林檎脯研末，和醋傳之。）

〔東行根〕主治白蟲、蚘蟲。消渴好唾。

柹（俗作柿。處處皆有。其種亦多。高樹大葉，圓而光澤。四月開小花，黃白色。八九月乃熟。生置器中自紅者，謂之烘柹。日乾者謂之白柹。火乾者謂之烏柹。水浸藏者謂之醂柹。）烘柹。性寒。味甘。（多食動風。同蟹食，令人腹痛作瀉。以木香磨汁飲之即止。）主治通耳鼻氣，壓胃間熱，止口渴，續經脉氣。

〔白柹〕〔柹霜〕（即乾柹生霜者。其法用大柹去皮捻扁。日曬夜露，至乾，納甕中。待生白霜，乃取出。今人謂之柹餅，亦曰柹花。其霜謂之柹霜。）性凉。味甘。主治補虛勞不足，開胃澀腸，消痰止渴，治反胃。（用乾柹餅同乾飯，日日食之，絶不用水，自愈。）潤心肺，療肺痿。心熱。咳嗽。潤聲喉。治吐血。咯血。血淋。腸澼痔漏下血。消腹中宿血。去面黖。殺蟲。

霜清上焦心肺熱。生津止渴。化痰寧嗽。治咽喉口舌瘡痛。

附方 腸風臟毒 以乾柹餅燒灰。飲服二錢遂止。 小便血淋 葉氏用乾柹三枚。燒存性研末。陳米飲服。經驗方用白柹烏豆鹽花煎湯入墨汁服之。 熱淋澁痛 乾柹燈心等分。水煎日飲。 小兒秋痢 以粳米煮粥。熟時入乾柹末。再煮三兩沸食之。奶母亦食之。 反胃吐食 乾柹三枚。連蒂擣爛。酒服甚效。切勿以它藥雜之。 腹薄食減 凡男女脾虛腹薄。食不消化。面上黑點者。用乾柹三觔。酥一觔。蜜半觔。以酥蜜煎勻。下柹煮十餘沸。用不津器貯之。每日空腹食三五枚。甚良。 痰嗽帶血 青州大柹餅。飯上蒸熟批開。每用一枚。摻真青黛一錢。臥時食之。薄荷湯下。 產後欬逆氣亂心煩 用乾柹切碎。水煮汁呷。 婦人蒜髮 乾柹五枚。以茅香煮熟。枸杞子酒浸焙研。各等分擣丸梧子大。每服五十丸。茅香湯下。日三。面生䵟黯乾柿日日食之鼻窒不通乾柿同粳米煮粥日食。耳聾鼻塞乾柿三枚。細切。以粳米三合。豆豉少許煮粥。日日空心食之痘瘡入目白柿日日食之良。臁脛爛瘡用柿霜柿蒂等分。燒研。傅之甚效。解桐油毒乾柿餅食之

【烏柿】火熏乾者性溫。味甘。主治服藥口苦及嘔逆者。食少許即止。殺蟲。療金瘡火瘡。生肉止痛。治狗齧瘡。斷下痢。

【醂柿】音覽。藏柿也。水藏者性冷。鹽藏者不佳。水收鹽浸之。又有用灰汁澡三四度。經十餘日即可食也。主治濇下焦。消宿血。

【柿餻】用糯米洗淨一斗。大乾柿五十個同擣粉蒸食。如乾入煮棗泥和拌之主治作餅及餻與小兒食。治秋痢。黃柿和米粉作糗蒸。與小兒食。止

下痢下血。有效。

【柿蒂】性平。味澀。主治欬逆。氣自臍下沖脉直上。至咽膈作呃忒蹇逆之聲也。打噎妙噦氣。煑汁服。

【附方】欬逆不止 濟生柿蒂散。治欬逆胸滿。用柿蒂丁香各二錢。生薑五片。水煎服。或為末。白湯點服。潔古加人參一錢。治虛人欬逆。三因加良薑甘草等分。衛生寶鑑加青皮陳皮。王氏易簡加半夏生薑。

【木皮】治下血。晒焙研末。米飲服二錢。湯火瘡。燒灰。油調傅。

【根】主治血崩。血痢。下血。

【漆柹】綱目作椑柹。乃柹之舉小者也。擣碎浸汁。謂之柹漆。可染罾扇。性寒。味甘澀。不可與蟹同食。主治壓丹石藥發熱，利水解酒毒，去胃中熱，止煩渴，潤心肺，除臟腑發熱。

牛奶柹 綱目作君遷子。又名丁香柹。形長如牛奶，有小者如丁香。性凉，味甘。主治止消渴，去煩熱，令人潤澤，鎮心。久服悅顏色。

安石榴 開花有紅黃白三色。單葉者結子，千葉者不結子，或結亦少。子有甜酸濇三種。亦有四季開花者。根栽極易，折其條盤土中便生也。

甘石榴 性溫，味甘。多食損肺傷齒。主治咽喉燥渴，理乳石毒，制三尸蟲。

酸石榴 性溫，味酸濇。主治赤白痢，腹痛，連子擣汁，頓服一枚。止瀉痢、崩中、帶下。

【附方】腸滑久痢。黑神散：用酸石榴一箇，煅烟盡，出火毒一夜，研末。仍以酸榴一塊煎湯服。神效無比。久瀉不止。方同上，並普濟方。痢血五色。或膿或水，冷熱不調。酸石榴五枚，連子擣汁二升，每服五合。神效。小便不禁。酸石榴燒存性，無則用枝燒灰代之。每服二錢，用柏白皮切焙四錢，煎湯一盞，入榴灰再煎至八分，空心溫服，晚再服。撚鬚令黑。酸石榴結成時，就東南枝上揀大者一箇，頂上開一孔，內水銀半兩于中，原皮封之，麻札定，牛屎封護。待經霜摘下，頂出殼內水，以魚鰾籠指蘸水撚鬚，久久自黑也。

【酸榴皮】勿犯鐵器。不論乾濕，皆以漿水浸一夜，取出用其水如墨汁也。主治：止瀉痢下血，脫肛崩中帶下。治筋骨風，腰脚不遂，行步攣急疼痛。澁腸。取汁點目，止泪下。煎服下蚘蟲。

【附方】赤白痢下。腹痛食不消化者，食療本草用酸榴皮炙黃為末，棗肉或粟米飯和丸梧子大每空腹米飲服三十丸，日三服，以知爲度。如寒滑加附子、赤石脂各一倍。肘后方用皮燒存性爲末，每米飲服方寸匕，日三服，效乃止。

糞前有血 令人面黄，用酢石榴皮炙研末，每服二錢，用茄子枝煎湯服。

腸滑久痢 神妙無比方也。用石榴一個，劈破，炭火簇燒存性，出火毒，爲末，每服一錢，別以酸石榴一辦，水一盞，煎湯調服。

久痢久瀉 陳石榴皮酢者，焙乾研細末，每服二錢，米飲下。患二三年或二三月，百方不效者，服之便止。不可輕忽之也。

小兒風癇 大生石榴一枚，割去頂，剜空，入全蠍五枚，黄泥固濟，煨存性，爲末，每服半錢，乳汁調下，或防風湯下亦可。

卒病耳聾 八九月間取石榴一箇，上作孔如毬子大，內米醋令滿，以原皮蓋之，水和麪裹煨熟，取起，去蓋，入少黑李子、仙沼子末，取水滴耳中，勿動，腦中若動勿驚，如此三夜，再作必痛。案唐慎微本草收采此方，云出孫眞人，而黑李子不知爲何物也，其仙沼子、即預知子。

食榴損齒 石榴黒皮炙黄研末，棗肉和丸梧子大，每日空心服三丸，白湯下，日二服。

丁腫惡瘡 以針刺四畔，用榴皮着瘡上，以麪圍四畔灸之，以痛爲度，仍內榴末傅上，急裹，經宿連根自出。

也。脚肚生瘡初起如粟，搔之漸開，黃水浸淫，痒痛潰爛，遂致遶脛而成痼疾，用酸榴皮煎湯，冷定日日掃之，取愈乃止。

花陰乾為末，和鐵丹服一年，變白髮如漆。千葉者治心熱吐血，又研末吹鼻，止衄血立效，亦傅金瘡出血。

附方 金瘡出血榴花半觔，石灰一升，擣和陰乾，每用少許傅之立止。鼻出衄血酢榴花二錢半，黃蜀葵花一錢，為末，每服一錢，水一盞，煎服，效乃止。九竅出血石榴花，揉塞之，取效。葉亦可。

橘與柚柑相類而不同。橘肉甘，皮辛微苦；柑則肉甘，皮厚而辛。柚大，肉酸，皮最厚而甘，不甚辛。宋韓彥直有橘譜甚詳。辨肉性溫，味甘。亦有酸者，多食生痰，滯氣，與螃蟹同食患軟癱。主治甘者潤肺，酸者聚痰，止消渴，開胃，除胸中膈氣。以蜜煎充果食甚佳，亦可醬組。

也。

皮 一名陳皮。一名紅皮。以廣中者爲勝。江西者次之。以紋細色紅而薄。內有白膜。味辛甘者爲佳。入和中理胃藥則留白。入下氣消痰藥則去白。名爲橘紅。以白湯入鹽洗潤透。刮去筋膜。曬乾。用亦有煮焙者。性溫味苦辛。苦能泄能燥。辛能散溫能和。其治百病。總是取其理氣燥濕化痰之功。同補藥則補。同瀉藥則瀉。同升藥則升。同降藥則降。脾乃元氣之母。肺乃攝氣之籥。陳皮爲二經氣分之藥。但隨所配而補瀉升降也。蓋治痰須理氣。氣利痰自行。主一切痰。功居諸痰藥上。佐竹茹以療熱呃。助青皮以導滯氣。同蒼朮厚朴平胃中之實。合葱白麻黃表寒濕之邪。消穀食。解酒毒。止嘔吐。開心膈痞塞，能推陳致新，去霍亂，除膀胱留熱，停水，利小便，去寸白蟲，有痰咳嗽，大腸閟塞，婦人乳癰，入食料，解魚腥毒。

附方潤下丸 治濕痰因火泛上，停滯胸膈，咳唾稠粘。陳橘皮半觔，入砂鍋內，下鹽五錢，化水淹過，煮乾。粉甘草二兩，去皮，蜜炙，各取淨末，蒸餅和丸梧桐子大，每服百丸，白湯下。**橘皮湯** 治男女傷寒并一切雜病，嘔噦，手足逆冷者，用橘皮四兩，生薑一兩，水二升，煎一升，徐徐呷之，即止。**寬中丸** 治脾氣不和，冷氣客于中，壅遏不通，是爲脹滿，用橘皮四兩，白朮二兩，爲末，酒糊丸梧子大，每食前木香湯下三十丸，日三服。**嘈雜吐水** 眞橘皮去白爲末，五更安五分于掌心，舐之即睡，三日必效。皮不眞則不驗。**霍亂吐瀉** 不拘男女，但有一點胃氣存者，服之再生。廣陳皮去白五錢，眞藿香五錢，水二盞，煎一盞，時時溫服。出百一選方。聖惠用陳橘皮末二錢，湯點服。不省者灌之，仍燒磚沃醋，布袋磚安心下，熨之使活。反胃吐食真橘皮以日照西壁土炒香爲末。每服用二錢。生薑三片。棗肉一枚。水二鍾煎一鍾。溫服。卒然食噎橘皮一兩。湯浸去瓤。焙爲末。以水一大盞煎半盞。熱服。諸氣呃噫橘皮二兩去瓤。水一升。煎五合。頓服。或加枳殼尤良。痰膈氣脹陳皮三錢。水煎熱服。卒然失聲橘皮半兩。水煎徐呷。經年氣嗽橘皮、神麴、生薑，焙乾，等分爲末。蒸餅和丸梧子大。每服三五十丸。食後夜臥各一服。有人患此。服之兼舊患膀胱氣皆愈也。化食消痰胸中熱氣。用橘皮半兩。微炒爲末。水煎代茶細呷。下焦冷氣乾陳橘皮一斤爲末。蜜丸梧子大。每食前溫酒下三十丸。脚氣衝心或心下結硬。腹中虛冷。陳皮一斤。和杏仁五兩。去皮尖熬。少加蜜搗和丸。如梧子大。每日食前米飲下三十丸。老人氣閟方同上。大腸閟塞陳皮連白。酒煑焙研末。每溫酒服二錢。米飲下。途中心痛橘皮去白。煎湯飲之甚良。食魚蟹毒方同上。風痰麻木凡手及十指麻木。大風麻木。皆是濕痰死血。用橘紅一斤。逆流水五碗。煑爛去滓。再煑至一碗。頓服取吐。乃吐痰聖藥也。不吐加瓜

山居本草卷四　果部　巳

蒂不拘老少孕婦。只兩服便止。真橘皮去白切。生薑自然汁浸過一指。銀器內重湯煮乾焙研末。每服三錢。用隔年青州棗十筒水一盞。煎半盞。發前服以棗下之。

小兒疳瘦久服消食和氣。長肌肉。用陳橘皮一兩。黃連以米泔水浸一日。一兩半。研末。入麝三分。用豬膽盛藥。以漿水煮熟取出。用粟米飯和丸。綠豆大。每服一二十丸。米飲下。

產後尿閟不通者。陳皮一兩。去白為末。每空心溫酒服二錢。一服即通。此張不愚方也。

產後吹奶陳皮一兩。甘草一錢。水煎服即散。

婦人乳癰未成者即散。已成者即潰。痛不可忍者即不疼。神驗不可云喻也。用真陳橘皮湯浸去白。曬。麪炒微黃。為末。每服二錢。麝香酒調下。初發者一服見效。名橘香散。

聤耳出汁陳皮燒研一錢。麝香少許。為末。日摻。名立效散。

魚骨鯁咽橘皮常含。咽汁即下。

嵌甲作痛不能行履者。濃煎陳皮湯浸良久。甲肉自離。輕手剪去。以虎骨末傅之即安。

○

青皮乃未黃而青色者。薄而光。其氣芳烈。今人多以小柑小柚小橙充之。不可不慎辨之。入藥以湯浸去瓤。切片。醋炒過用。性溫。味辛微苦。主治胸膈氣逆。脇痛。小腹疝氣。消乳腫。疏肝膽。瀉肺氣。破堅積。散滯食。去下焦諸濕。治左脇肝經積氣。消小兒瘧積。最能發汗。汗多者忌之。

附方

快膈湯 治冷膈氣。及酒食後飽滿。用青橘皮一斤。作四分。四兩用鹽湯浸。四兩用白沸湯浸。四兩用醋浸。四兩用酒浸。各三日取出。去白。切絲。以鹽一兩炒微焦。研末。每用二錢。以茶末五分。水煎溫服。亦可點服。

理脾快氣 青橘皮一斤。日乾焙研末。甘草末一兩。檀香末半兩。和勻收之。每用一二錢。入鹽少許。白湯點服。

法製青皮 常服安神調氣。消食解酒益胃。不拘老人小兒。宋仁宗每食後咀數片。乃邢和璞眞人所獻。名萬年草。劉跂改名延年草。仁宗以賜呂丞相。用青皮一斤。浸去苦味。去瓤。煉淨白鹽花五兩。炙甘草六兩。舶茴香四兩。甜水一斗煮之。不住攪。勿令著底。候水盡。慢火焙乾。勿令焦。去甘草茴香。只取青皮。密收用。

瘧疾寒熱 青皮一兩。燒存性研末。發前溫酒服一錢。臨時再服。

傷寒呃逆

聲聞四隣。四花青皮全者。研末。每服二錢。白湯下。產後氣逆青橘皮爲末。葱白童子小便煎二錢服。婦人乳嵒因久積憂鬱。乳房內有核如指頭不痛不痒。五七年成瘡名乳嵒。不可治也。用青皮四錢。水一盞半煎一盞。徐徐服之。日一服。或用酒服。聤耳出汁青皮燒研末。綿包塞之。脣燥生瘡青皮燒研。猪脂調塗。

橘瓤上筋膜主治口渴吐酒。炒熟煎湯飲。

核凡用須以新瓦焙香。去殼取仁研碎入藥。性平。味苦。主治小腸疝氣。及陰核腫痛。炒研五錢。老酒煎服。或酒糊丸服。又治腎疰腰痛。膀胱氣痛。腎冷。炒研。每酒服一錢。酒煎亦可。治酒齄風鼻赤。炒研。每服一錢。胡桃肉一個。同擂酒服。

附方腰痛橘核杜仲各二兩。炒研末。每服二錢。鹽酒下。

葉主治導胸膈逆氣。行肝氣。消腫散毒。乳癰脇痛。用之行經。

附方 肺癰 綠橘葉洗擣絞汁一盞。服之。吐出膿血即愈。

柑 似橘而圓大。閩廣溫台蘇撫荆州爲盛。有朱柑黃柑乳柑石柑沙柑各種性同。性寒味甘。多食令脾肺冷生痰。主治利腸胃中熱毒。解丹石。止暴渴。利小便。

附方 難產 柑橘瓤陰乾燒存性。研細末溫酒服二錢。

皮 性寒味辛甘。多食令肺燥。主治下氣調中。解酒毒。及酒渴去白焙研末。入鹽點湯飲之。治產後肌浮。爲末酒服。傷寒飲食勞復者。濃煎汁服。山柑皮治咽喉痛。

核 作塗面藥。

葉 主治聤耳流水或膿血取嫩頭七箇入水數滴杵取汁滴之即愈。

橙 其皮可以熏衣可以芼鮮可以和葅醢可以爲醬虀可以蜜煎可以糖製爲橙丁爲橙餅可以蜜煎爲橙膏蓋佳果也。

肉 性寒味酸洗去酸汁和鹽蜜煎成貯食止惡心能去胃中浮風惡氣行風氣療瘧氣發瘰癧殺魚蟹毒

皮 性溫味甘辛微苦作醬醋香美散腸胃惡氣消食下氣去胃中浮風氣和鹽貯食止惡心解酒病糖作橙丁。消痰下氣和膈寬中解酒。

附方 香橙湯 寬中快氣消酒用橙皮二觔切片生薑五兩切焙擂爛入炙甘草末一兩檀香末半兩和作小餅每嚼一餅沸湯入鹽送下。 痔瘡腫痛 隔年風乾橙丁桶內燒烟熏之神效。

核主治面䵟粉刺濕研夜夜塗之。

附方 閃挫腰痛 橙子核炒研。酒服三錢即愈。

柚又名朱欒。樹葉皆似橙。種其核長成。以接橘甚良。 肉性寒。味甘酸。主治消食解酒毒。治飲酒人口氣。去腸胃中惡氣。療妊婦不思食口淡。

皮性平。味甘辛。主治下氣消食。快膈。散憤懣之氣。化痰。

附方 痰氣咳嗽 用香欒去核切碎。入甁內浸酒封固一夜。煑爛。蜜拌匀。時時含嚥。

葉主治頭風痛。同葱搗貼太陽穴。

花蒸麻油作香澤面脂。長髮潤燥。

香橼俗作圓櫞。月作枸櫞。蜜煎果食。置之几案。可供玩賞。若安芋片于蒂。而以濕紙圍護。可以經久。或擣蒜罨其蒂上則香更充溢浸汁浣葛勝似酸漿性溫皮辛肉酸主治下氣除心間痰水煮酒飲治痰氣咳嗽煎湯治心下氣痛葉同功。

佛手柑產閩廣多清香果品性溫味甘辛主治順氣寬胸除白痢理痰逆餘與香櫞同功。

金橘其樹似橘而不高大五月開白花結實秋冬黃熟如金味甘辛酸芳香可愛糖造蜜餞俱佳性溫味甘辛酸主治下氣快膈止渴解酲辟臭皮尤佳。

枇杷葉似栗冬花春實其子簇結有毛四月熟白者為上黃者次之楊萬里詩云大葉聳長耳一枝堪滿盤荔枝分與核金橘却無酸是也。性平味甘酸多食發痰熱同炙肉及熱麵食令人患熱黃病主治止渴下氣利肺氣止吐逆主上焦熱潤五臟。

葉凡用須以刷刷去毛淨仍用青布拭乾治胃病以薑汁塗炙治肺病以蜜水塗炙。性平味苦辛。主治卒晥不止。下氣。煑汁服。主消渴。肺氣熱咳。及肺風瘡。胸面上瘡。和胃降氣。清熱解暑毒。療脚氣。治嘔噦不止。婦人產後口乾。一婦患肺熱久嗽。口乾。發燒肌瘦似勞。以枇杷葉、木通、款冬花、紫菀、杏仁去皮。等分。大黃減半。蜜丸服而安。

附方 溫病發噦 因飲水多者。枇杷葉去毛炙香。茅根各半斤。水四升。煎二升。稍稍飲之。 反胃嘔噦 枇杷葉去毛炙。丁香各一兩。人參二兩。每服三錢。水一盞。薑三片。煎服。 衄血不止 枇杷葉去毛焙研末。茶服一二錢。日二。 酒瘡赤鼻 枇杷葉、梔子仁等分為末。每服二錢。溫酒調下。日三服。 面上風瘡 方同。 痔瘡腫痛 枇杷葉蜜炙。烏梅肉焙為末。先以烏梅湯洗。貼之。 痘瘡潰爛 枇杷葉煎湯洗之。

花 主治頭風。鼻流清涕。辛夷等分。研末。酒服二錢。日二服。

木白皮生嚼嚥汁。止吐逆不下食。煑汁冷服尤佳。

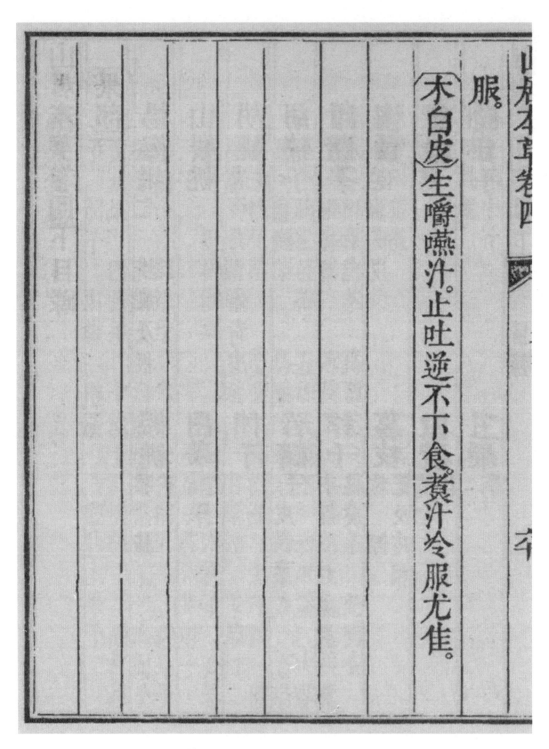

山居本草卷四下目錄

果部 下

山居本草卷四

五斂子　五寶子

榧實花　松子

檳榔　大腹子大腹皮

椰子附錄青田核　樹頭酒　嚴樹酒　椰瓢　槳　皮　殼

桄榔子麪　莎木麪

波羅蜜核中仁　無花果葉　附錄文光果　天仙果　古度子

阿勃勒附錄羅望子　沙棠果

棎子　都桷子

都念子　都咸子

摩廚子　韶子

山居本草卷四下　目錄　二

山居本草卷四下

新安程履新德基甫述

孫 存忠叔良甫 校
存恕叔平甫

果部下

楊梅又名杭子。生江浙廣東山谷。樹如圓眼。冬月不凋。二月開花結實，形如楮實子。五月熟。以紫紅色為佳。鹽藏、蜜漬、糖收、釀酒俱妙。桑樹接楊梅則不酸。如樹生癩，以甘草釘釘之則無。性溫，味甘酸。多食發熱瘡。忌與生葱同食。主治鹽藏食去痰，止嘔噦，消食下酒。乾作屑。臨飲酒時服方寸匕。止吐酒。止渴。和五臟。能滌腸胃，除煩憒惡氣。燒灰服，斷下痢。鹽者常含一枚，咽汁。和五臟下氣。

附方　下痢不止楊梅燒研。每米飲服二錢。日二服。　頭痛不止楊梅爲末。以少許嗃鼻取嚏妙。　頭風作痛楊梅爲末。每食後薄荷茶服二錢。或以消風散同煎服。或同搗末。以白梅肉和丸彈子大。每食後葱茶嚼下一丸。　一切損傷止血生肌。令無瘢痕。用鹽藏楊梅和核搗如泥。做成挺子。以竹筒收之。凡遇破傷。研末傅之。

核仁　主治脚氣。以柹漆拌核曝之。則白裂出。

樹皮及根　煎湯洗惡瘡疥癬。煎水漱牙痛。服之解砒毒。燒灰油調。塗湯火傷。

附方　中砒毒心腹絞痛。欲吐不吐。面青肢冷。用楊梅樹皮煎湯二三盌。服之卽愈。　風蟲牙痛普濟方。用楊梅根皮厚者焙一兩。川芎藭五錢。麝香少許研末。每用半錢。鼻內嗃之。口中含水。涎出痛止。摘要方。用楊梅根皮。韭菜根。廚案上油泥。等分擣勻。貼于兩腮上半時辰。其蟲從眼角出也。屢用有效。

櫻桃樹不甚高。春初開白花如雪。結子一顆數十枚。三月熟時須守護。否則鳥食無遺矣。鹽藏、蜜煎皆可。或同蜜擣作餅食之。凡食須水浸良久。則小蟲出。方可食之。性熱。味甘澀。多食發熱嘔吐。暗風病尤忌。主治調中。美志。令人好顏色。止洩精。水穀痢。

葉治蛇咬。擣汁飲。并傅之。

枝治雀斑。同紫萍、牙皂、白梅肉研和。日用洗面。

花治面黑粉滓。

山嬰桃子小而尖。生青。熟黃赤。性平。味酸辛苦。主治止洩腸澼。除熱調中。

白果綱目作銀杏。又名鴨脚。以葉形似也。其果兩頭尖。三稜為雄。二稜為雌。其仁嫩時綠。久則黃。性平。味甘苦。多食壅氣動風。小兒尤忌。不可同饅魚食。生食引疳。化痰。消毒。解酒。

殺蟲。熟食益人。溫肺益氣。定喘嗽。縮小便。止白濁。嚼塗鼻面手足。去皶皰䵟䵳皴皺。及疥癬疳䘌陰虱。生搗浣油膩。

附方 寒嗽痰喘 白果七箇煨熟。以熟艾作七丸。每果入艾一丸。紙包再煨香。去艾喫。 哮喘痰嗽 鴨掌散。用銀杏五箇。麻黃二錢半。甘草炙二錢。水一鍾半。煎八分。臥時服。又金陵一鋪治哮喘白果定喘湯服之無不效者。其人以此起家。其方用白果二十一箇炒黃。麻黃三錢。蘇子二錢。款冬花法製半夏桑白皮蜜炙各二錢。杏仁去皮尖。黃芩微炒。各一錢半。甘草一錢。水三鍾。煎二鍾。隨時分作二服。不用薑。 咳嗽失聲 白果仁四兩。白茯苓桑白皮二兩。烏豆半升。沙蜜半斤。煮熟日乾為末。以乳汁半盞拌濕。九蒸九晒。丸如綠豆大。每服三五十丸。白湯下。神效。 小便頻數 白果十四枚。七生七煨。食之取效止。 小便白濁 生白果仁十枚。擂水飲。日一服。取效止。 赤白帶下 下元虛憊。白果蓮肉江米各五錢。胡椒一錢半。爲末。用烏骨鷄一隻。去腸盛藥。瓦器煮爛。空心食之。

腸風下血 銀杏煨熟出火氣。食之。米飲下。

腸風臓毒 銀杏四十九枚。去殼生研。入百藥煎末和丸彈子大。每服二三丸。空心細嚼。米飲送下。

牙齒蟲䘌 生銀杏每食後嚼一二個。良。

手足皴裂 生白果嚼爛夜夜塗之。

鼻面酒皶 銀杏酒酹糟同嚼爛。夜塗旦洗。愈。

頭面癬瘡 生白果切斷頻擦取效。

下部疳瘡 生白果杵塗之。

陰虱作痒 陰毛際肉中生蟲如虱。或紅或白。痒不可忍者。白果仁嚼細。頻擦之取效。

狗齩成瘡 白果仁。嚼細塗之。

乳癰潰爛 銀杏半斤。以四兩研酒服之。以四兩研傅之。

水疔暗疔 水疔色黃。麻木不痛。暗疔瘡凸色紅。使人昏狂。並先刺四畔。後用銀杏去殼。浸油中年久者。搗罯之。

胡桃 一名羌桃。又名核桃。本出羌胡。漢張騫使西域。始得種還植之。江北陝洛最多。江寧亦有。外有青皮肉包之。其形如桃。果乃其內核也。故名。

肉甘。**皮**澀。有痰火積熱者不宜多食。**主治溫肺煖**

腎。補氣養血。潤燥化痰。益命門。利三焦。虛寒喘嗽。洪邁有痰疾。服胡桃肉三顆。生薑三片。卧時嚼服。即飲湯兩三呷。又再嚼桃薑如前數。即靜卧而愈。又幼子病痰喘。凡五晝夜不乳食。醫告技窮。其妻夜夢觀音授方。令服人參胡桃湯。醒時急取參寸許。胡桃肉一枚。煎湯灌之。即定。次日以湯剝去桃皮。用之不效。仍連皮用。再宿而安。蓋參能定喘。桃連皮能斂肺故也。腰脚重痛。心腹疝痛。血痢腸風。又能進食。潤肌膚。黑鬚髮。利小便。去五痔。損傷石淋。散腫毒。發痘瘡。制銅毒。擣和胡粉。拔白鬚髮。內孔中。則生黑。燒存性。和松脂研。傅瘰癧瘡。同補骨脂蜜丸。補下元。連殼燒熏手。去鵝掌風。

油核桃。性熱。味辛。酸。有毒。主治殺蟲。攻毒。治癰腫。癘風疥癬。楊梅。白禿。諸瘡。潤鬚髮。

附方服胡桃法 訣曰凡服胡桃不得併食須漸漸食之初日服一顆每五日加一顆至二十顆止周而復始常服令人能食骨肉細膩光潤鬚髮黑澤血脉通暢養一切老病

青蛾丸 方見易簡方論

胡桃丸 益血補髓強筋壯骨延年明目悅心潤肌能除百病用胡桃仁四兩擣膏入破故紙杜仲萆薢末各四兩杵勻丸梧子大每空心溫酒鹽湯任下五十丸御藥院方

消腎溢精 胡桃丸治消腎病因房慾無節及服丹石或失志傷腎遂致水弱火強口舌乾精自溢出或小便赤黃大便燥實或小便大利而不甚渴用胡桃肉白茯苓各四兩附子一枚去皮切片薑汁蛤粉同焙為末蜜丸梧子大每服三十丸米飲下

小便頻數 胡桃煨熟臥時嚼之溫酒下

石淋痛楚 便中有石子者胡桃肉一升細米煮漿粥一升相和頓服即瘥

風寒無汗 發熱頭痛核桃肉葱白細茶生薑等分擣爛水一鍾煎七分熱服覆衣取汗

痰喘咳嗽 方見前

老人喘嗽 氣促睡臥不得服此立定胡桃肉去皮杏仁去皮尖生薑各一兩研膏入煉蜜少許和丸彈子大每臥時嚼一丸薑湯下

產後氣喘 胡桃肉人

參各一錢。水一盞煎七分頓服。

久嗽不止　胡桃仁五十箇。煑熟去皮。人參五兩。杏仁三百五十箇。麸炒。湯浸去皮。研勻。入煉蜜丸梧子大。每空心細嚼一丸。人參湯下。臨臥再服。

食物醋心　胡桃爛嚼。以生薑湯下立止。

食酸齒齼　細嚼胡桃即解。

誤吞銅錢　多食胡桃自化出也。胡桃與銅錢共食即成粉。可證矣。

揩齒烏鬚　胡桃仁燒過。貝母各等分。為散。日日用之。

眼目暗昏　四月內取風落小胡桃。每日午時食飽。以無根水吞下。偃臥覺鼻孔中有泥腥氣為度。

赤痢不止　胡桃仁。枳殼各七箇。皂角不蛀者一挺。新瓦上燒存性。研為細末。分作八服。每臨臥時一服。二更一服。五更一服。荊芥茶下。

血崩不止　胡桃肉五十枚。燈上燒存性。研作一服。空心溫酒調下。神效。

急心氣痛　核桃一箇。棗子一枚。去核。夾桃。紙裹煨熟。以生薑湯一鍾。細嚼送下。永久不發。名盞落湯。

小腸氣痛　胡桃一枚。燒灰研末。熱酒服之。

便毒初起　子和儒門事親。用胡桃七箇。燒研。酒服。不過三服見效。楊氏經驗。用胡桃三枚。夾銅錢一箇。食之即愈。

魚口毒瘡　端午日午時。取樹上青胡桃筐內陰乾。臨時令燒為末。黃酒服。少行一二次。有膿自大便出。無膿即消。二三服平。

一切癰腫背癰附骨疽未成膿者。胡桃十箇。煨熟去殼。槐花一兩。研末杵勻。熱酒調服。

疔瘡惡腫胡桃一箇。平破取仁。嚼爛。安殼內合在瘡上。頻換甚效。

痘瘡倒陷胡桃肉一枚。燒存性。乾胭脂半錢。研勻。胡荽煎酒調服。

小兒頭瘡久不愈。胡桃和皮燈上燒存性。盌蓋出火毒。入輕粉少許。生油調塗。一二次愈。

酒皶鼻赤方見橘核。

聤耳出汁胡桃仁燒研。狗膽汁和作梃子。綿裹塞之。

傷耳成瘡出濃者。用胡桃杵取油納入。

火燒成瘡胡桃仁燒黑研傅。

壓撲傷損胡桃仁擣和溫酒頓服便瘥。

疥癬瘙痒油核桃一箇。雄黃一錢。艾葉杵熟一錢。擣勻。綿包夜臥裹陰囊。歷效勿洗。

外青皮主治染髭及帛皆黑青皮壓油。和詹糖香塗鬚髮。色如漆也。

附方烏髭髮胡桃皮蝌蚪等分。擣泥塗之。一染即黑。總錄用青胡桃三枚和皮擣細。入乳汁三盞。于銀石器內。調勻搽髭髮。三五次。每日用胡桃油潤之良。癧瘍風青胡桃皮擣泥入醬青少許。硇砂少許。合勻。先以泔洗後傅之。白癜風青胡桃皮一箇。硫黃一皂子大。研勻。日日摻之。取效嵌甲胡桃皮燒灰貼。

〔皮〕主治水痢。春月斫皮汁沐頭至黑。煎水可染帛。

〔附方〕染髭髮胡桃根皮一秤。蓮子草十斤。切。以瓮盛之入水五斗。浸一月去滓。熬至五斤。入芸薹子油一斗。慢火煎取五升收之。凡用先以炭灰汁洗。用油塗之。外以牛柹葉包住。絹裹一夜洗去。用七日即黑也。

〔殼〕燒存性。入下血崩中藥。

榛子古作亲。古字也。生遼東關中。樹底叢生。子如小栗。詩所謂樹之榛栗是也。

〔仁〕性平。味甘。主治益氣力。實腸胃。令人不饑健行。止饑調中開胃。

胡榛子 綱目作阿月渾子。胡音也。又名無名子。生西國諸蕃嶺南山谷亦有。

仁 性溫。味辛濇。主治諸痢。去冷氣。令人肥健。治腰陰冷。腎虛痿弱。得木香山萸良。

苦櫧子 處處山谷有之。其木大者數抱。高二三丈。葉如栗葉。凌冬不凋。三四月開白花。結實如柞子。外有小苞。子圓褐色。有尖。生食苦澁。煮炒乃帶甘。亦可磨粉。甜櫧子粒小。木文細白。俗名麪櫧。苦櫧子粒大。木文粗赤。俗名血櫧。色黑者名鉄櫧。性平。味苦澁。主治食之耐饑。令人健行。止洩痢。破惡血。止渴。

皮葉 煮汁飲。止產婦血痢。葉貼臁瘡。一日三換。

甜櫧子 綱目作鉤栗。又名巢鉤子。見前。性平。味甘。食之耐饑。厚腸胃。令人肥健。

柞子 綱目作橡實。又名橡斗。又名皂斗。又名櫟梂。音歷求又名栩。詩云集于苞栩。又云山有苞櫟。皆一物也。其殼煑汁可染皂。結實如荔核而有尖。其蒂有斗包其半截。其仁如老蓮肉。儉歲采以為飯。或擣浸取粉作腐甚佳。周禮職方氏。山林宜皂物。柞栗之屬。即此也。嫩葉可煎飲代茶。　性溫味澁苦。取子換水浸十數次。淘去澁味。蒸極熟食之。可以濟飢。　主治下痢。厚腸胃。肥健人。澁腸止瀉。養食止饑。禦歉歲。

【附方】水穀下利 日夜百餘行者。橡實二兩。楮葉炙一兩。為末。每服一錢。食前烏梅湯調下。　血痢不止 上方加縮砂仁半兩。　下痢脫肛 橡斗子。燒存性。研末。豬脂和傅。　痔瘡出血 橡子粉。糯米粉。各一升。炒黃。滾水調作果子。飯上蒸熟食之。不過四五次效。　石癰堅硬 如石不作膿。用橡子一枚。以醋于青石上磨汁塗之。乾則易。不過十度即平。

斗殼 並宜擣細炒焦或燒存性研用 性溫味澁。爲末及煑汁服。止下痢并可染皂。止腸風崩中帶下。冷熱瀉痢。并染鬚髮。

附方 下痢脫肛 橡斗殼燒存性。研末。猪脂和搽。并煎汁洗之 腸風下血 橡斗子殼用白梅肉塡滿。兩箇合定。鐵線扎住。煅存性。研末 每服二錢。米飲下。一方用硫黄塡滿。煅研酒服。 走馬牙疳 橡斗殼。入鹽塡滿。合定燒透。出火毒研末。入麝香少許。先以米泔漱過搽之 風蟲牙痛 橡斗五箇。入鹽在内。皂莢一條。入鹽在内。同煅過。研末。日擦三五次。荆芥湯漱之。良。

木皮根皮 主治惡瘡。因風犯露致腫者。煎汁日洗。令膿血盡乃止。亦治水痢。消瘰癧。

附方 蝕爛癰腫 及疵贅瘤痣。用橡木灰四斗。桑柴灰四斗。石灰一斗五升。以沸湯調濕。甑中蒸一日。取釜中沸湯七斗。合甑灰淋之。取汁再熬至一升。投亂頭髮一雞子大。消盡。又剪五色綵緞入消盡。瓶盛蜜收。每以少許。挑破點之。莫時勿令雞犬婦人小兒見。

槲實亦柞子之類。實似柞子而稍短小。味僵澁。歲荒亦采食之。性平。味苦澁。蒸煑作粉。澁腸止痢。功同柞子。

葉微炙。令焦研用。性平味甘苦。療痔止血。及血痢。止渴。活血利小便。

附方卒然吐血槲葉爲末。每服二錢。水一盞煎七分。和滓服。鼻衄不止槲葉頓汁一小盞。頓服卽止。腸風血痔熱多者尤佳。槲葉微炙研末。一錢槐花炒研末一錢。米飮調服。未止再服。冷淋莖痛槲葉研末。每服三錢。水一盞。葱白七寸。煎六分。去滓。食前溫服。日二。孩子淋槲葉三片。煎湯服一雞子殼。小便卽時下也。螻蛄漏疾槲葉燒存性研。以米泔別浸槲葉。取汁洗瘡後。乃納灰少許于瘡中。鼻上皶皰出膿血者。以泔水煑槲葉。取汁洗之。拭乾。納槲葉灰少許于中。

艮。腋下胡臭榭葉三升，切。水煑濃汁，洗畢。即以白苦瓠壳煙熏之。後用辛夷細辛杜蘅末醋浸一夜傅之。

木皮煎服去蟲及漏，煎湯洗惡瘡，良。能治瘰癧，澁五臟，止赤白痢，腸風下血。

附方赤龍皮湯治諸散爛瘡乳瘡。用榭皮切三升，水一斗，煑五升。春夏冷用。秋冬溫用洗之。洗畢。乃傅諸膏。肘骨疽瘡榭皮燒研米飲每服方寸匕。下部生瘡煑汁熬如飴糖以導下部。一切瘻疾千金用榭樹北陰白皮三十斤，剉，以水一石，煑一斗，去滓煎如飴。又取通都厠上雄鼠屎雌鼠屎各十四枚，燒汁盡研和之，納溫酒一升，和勻，瘦人食五合，當有蟲出也。崔氏纂要用榭白皮切五升，水八升，煑令液盡，去滓，再煎成膏，日服棗許。并塗瘡上。宜食苜蓿鹽飰以助之。以瘥爲度。小兒瘰癧榭樹皮去粗皮，切煎湯頻洗之。蠱毒下血榭木北陰白皮一大握，長五寸，以水三升煑取一升。空腹分服。即吐毒出也。

赤白久痢 不拘大人小兒。用新槲皮一斤。去黑皮。切。以水一斗。煎取五升。去滓煎膏。和酒服。

久痢不止 槲白皮。薑汁炙五度。一兩。乾薑炮半兩。爲末。每服二錢。米飲酒下。

久瘡不已 槲木皮一尺。闊六寸。切。以水一斗。煑取五升。入白沙糖十挺。煎取一升。分三服。即吐而愈。

荔枝 一名丹荔。一名離枝。生嶺南蜀閩炎方之果。性最畏寒。其實生時肉白。乾時肉紅。日晒火烘。鹵浸蜜煎。皆可致遠。成朶晒乾者謂之荔錦。詳白居易荔枝圖序云。 性熱味甘 多食發熱煩渴。有火病人尤忌之。 主治通神益智。止煩渴。頭重。心燥。背膊勞悶。益人顏色。治瘰癧瘤贅。赤腫疔腫。發小兒痘瘡。

〔附方〕痘瘡不發 荔枝肉浸酒飲。并食之。忌生冷。

疔瘡惡腫 普濟方。用荔枝五箇。或三箇。不用雙數。以狗糞中米淘淨爲末。與糯米粥同研成膏。攤紙上貼之。留一孔出毒氣。 濟生祕覽用荔枝肉白梅各三箇。擣作餅子。貼于瘡上。根即出也。**風牙疼痛**普濟用荔枝連殼燒存性。研末擦牙即止。乃治諸藥不效仙方也。孫氏集効方。用大荔枝一箇。剔開塡鹽滿殼。煆研搽之即愈。**呃逆不止**荔枝七箇。連皮核燒存性爲末。白湯調下立止。

核性溫。味甘濇。主治心痛。小腸氣痛。以一枚煨存性。研末。新酒調服。治癩疝氣痛。婦人血氣刺痛。

附方脾痛不止荔枝核爲末。醋服二錢。數服即愈。**婦人血氣**刺痛用荔枝核燒存性半兩。香附子炒一兩。爲末。每服二錢。鹽湯米飲任下。名蠲痛散。**疝氣癩腫**孫氏用荔枝核炒黑色。大茴香炒。等分爲末。每服一錢。溫酒下。皆効方。玉環來笑丹。用荔枝核四十九箇。陳皮連白九錢。硫黃四錢。爲末。鹽水打麪糊丸。綠豆大。遇痛時。空心酒服九丸。良久再服。不過三服。其效如神。亦治諸氣痛。**陰腎腫痛**荔枝核燒研。酒服二錢。**腎腫如斗**荔枝核。青橘皮。茴香。等分。各炒研。酒服二錢。日三。

殼主治痘瘡出不爽快煎湯飲之又解荔枝熱浸水飲

附方赤白痢荔枝殼橡斗殼炒石榴皮炒甘草炙各等分每以半兩水一盞半煎七分溫服日二服

花及皮根主治喉痺腫痛用水煮汁細細含嚥

龍眼俗名圓眼又名亞荔枝荔枝奴出荔枝處皆有之性溫味甘主治開胃益脾補虛長智除蠱毒去三蟲五臟邪氣久服強魂聰明輕身

附方歸脾湯治思慮過度勞傷心脾健忘怔忡虛煩不眠自汗驚悸用龍眼肉酸棗仁炒黃芪炙白朮焙茯神各一兩木香半兩炙甘草二錢半㕮咀每服五錢薑三片棗一枚水二鍾煎一鍾溫服

核主治胡臭六枚同胡椒二七枚研遇汗出即擦之

橄欖 又名青果。又名忠果。諫果。王元之作詩比之忠言逆耳。亂乃思之。故名。樹高。將熟時。以木釘釘之。或納鹽少許于皮內。其子自落。生食。先澀後甘。蜜漬鹽藏。皆可致遠。鹽醃烘乾。爲欖脯。樹有膠脂爲欖香。有烏欖。內仁肥大爲欖仁。

性溫。味先甘澁。回味則甘。同栗食更香。去兩頭些些則可久食 **主治生津液。止煩渴咽喉痛。開胃下氣。止瀉。醉飽後宜食之。消酒毒。咀嚼嚥汁。治魚骨鯁。解一切魚鼈毒。**

附方

初生胎毒 小兒落地時。用橄欖一箇燒研。硃砂末五分。和勻。嚼生脂麻一口。吐唾和藥。絹包如棗核大。安兒口中。待咂一箇時頃。方可與乳。此藥取下腸胃穢毒。令兒少疾。及出痘稀少也。

唇裂生瘡 橄欖炒研。豬脂和塗之。

牙齒風疳 膿血有蟲。用橄欖燒研。入麝香少許貼之。

下部疳瘡 橄欖燒存性研末。油調敷之。或加孩兒茶等分。

欖仁 性平。味甘。主治唇吻燥痛。研爛傅之

核磨汁服。治諸魚骨鯁及食鱠成積。又治小兒痘瘡倒靨燒研治下血。

附方　腸風下血　橄欖核燈上燒存性研末。每服二錢陳米飲調下。　陰腎癩腫　橄欖核荔枝核山楂核等分燒存性研末。每服二錢空心茴香湯調下。　耳足凍瘡　橄欖核燒研油調塗之。

餘甘子　綱目作菴摩勒。生嶺南交廣愛等州泉州山中亦有。狀如川楝子。味如橄欖可以蜜漬鹽藏。生啖。

性寒。味先苦澁。良久乃甘。主治風寒熱氣。補益強氣。合鐵粉一斤。變白髮成黑。取子壓汁和油塗頭。生髮去風痒。主丹石傷肺。上氣欬嗽。服乳石人宜常食之。爲末點湯服。解金石毒。硫黃毒。

三果 綱目作毗梨勒。出南海、嶺南、交、愛等州。形似胡桃而圓短無稜。作漿甚熱。性溫，味苦澁。千金方補腎鹿角丸用其漿吞之。與餘甘子同功。暖腹腸。去一切冷氣。作漿染鬚髮。下氣。止瀉痢。燒灰止血。

〔附方〕大風髮脫 毗梨勒燒灰，頻擦有効。

五斂子 又名五稜子，又名陽桃。出閩廣。其大如拳。其色青黃潤綠，形甚詭異，如田家碌碡。以蜜漬之，甘酸而美。曬乾以充果食。性平，味酸甘澁。主治風熱，生津止渴。

五實子 出潮州府。其大如梨。內有五核，故名。性溫，味甘。主治霍亂金瘡。

榧實 又名被，音彼。又名赤果、玉榧、玉山果。生深山中。樹似杉而有文采。冬月開花。實如棗形，外殼堅而肉如欖形，有黑衣，去之可以生啖。烘乾煮食皆佳。性溫，味甘微濇。同素羹煮，味更甜。豬脂炒，其黑皮自脫。同甘蔗食，其渣自軟。不宜與鵞肉、菉豆同食。主治常食消穀開胃，助筋骨，行營衛。明目輕身。治咳嗽白濁。助陽道。除五痔。去三蟲。寸白蟲。鬼疰惡毒。

〔附方〕寸白蟲。詵曰。日食榧子七顆。滿七日。蟲皆化爲水也。外臺秘要。用榧子一百枚。去皮。火燃啖之。經宿蟲消下也。胃弱者。啖五十枚。

好食茶葉。面黃者。每日食榧子七枚。以愈爲度。

令髮不落。榧子三箇。胡桃三箇。側柏葉一兩。擣浸雪水梳頭髮。永不落且潤也。

卒吐血水。先食蒸餅兩三箇。以榧子爲末。白湯服三錢。日三服。

尸咽痛痒。語言不出。榧實半兩。蕪荑一兩。杏仁桂各半兩。爲末。蜜丸。彈子大。含嚥。

〔花〕治水氣。去赤蟲。

松子。綱目作海松子。又名新羅松子。山遼東雲南。松樹五葉一叢者。毬內結子。大如巴豆。而有三稜。一頭尖爾。氣味香美可啖。性溫。味甘。主治潤肺。止咳嗽。主諸風頭眩。補不足潤皮膚五臟。去死肌。散水氣。溫腸胃。久服輕身延年不老。同柏子仁治虛秘。

（附方）服松子法。七月取松實。過時即落難收也。去木皮。搗如膏收之。每服雞子大。酒調下。日三服。百日身輕。三百日行五百里。絕穀久服神仙。渴即飲水。亦可以鍊過松脂同服之。

肺燥欬嗽　蘇遊鳳髓湯。用松子仁一兩。胡桃仁二兩。研膏和熟蜜半兩收之。每服二錢。食後沸湯點服。

小兒寒嗽　或作壅喘。用松子仁五箇。百部炒、麻黃各三分。杏仁四十箇。去皮尖。以少水畧煑三五沸。化白砂糖丸芡子大。每食後含化十丸。大妙。

大便虛秘　松子仁。柏子仁。麻子仁等分。研泥溶白臘和丸梧子大。每服五十丸。黃芪湯下。

檳榔　又名賓門。又名洗瘴丹。生交廣雲南。交廣俗客至先呈此果爲敬。生嚼必以扶留藤葉。蠣蚌灰相伴嚼之。吐去紅水一口。乃不澁。性溫。味苦辛澁。主治下氣除瘴。消穀逐水。

隧痰宜利五臓六腑壅滞通關節九竅心痛積聚賁豚
膀胱諸氣五膈氣風冷氣脚氣宿食不消瀉痢後重心
腹諸痛大小便氣祕痰氣喘急諸瘧殺三蟲伏尸寸白
生擣末服利水穀道傅瘡生肌止痛燒灰傅口吻
附方痰涎爲害檳榔爲末白湯每服一錢嘔吐痰水白檳榔一顆煨熱橘皮二錢半
炙爲末水一盞煎半盞温服醋心吐水檳榔四兩橘皮一兩爲末每服方寸匕空心生蜜湯調下
傷寒痞滿陰病下早成痞按之虚軟而不痛檳榔枳實等分爲末每服二錢黄連煎湯下傷寒
結胸已經汗下後者檳榔二兩酒二盞煎一盞分二服蚘厥腹痛方同上心脾作
痛雞心檳榔高良姜各一錢半陳米百粒同以水煎服之膀胱諸氣檳榔十二枚一生一熟爲
末酒煎服之良此太醫秦鳴鶴方也本臓氣痛雞心檳榔以小便磨半箇服或用熱酒調末一錢服

之。**腰重作痛**檳榔爲末。酒服一錢。**脚氣壅痛**以沙牛尿一盞磨檳榔一枚。空心暖服。**脚氣衝心**悶亂不識人。用白檳榔十二枚爲末。分二服。空心暖小便五合。調下。日二服。或入薑汁溫酒同服。**脚氣脹滿**非冷非熱。或老人弱人病此。用檳榔仁爲末。以檳榔殼煎汁。或茶飲蘇湯。或豉汁調服二錢。甚利。**乾霍亂病**心腹脹痛。不吐不利。煩悶欲死。用檳榔末五錢。童子小便半盞。水一盞煎服。**大腸濕悶**腸胃有濕。大便秘塞。大檳榔一枚。麥門冬煎湯磨汁溫服。或以蜜湯調末二錢服。亦可。**大小便悶**檳榔爲末。蜜湯調服二錢。或以童子小便葱白同煎。服之亦良。**小便淋痛**麪煨檳榔。赤芍藥。各半兩爲末。每服三錢。入燈心水煎。空心服。日二服。**血淋作痛**檳榔一枚。以麥門冬煎湯。細磨濃汁一盞。頓熱。空心服。日二服。**蟲痔裏急**檳榔爲末。每日空心以白湯調服二錢。**寸白蟲病**檳榔二七枚爲末。先以水二升半。煑檳榔皮取一升。空心調末方寸匕服之。經日蟲盡出。未盡再服。以盡爲度。**諸蟲在臟**久不瘥者。檳榔半兩炮爲末。每服二錢。以葱蜜煎湯調服一錢

金瘡惡心 白檳榔四兩。橘皮一兩。為末。每空心生蜜湯服二錢。丹從臍起 檳榔末。醋調傅之。小兒頭瘡 水磨檳榔。晒取粉。和生油塗之。口吻生瘡 檳榔燒研。入輕粉末傅之。良。

聤耳出膿 檳榔末吹之。

大腹子 又名大腹檳榔。又名猪檳榔。大腹以形名。所以別鷄心檳榔也。出嶺表雲南。與檳榔相似。但腹大形扁。而味多澁耳。嚼時以蔞葉一片。蛤粉卷和食之。則減澁味。性溫。味辛澁。主治與檳榔同功。

大腹皮 凡用須先以酒洗。再用大豆汁洗。晒乾煨切用。主治降逆氣。消肌膚中水氣浮腫。脚氣上壅。瘴瘧痞滿。胎氣惡阻。脹悶。止霍亂。通大小腸。冷熱氣攻心腹。蠱毒痰膈。並以薑鹽同煎。入疏氣藥用之良。

附方 漏瘡惡穢，大腹皮煎湯洗之，甚良。烏癩風瘡，大腹子生者或乾者，連全皮勿傷動，以酒一升浸之，慢火熬乾爲末，臘猪脂和傅。

椰子 一名越王頭，又名胥餘。生嶺南，狀如匏，外有粗皮如椶包，皮内有堅殼，圓而微長，殼内有膚，白如猪膚，厚半寸許，味如胡桃，膚内裹漿如酒。其殼可作瓢，肉可糖煎作果寄遠。

附錄青田核 崔豹古今注云：烏孫國有青田核，狀如桃核，不知其樹。核大如數斗，剖之盛水，則變酒，味甚醇美，飲盡隨即注水，隨盡隨成，但不可久，久則苦澁爾，謂之青田酒。漢末蜀王劉璋曾得之。

樹頭酒 寰宇志云：緬甸在滇南，有樹頭椶，高五六丈，結實如椰子，土人以罐盛麴，懸于實下，劃其實，汁流于罐中，以成酒，名樹頭酒。或不用麴，惟取汁熬爲白糖。其樹即貝樹也，緬人取其葉寫書。

嚴樹酒 一統志云：瓊州有嚴樹，鳴其皮葉，浸以清水，和以粳釀，或入石榴花葉，數日成酒，能醉人。又梁書云：頓遜國有酒樹，似安石榴，取花汁貯盃中，數日成酒。蓋此類也。又有文章草，可以成酒。

〔椰瓢〕性平。味甘。主治益氣。治風。食之不饑。令人面澤。

〔漿〕性溫。味甘。主治止消渴。塗頭益髮令黑。治吐血。水腫去風熱。

〔皮〕主治止血。療鼻衄。吐逆。霍亂。煮汁飲之。卒心痛。燒存性研。以新汲水服一錢。

〔殼〕主治楊梅瘡。筋骨痛。燒存性。臨時炒熱。以滾酒泡服二三錢。暖覆取汗。其痛即止。

桄榔子　生嶺南。木似檳榔而光利。故名。結子如青珠。每條百顆。懸垂若傘。　性平。味甘。微苦主治破血。

〔麪〕木皮中有屑如麪。可作餅食。　性平。味甘。作餅炙食腴美。令人不饑補益虛損。腰脚無力。久服輕身辟穀。

䔖音棱木麫 又名樵木。音襄。出交趾。皮中有白粉如米屑。乾之擣末。淋過似麫。可作餅食。性溫味甘。主治溫補消食。久食耐饑延年。

波羅蜜 生交趾南番。今嶺南雲南亦有。樹高五六丈。類冬青而黑潤。不花而實。實出枝間。大如冬瓜。外有厚皮裹之。如栗毬。五六月熟時。顆重五六觔。剝去外皮殼。內肉層疊如橘囊。味甘如蜜。香氣滿室。核數百。大如棗。其中仁如栗黃。煮炒食之甚佳。果中之大者。惟此與椰子而已。性平味甘。主治止渴解煩。醒酒益氣。令人悅澤。

〔核中仁〕主治補中益氣。耐饑輕身。

無花果 一名映日果。又名優曇鉢。枝柯如枇杷樹。三月發葉如花構葉。五月內不花而實。實出枝間。狀如木饅頭。其內肉。采以鹽漬。壓實令扁。日乾充果食。熟則紫色。軟爛。味甘如柿而無核也。性平味甘。主治開胃。止瀉痢。治五痔。咽喉痛。

葉 主治五痔腫痛。煎湯頻熏洗之。取效。

附錄文光果 出景州。形如無花果。肉味如栗。五月成熟。

天仙果 出四川。樹高八九尺。葉似荔枝而小。無花而實。子如櫻桃。累累綴枝間。六七月熟。其味至甘。宋祁方物贊云。有子孫枝。不花而實。薄言采之。味埒蜂蜜。

古度子 出交廣諸州。樹葉如栗。不花而實。枝柯間生子。大如石榴及楂子。而色赤。味酸。煮以爲粽食之。若數日不煮。則化作飛蟻。穿皮飛去。

阿勃勒 即波斯皂莢也。樹高三四丈。葉似香櫟而瘦小。不花而實。莢長二尺。中有隔。隔內各一子。大如指頭。赤色至堅硬。中黑如墨。味甘如飴。可食。亦可入藥也。性寒。味甘。主治心膈間熱風。心黃。骨蒸寒熱。殺三蟲。炙黃入藥。治熱病。下痰。通經絡療小兒疳氣。

附錄羅望子 時珍曰按桂海志云出廣西殼長數寸如肥皂及刀豆色正丹內有二三子煨食甘美。

沙棠果 呂氏春秋云果之美者沙棠之實今嶺外寧鄉瀘浮山中皆有之木狀如棠黃花赤實其味如李而無核。性平味甘主治食之却水病。

棎子 音塘江南南越山中皆有之其實如梨冬熟味甘酸性平味甘酸生食之止水痢熟和蜜食之去嗽。

都桷子 音角又名構子出九眞交趾二三月開花赤色子似木瓜八九月熟味酸以鹽酸漚食或蜜藏皆可性平味酸澁主治久食益氣止瀉安神溫腸治痔解酒止煩渴。

都念子一名倒捻子。生嶺南。窠叢不大。葉如苦李。花似蜀葵。小而深紫。婦女多用染色。子如軟柿。外紫內赤無核。頭上有四葉如柿蒂。食時必捻其蒂。故謂之倒捻子。訛而爲都念子也。味甚甘軟。性溫。味甘酸。主治痰嗽噦氣。暖腹臟。益肌肉。

都咸子生廣南山谷。其樹如李。子大如指。取子及皮葉。曬乾作飲。極香美也。性平。味甘。火乾作飲。止渴潤肺。去煩除痰。凡傷寒清涕欬逆上氣。宜煎服之。

摩廚子生西域及南海。子大如瓜。可以爲茹。其汁香美。如中國用油。性平。味甘。主治益氣潤五臟。安神養血生肌。久服輕健。

韶子生嶺南。葉如栗。赤色。子大如栗。有棘刺。破其皮。內有肉如猪肪。着核不離。味甘酸。核如荔枝。亦有藤上生者。性溫。味甘。主暴痢。心腹冷氣馬檳榔又名馬金囊。出雲南。蔓生。結子如葡萄。紫色。味甘。内有核似大楓子。而殼稍薄。團長斜扁不等。核内有仁。如文光果狀。有旋文。味甜美。核仁。性寒。味甘。凡嚼之者以冷水一口送下。其甜如蜜。甚佳。主治產難。臨時細嚼一二枚。井華水送下。須臾立產。再以四枚去殼。兩手各握二枚。水自下也。欲斷產者常嚼二枚。水下。久則子宮冷。自不孕矣。難產易生方甚多。其仁性寒。勿輕用也。傷寒熱病。食數枚。冷水下。又治惡瘡腫毒。內食一枚。冷水下。外嚼塗之。即無所傷。

枳椇音止矩。又名木蜜。木珊瑚。雞距子。雞爪子。蜜屈律。木名白石木。金鉤木。妍棋。音雞供。高三四丈。葉圓大如桑柘。夏月開花。枝頭結實如雞爪形。長寸許。紐曲開作雞爪形。二三岐。嫩時青色。經霜乃黃。嚼之味甘如蜜。每開岐盡處。結一二小子。狀如蔓荊子。內有扁核。赤色如酸棗仁形。鳥喜作巢其上。曲禮云。婦人之贄。棋榛脯脩

即此也鹽藏荷裹可備冬儲。性平。味甘。多食發蚘蟲。主治頭風。小腹拘急

止渴除煩去膈上熱。止嘔逆。解酒毒。潤五臟。利大小便

喜飲酒人宜常服之。丹溪云。一男子年三十餘。因飲酒發熱。又兼房勞虛乏。服補氣血藥加葛根以解酒毒。微汗出。人反倦。熱如故。此乃氣血虛不禁葛根之散也。必須枳椇子解其毒。遂加而服之。果安。又蘇東坡集云。眉山揭穎臣。病消渴。日飲水數斗。飯亦倍常。小便頻數。服消渴藥逾年。疾益甚。自度必死。予令延蜀醫張肱診之。笑曰。君幾誤死。乃取麝香當門子以酒濡濕作十數丸。用枳椇子煎湯吞之。遂愈。問其故日消渴消中。皆脾弱腎敗。土不制水。而成疾。今脾脈極熱。腎氣不衰。當由果實酒物過度。積熱在脾。所以食多而飲水。水飲既多。小便不得不多。非消渴也。麝香能制酒果。枳椇勝酒更良。故安也。俗名癩漢指頭。食之如牛乳。小兒最喜食之。功用同蜂蜜。枝葉煎膏亦同。辟蟲毒。

〔木汁〕功同。

附方腋下胡氣用枯枸樹鑿孔。取汁一二碗。用青木香東桃西柳。七姓婦人乳。一處煎一二碗。就熱於五月五日鷄叫時洗了。將水放在十字路口。速回勿顧即愈。只是他人先遇者。必帶去也枯枸樹即梨棗樹也。

木皮主治五痔。和五臟。

梧桐子性平。味甘。主治擣汁塗拔去白髮根下。必生黑者

又治小兒口瘡。和鷄子殼燒存性研摻。

葉主治發背。炙焦研末。蜜調傅。乾即易。

木白皮治腸痔。燒研。和乳汁。塗鬚髮。變黃赤。

金櫻子一名山石榴。又名山鷄頭子。山林間甚多。花最白膩。實似梔子而有刺。核細碎。而有白毛。性平。

青嫩味酸濇。黃熟老時味甘。去刺。去核用。煎膏作糖食。作藥

仍須半黃帶澀。主治脾泄下痢。縮小便。澀精氣。久服耐寒輕身。同芡實作丸。名二仙丹。

附方　金櫻子煎霜後用竹夾子。摘取入木臼中。杵去刺擘去核。以水淘洗過。擣爛。入大鍋水煎不得絕火。煎減半。濾過。仍煎似稀餳。每服一匙。用煖酒一盞調服。活血駐顏。其功不可備述。補血益精金櫻子。即山石榴。去刺及子。焙四兩。縮砂二兩。為末。煉蜜和丸。梧子大。每服五十丸。空心溫酒服。久痢不止澀緊絕妙方。罌粟殼醋炒。金櫻花葉及子等分。為末。蜜丸芡子大。每服五七丸。陳皮煎湯化下。

花　主治。止冷熱痢。殺寸白蟲。和鐵粉研。烏髮染鬚。

葉　治癰腫。嫩葉研爛。入少鹽塗之。留頭洩氣。又金瘡出血。五月五日採。同桑葉、苧葉等分。陰乾研末。傅之。血止口合。名軍中一捻金。

東行根主治寸白蟲。剉二兩，入糯米三十粒，水二升，煎五合，空心服，須臾瀉下，神驗。其皮炒用，止滑痢瀉血崩中帶下。煎醋服，化骨硬。

南燭子 一名草木之王，又名烏飯草、染菽、猴菽、牛筋、楊桐。赤者名文燭。葉似梔子，七月開小白花，結子成簇，生青熟紫，內有細核。性平，味甘酸，常食強筋骨，益氣力，固精駐顏。

附 枝葉 性平，味酸濇，主治止泄除睡，強筋益氣力。久服輕身延年。千金方南燭煎，益顏髮，美容顏，兼澁補。三月三日采葉并子，入淨甑中乾，盛以童便浸滿甕，固濟其口，置閒處，經一年，取開，每用一匙，溫酒調服，日二次。上元寶經曰：服草木之王，氣與通神；食青燭之精，命不復殞。葉製青精飯，見穀部。久服延年。

附方 一切風疾 久服輕身明目，黑髮駐顏。用南燭樹春夏取枝葉，秋冬取根皮，細剉五斤，水五斗。慢火煎取二斗。去滓淨鍋慢火煎如稀餳。瓷罐盛之。每溫酒服一匙。日三服。一方入童子小便同煎。

誤吞銅錢 不下。用南燭根燒研。熟水調服一錢。即下。

醋林子 以味得名。生四川邛州山野林箐中。木高丈餘。枝葉繁茂。三月開白花。九十月子熟。纍纍數十枚成朶。生青熟赤。形似櫻桃。采得陰乾。連核用。獠人采葉入鹽和魚鮓食。云勝用醋也。 性溫。味酸。主治久痢不瘥。及痔漏下血。蚘咬心痛。小兒疳蚘心痛。脹滿黃瘦。下寸白蟲。單擣爲末。酒服一錢匕。甚効。鹽醋藏者。生津液。醒酒止渴。多食令人口舌粗拆。

茯苓糕 一名伏靈。又有伏兎。松腴。不死麪。諸名。抱根者名茯神。松下有茯苓。則上有靈氣如蓋。有絲牽之。望絲掘得。有大如斗者。有堅如石者。有白如雪者佳。其色黃不白輕鬆者不佳。 性平。味甘淡。凡用去皮膜。搗細。于水盆中攪之。浮者濾去。赤筋膜皆淘淨爲佳。如作丸散。先蒸過。再切。晒乾用。 同糯米粉。如常加糖作糕。久服補五勞七傷。開心益志。止健忘。
煖腰膝。益脾開胃。生津導氣。安魂養神。耐饑延年。主治
胸脇逆氣。憂恚驚邪恐悸。心下結痛。寒熱煩滿欬逆。口
焦舌乾。利小便。止消渴好睡。大腹淋瀝。膈中痰水。水腫
淋結。開胸腑。調臟氣。伐腎邪。益氣力。止嘔逆。主肺痿痰
壅。心腹脹滿。平火止瀉。除虛熱。開腠理。瀉膀胱。治腎積
奔豚。利腰臍間血。小兒驚癎。女人熱淋。安胎。
赤茯苓 主治破結氣。瀉心小腸膀胱濕熱。利竅行水。
茯苓皮 主治水腫膚脹。開水道腠理。
茯神 主治開心益智。安魂魄。養精神。補勞乏。辟不祥。療

風眩風虛。五勞口乾。止驚悸。多恚怒。善忘。心下堅痛堅滿。虛人小腸不利。加用之。

〔神木〕即茯神心內木也。又名黃松節。主治心神驚掣。虛而健忘。偏風口面喎斜。毒氣筋攣不語。脚氣痹痛。諸筋牽縮。

〔附方〕服茯苓法 頌曰。集仙方。多單餌茯苓。其法取白茯苓五觔。去黑皮。擣篩。以熟絹囊盛于二斗米下蒸之。米熟即止。曝乾又蒸。如此三遍。乃取牛乳二斗和合。着銅器中。微火煑如膏。收之。每食以竹刀割隨性飽食。辟穀不饑也。如欲食穀。先煑葵汁飲之。又茯苓酥法。白茯苓三十觔。山之陽者甘美。山之陰者味苦。去皮薄切。曝乾蒸之。以湯淋去苦味。淋之不止。其汁當甜。乃曝乾篩末。用酒三石。蜜三升相和。置大甕中。攪之百匝。密封勿洩氣。冬、五十日。夏二十五日。酥自浮出酒上。掠取。其味極甘美。作掌大塊。空室中陰乾。色赤如棗。饑時食一枚。酒送之。終日不食。名神仙度世之法。又服食法。以茯苓合白菊花。或合桂心。或合朮爲散丸自任皆可常服，補益殊勝。儒門事親方：用茯苓四兩，頭白麪二兩，水調作餅，以黃蠟三兩煎熟，飽食一頓，便絕食辟穀。至三日覺難受，以後氣力漸生也。經驗後方服法：用華山挺子茯苓，削如棗大方塊，安新甕內，好酒浸之，紙封一重，百日乃開，其色當如餳糖。可日食一塊，至百日肌體潤澤，一年可夜視物，久久腸化為筋，延年耐老，面若童顏。嵩高記：用茯苓、松脂各二斤，淳酒浸之，和以白蜜，日三服之，久久通靈。又法：白伏苓去皮，酒浸十五日，漉出為散，每服三錢，水調下，日三服。孫眞人枕中記云：茯苓久服，百日病除，二百日晝夜不眠，二年役使鬼神，四年後玉女來侍。葛洪抱樸子云：王子季服茯苓十八年，玉女從之，能隱能彰，不食穀矣，瘢滅，面體玉澤。又黃初起服茯苓五萬日，能坐在立亡，日中無影。

交感丸

凡人中年精耗神衰，蓋由心血少，火不下降；腎氣憊，水不上升，致心腎隔絕，營衛不和。上則多驚，中則塞痞，飲食不下，下則虛冷遺精。愚醫徒知峻補下田，非惟不能生水滋陰，而反見衰瘁。但服此方半年，屏去一切暖藥，絕嗜欲，然後習秘固泝流之術，其效不可殫述。俞通奉年五十一，遇鐵甕城申先生授此，服之，老猶如少年，至八十五乃終也。因普示羣生。同登壽域。香附子一斤。新水浸一宿。石上擦去毛。炒黃。伏神去皮木四兩。爲末。煉蜜丸彈子大。每服一丸。浸早細嚼。以降氣湯下。降氣湯用香附子。如上法半兩。伏神二兩。炙甘草一兩半。爲末。點沸湯服前藥。

吳仙丹方見菜部吳茱萸下。

胸脇氣逆脹滿。茯苓一兩。人參半兩。每服三錢。水煎服。日三。

養心安神朱雀丸。治心神不定。恍惚健忘不樂。火不下降。水不上升。時復振跳。常服消陰養火。全心氣。伏神二兩去皮。沉香半兩。爲末。煉蜜丸小豆大。每服三十丸。食後人參湯下。

血虛心汗別處無汗。獨心孔有汗。思慮多則汗亦多。宜養心血。以艾湯調茯苓末。日服一錢。

心虛夢洩或白濁。白茯苓末二錢。米湯調下。日二服。蘇東坡方也。

虛滑遺精白伏苓二兩。縮砂仁一兩。爲末。入鹽二錢。精羊肉批片。摻藥炙食。以酒送下。

漏精白濁方見菜部山藥下。

濁遺帶下威喜丸。治丈夫元陽虛憊。精氣不固。小便下濁。餘瀝常流。夢寐多驚。頻頻遺洩。婦人白淫白帶。並治之。白伏苓去皮四兩。作匱。以豬苓四錢半入內。煮二十餘沸。取出日乾。擇去豬苓爲末。化黃蠟搜和丸彈子大。每嚼一丸。空心津下。以小便澄為度忌米醋。李時珍曰。抱樸子言伏苓千萬歲其上生小木。狀似蓮花。名曰木威喜芝。夜視有光。燒之不焦。帶之辟兵。服之長生。和劑局方威喜丸之名。蓋取諸此。

小便頻多 白茯苓去皮。乾山藥去皮。以白礬水淪過焙。等分為末。每米飲服二錢。

小便不禁 茯苓丸。治心腎俱虛。神志不守。小便淋瀝不禁。用白茯苓赤茯苓。等分為末。以新汲水挼洗去筋。控乾。以酒煮地黃汁搗膏搜和丸彈子大。每嚼一丸。空心鹽酒下。

小便淋濁 由心腎氣虛。神舍不守。或夢遺白濁。赤白茯苓等分為末。新汲水飛去沫。控乾。以地黃汁同擣。酒熬作膏。和丸彈子大。空心鹽湯嚼下一丸。

下虛消渴 土盛下虛。心火炎爍。腎水枯涸。不能交濟而成渴証。白茯苓一斤。黃連一斤。為末。熬天花粉作糊丸梧子大。每溫湯下五十丸。

下部諸疾 龍液膏。用堅實白伏苓去皮焙研。取清溪流水浸去筋膜復焙。入瓷罐內。以好蜜和勻。入銅釜內。重湯桑柴炭煮一日。取出收之。每空心白湯下二三匙。解煩鬱躁渴。一切下部疾皆可除。

殞泄滑痢 不止。白茯苓一兩。木香煨半兩。為末。紫蘇木瓜湯下二錢。

妊娠水腫 小便不利。惡寒。赤茯苓去皮。葵子各半兩為末。每服二錢。新汲水下。卒然耳聾黃蠎不拘多少。和茯苓末細嚼。茶湯下。面䵟雀斑白茯苓末。蜜和。夜夜傅之。二七日愈。豬雞骨哽五月五日。取楮子曬乾。白茯苓等分為末。每服二錢。乳香湯下。一方不用楮子。以所哽骨煎湯下。痔漏神方赤白茯苓去皮。沒藥各二兩。破故紙四兩。石白搗成一塊。春秋酒浸三日。夏二日。冬五日。取出。木籠蒸熟曬乾為末。酒糊丸梧子大。每酒服二十丸。漸加至五十丸。血餘怪病手十指節斷壞。惟有筋連。無節肉蟲出如燈心。長數寸。遍身綠毛卷。名曰血餘。以茯苓胡黃連煎湯飲之愈。水腫尿濇茯苓皮椒目等分。煎湯日飲取效。

玉露霜即栝樓根天花粉也。一名白藥。又名瑞雪。秋冬取瓜蔞根。去皮淨。寸切。水浸。逐日換水。四五日取出搗如泥。以絹濾汁。澄粉曬乾用。偽者用菉豆粉蒸曬。或以上白麪同葛粉蒸晒沖之。用薄荷細末同白糖調勻。或印成餅作果品。夏日餌之絕佳。補虛安中。除煩滿。止消渴。化熱痰。清火欬。除腸胃中痼熱。八疸身面黃。唇乾口燥。短氣。止小便利。通月水。續絕傷。治熱狂時疾。通小腸。消腫毒。乳癰發背痔瘻瘡癤。排膿生肌長肉。消撲損瘀血。

附方 **消渴飲水** 千金方作粉法。取大栝樓根去皮。寸切水浸五日。逐日易水。取出搗研。濾過澄粉。晒乾。每服方寸匕。水化下。日三服。亦可入粥。及乳酪中食之。 肘後方。用栝樓根薄切。炙取五兩。水五升。煮四升。隨意飲之。 外臺秘要。用生栝樓根三十斤。以水一石。煮取一斗半。去滓。以牛脂五合。煎至水盡。用煖酒先食服。如雞子大。日一服。最妙。 聖惠方。用栝樓根。黃連三兩。為末。蜜丸梧子大。每服三十丸。日二。 又玉壺丸。用栝樓根人參。等分。為末。蜜丸梧子大。每服三十丸。麥門冬湯下。**傷寒煩渴** 思飲。栝樓根三兩。水五升。煮一升。分二服。先以淡竹瀝一斗。水二升。煮好。銀二兩半。冷飲汁。然後服此。**百合病渴** 栝樓根牡蠣熬。等分為散。飲服方寸匕。**黑疸危疾** 瓜蔞根一斤。搗汁六合。頓服。隨有黃水從小便出。如不出再服。**小兒發黃**皮肉面目皆黄。用生栝樓根。擣取汁二合。蜜二大匙。和勻煖服。日一服。**小兒熱病**壯熱頭痛。用栝樓根末。乳汁調服半錢。**虛熱欬嗽**天花粉一兩。人參三錢。爲末。每服一錢。米湯下。**偏疝痛極**劫之立住。用綿袋包煖陰囊。取天花粉五錢。以醇酒一盞浸之。自卯至午。微煎滾。露一夜。次早低凳坐定。兩手按膝。飲下即愈。未下再一服。**小兒囊腫**天花粉一兩。炙甘草一錢半。水煎入酒服。**耳卒烘烘**栝樓根削尖。以臘豬脂煎三沸。取塞耳。三日即愈。**耳聾未久**栝樓根三十斤。細切。以水煮汁。如常釀酒。久服甚良。**產後吹乳**腫硬疼痛。輕則爲妬乳。重則爲乳癰。用栝樓根末一兩。乳香一錢。爲末。溫酒每服二錢。**乳汁不下**栝樓根燒存性。研末。飲服方寸七。或以五錢酒水煎服。**癰腫初起**孟詵食療。用栝樓根。苦酒熬燥。擣篩。以苦酒和塗紙上貼之。楊文蔚方。用栝樓根赤小豆等分爲末。醋調塗之。**天泡濕瘡**天花粉滑石等分爲末。水調搽之。**楊梅天泡**天花粉川芎藭各四兩。槐花一兩。爲末。米糊丸。梧子大。每空心淡薑湯下七八十丸。**折**

傷腫痛栝樓根擣塗重布裹之熱除痛即止箭鏃不出栝樓根擣傅之日三易自出鍼刺入肉方同上痘後目障天花粉蛇蛻洗焙等分爲末羊子肝批開入藥在內米泔汁煮熟切食次女病此服之旬餘而愈

附瓜蔞綱目作栝樓又名果蠃天瓜黃瓜地樓澤瓜俗名屎瓜處處有之三四月生苗引藤蔓葉如甜瓜葉有細毛七月開花如壺蘆花結子在花下大如拳生青熟赤黃如柿小兒食之內有扁子色綠多脂作青氣炒擣熬油可點燈性寒味甘主治潤肺燥降火理咳嗽滌痰結利咽喉止消渴利大腸除胸痺悅澤人面消癰腫瘡毒

子炒用補虛勞口乾潤心肺治吐血腸風瀉血赤白痢手面皺

莖葉治中熱傷暑

附方 **痰欬不止** 瓜蔞仁一兩，文蛤七分，爲末。以薑汁澄濃脚，丸彈子大，噙之。**乾欬無痰** 熟瓜蔞搗爛絞汁，入蜜等分，加白礬一錢，熬膏，頻含嚥汁。**欬嗽有痰** 熟瓜蔞十個，明礬二兩，搗和餅，陰乾研末，糊丸梧子大，每薑湯下五七十丸。**痰喘氣急** 瓜蔞二個，明礬一棗大，同燒存性，研末，以熟蘿蔔蘸入。藥盡病除。**熱欬不止** 用濃茶湯一鍾，蜜一鍾，大熟瓜蔞一箇，去皮，將瓤入茶蜜湯洗去子，以盌盛于飯上，蒸至飯熟取出，時時挑三四匙嚥之。**肺熱痰欬** 胸膈塞滿，用瓜蔞仁、半夏湯泡七次焙研，各一兩，薑汁打麪糊丸梧子大，每服五十丸，食後薑湯下。**肺痿欬血不止** 用栝樓五十箇，連瓤瓦焙，烏梅肉五十箇焙，杏仁去皮尖炒二十一箇，爲末。每服一捻，以豬肺一片切薄，摻末入內炙熟，冷嚼嚥之，日二服。**酒痰欬嗽** 用此救肺。瓜蔞仁、青黛等分，研末，薑汁蜜丸芡子大，每噙一丸。**飲酒發熱** 即上方研膏，日食數匙。一男子年二十病此，服之而愈。**飲酒痰澼** 兩脇脹滿，時復嘔吐，腹中如水聲。栝樓實去殼焙一兩，神麴炒半兩，爲末。每服二錢，葱白湯下。**小兒痰喘** 欬嗽，膈熱久不瘥。瓜蔞實一枚，去子爲末，以寒食麪和作餅子，炙黃再研末，每服一錢，溫水化下，日三服，效乃止。

婦人夜熱痰嗽，月經不調，形瘦者，用瓜蔞仁一兩，青黛、香附童尿浸晒一兩五錢，爲末，蜜調噙化之。

胸痺痰嗽胸痛徹背，心腹痞滿，氣不得逥，及治痰嗽。大瓜蔞去瓤，取子炒熟，和殼研末，麪糊丸梧子大，每水飲下二三十丸，日二服。

胸中痺痛引背，喘息欬唾，短氣，寸脉沉遲，關上緊數。用大栝樓實一枚切，薤白半斤，以白酒七斤，煑二升，分再服。加半夏四兩更善。

清痰利膈治欬嗽。用肥大栝樓洗取子，切焙，半夏四十九箇，湯洗十次，搥焙，等分爲末，用洗栝樓水幷瓤同熬成膏，和丸梧子大，每薑湯下三五十丸，良。

中風喎斜用瓜蔞絞汁，和大麥麪作餅，炙熱熨之，正便止，勿令太過。

熱病頭痛發熱進退。用大栝樓一枚，取瓤細剉，置甆盌中，用熱湯一盞沐之，盞定良久，去滓服。

時疾發黃狂悶煩熱，不識人者。大瓜蔞實黃者一枚，以新汲水九合浸淘取汁，入蜜半合，朴硝八分，盡分再服，便瘥。

小兒黃疸眼黃痺熱。用青瓜蔞焙研，每服一錢，水半盞，煎七分，臥時服，五更瀉下黃物立可，名逐黃散。

酒黃疸

疾方同上。**小便不通**腹脹。用瓜蔞焙研。每服二錢。熱酒下。頻服以通爲度。紹興劉駐云。魏明州病此。御醫用此方治之得效。**消渴煩亂**黃栝樓一箇。酒一盞。洗去皮子。取瓤煎成膏。入白礬末一兩。丸梧子大。每米飲下十丸。**燥渴腸祕**九月十月熟菰瓤實取瓤。拌乾葛粉。銀石器中慢火炒熟爲末。食後夜臥。各以沸湯點服二錢。**吐血不止**栝樓泥固煅存性。研三錢。糯米飲服。日再服。**腸風下血**栝樓一箇燒灰。赤小豆半兩爲末。每空心酒服一錢。**久痢五色**大熟瓜蔞一箇煅存性。出火毒爲末。作一服。溫酒服之。胡大卿一僕患痢半年。杭州一道人傳此而愈。**大腸脫肛**生栝樓搗汁溫服之。以猪肉汁洗手挼之。令暖自入。**小兒脫肛**唇白齒焦。久則兩頰光。眉赤唇焦啼哭。黃瓜蔞一箇。入白礬五錢在內。固濟煅存性爲末。糊丸梧子大。每米飲下二十丸。**牙齒疼痛**瓜蔞皮。露蜂房。燒灰擦牙。以烏桕根荊柴根。葱根。煎湯漱之。**咽喉腫痛**語聲不出。經進方。用栝樓皮。白僵蠶炒。甘草炒各二錢半爲末。每服三錢半。薑湯下。或以綿裹半錢含嚥。一日二服。名發聲散。**堅齒烏鬚**

大栝樓一箇開頂入青鹽二兩杏仁去皮尖三七粒原頂合扎定蚯蚓泥和鹽固濟炭火煅存性研末每日揩牙三次令熱百日有驗如先有白鬚拔去以藥投之即生黑者其治口齒之功未易具陳

面黑令白 栝樓瓤三兩杏仁一兩豬脏一具同研如膏每夜塗之令人光潤冬月不皺

胞衣不下 栝樓實一箇取子細研以酒與童子小便各半盞煎七分溫服無實用根亦可

乳汁不下 瓜蔞子淘洗控乾炒香乾上翁令白色酒服一錢七合面臥一夜流出

乳癰初發 大熟栝樓一枚熟搗以白酒一斗煮取四升去滓溫服一升日三服

諸癰發背 初起微赤栝樓搗末井華水服方寸七

便毒初發 黃瓜蔞一箇黃連五錢水煎連服效

風瘡疥癩 生栝樓一二箇打碎酒浸一日夜熱飲

熱遊丹腫 栝樓子仁末二大兩釅醋調塗

楊梅瘡痘 小如指頂遍身者先服敗毒散後用此解皮膚風熱不過十服愈用栝樓皮為末每服三錢燒酒下日三服

葛粉止消渴利大小便解酒去煩熱壓丹石傅小兒熱瘡

蒸食消酒毒。可斷穀不飢。

附葛根 有野生。有家種。其蔓延長。取治可作絺綌。其根外紫內白。長者七八尺。其葉有三尖。如楓而長。面青背淡。其花成穗。纍纍相綴。紅紫色。其莢如小黃豆。莢亦有毛。其子綠色。扁扁如鹽梅子核。生嚼腥氣。八九月采之。本經所謂葛穀是也。 性涼味甘 生根汁大寒。 根主上升。汁主散表。若多用二三錢。能理肌肉之邪。開發腠理而出汗。屬足陽明胃經藥。治傷寒發熱。鼻乾口燥。目痛不眠。瘧疾熱重。蓋麻黃紫蘇。專能攻表。而葛根獨能解肌耳。因其性味甘涼。能鼓舞胃氣。若少用五六分。治胃虛熱渴。酒毒嘔吐。胃中鬱火。牙疼口臭。或佐健脾藥。有醒脾之力。且脾主肌肉。又主四肢。如陽氣鬱遏於脾胃之中。狀非表症。飲食如常。但肌表及四肢發熱如火。以此同升麻柴胡防風羌活。升陽散火清肌退熱。薛立齋常用神劑也若金瘡。若中風。若痙病以致口噤者。搗生葛汁同竹瀝灌下即醒。乾者爲末。酒調服亦可。痘瘡難。以此發之甚捷。猘狗傷搗汁飲。併末傅之

附方數種

傷寒 庸人不能分別。今取一藥兼治天行時氣。初覺頭痛內熱脉洪者。葛根四兩水二升。入豉一升。煑取半升。服生薑汁尤佳。

時氣頭痛 壯熱。生葛根洗淨搗汁一大盞。豉一合。煎六分去滓。分服。汗出即瘥。未汗再服。若心熱加梔子仁十枚。

傷寒頭痛 二三日發熱者。葛根五兩。香豉一升。以童子小便八升。煎取二升。分三服。食葱粥取汗。

妊娠熱病 葛根汁二升。分三服。

預防熱病 急黃賊風。葛粉二升。生地黃一升。香豉半升。爲散。每食後。米飲服方寸匕。日三服。有病五服。

辟

瘴不染生葛搗汁一小盞服去熱毒氣也。煩躁熱渴葛粉四兩先以粟米半升煎夜漉出拌勻煑熟以糜飲和食。小兒熱渴久不止葛根半兩水煎服。乾嘔不息葛根搗汁服一升瘥。小兒嘔吐壯熱食癇葛粉二錢水二盞調勻傾入錫鑼中重湯盪熱以糜飲和食。心熱吐血不止生葛搗汁半升頓服立瘥。衂血不止生葛搗汁服三服即止。熱毒下血因食熱物發者生葛根二斤搗汁一升入藕一升和服。傷筋出血葛根搗汁飲乾者煎服仍熬屑傳之。臂腰疼痛生葛根嚼之嚥汁取效乃止。金創中風痓强欲死生葛根四大兩以水三升煑取一升去滓分服口噤者灌之。若乾者搗末調三指撮仍以此及竹瀝多服取效。服藥過劑苦煩生葛汁飲之。乾者煎汁服。酒醉不醒生葛汁飲二升便愈。諸藥中毒發狂煩悶吐下欲死葛根煑汁服。解中鴆毒氣欲絕者葛粉三合水三盞調服口噤者灌之。虎傷人瘡生葛煑濃汁洗之。仍搗末水服方寸匕日夜五六服。

葛穀治下痢解酒毒。

葛花消酒治腸風下血。

葉挼傅金瘡止血。

蔓治卒喉痺燒研水服方寸匕又消癰腫。

附方婦人吹乳葛蔓燒灰酒服二錢三服效。癤子初起葛蔓燒灰水調傅之即消

小兒口噤病在咽中如麻豆許令兒吐沫不能乳食葛蔓燒灰一字和乳汁點之即瘥。

松花粉又名松黃餘見松下和白糖印爲糕充果品食。但難久留潤心肺益氣除風止血亦可釀酒

附方頭旋腦腫三月取松花幷臺五六寸如鼠尾者蒸切一升以生絹囊貯浸三升酒中五日空心煖飲五合。產後中熱頭疼頰赤口乾唇焦煩渴昏悶用松花蒲黃川芎當歸石膏等分爲末每

服二錢。水二合。紅花二捻。同煎七分。細呷。

附錄諸粉

蕨粉見菜部。

苦櫧子粉見前櫧子下。

柞子粉見前柞子下。

蓮藕其根藕。其實蓮。其莖葉荷。凡湖澤陂池處皆有之。以子種者生遲。藕芽種者易發。其芽穿泥成白蒻。即蔤也。長者至丈餘。五六月嫩時。沒水取之。可作蔬茹。俗呼藕絲菜。節生二莖。一為藕荷。其葉貼水。其下旁莖生藕也。一為芰荷。其葉出水。其旁莖生花也。其葉清明後生六七月開花。花有紅白粉紅三色。花心有黃鬚。蕊長寸餘。鬚內即蓮也。花褪蓮房成菂。菂在房如蜂子在窠之狀。六七月采嫩者。生食脆美。至秋房枯子殼黑堅。謂之石蓮子。八九月收之。斫去黑殼。貨之四方。謂之蓮肉。冬月至春。掘藕食之。藕白有孔有絲。大者如肱臂。長六七尺月去六節大抵野生及紅花者蓮多藕劣種植及白花者蓮少藕佳也其花白者香紅者艷千葉者不結子別有合歡並頭者有夜舒荷夜布晝卷睡蓮花夜入水金蓮花黃碧蓮花碧繡蓮花如繡皆是異種故不述相感去云荷梗塞穴鼠自去煎湯洗鑞垢自新物性然也

蓮子 一名藕實又有菂薏音吸石蓮子水芝澤芝諸名石蓮剝去黑殼謂之蓮肉以水浸去赤皮青心生食甚佳入藥須蒸熟去心或晒或焙乾用亦有每一斤用豬肚一個盛貯煮熟搗末焙用今藥肆一種石蓮子狀如土石而味若不知何物也 性平味甘澀嫩則性平老則性溫去皮則不澀得茯苓山藥白朮枸杞良生食過多微動冷氣脹人蒸食甚良大便燥澀者不可食 主治補中養神益氣力除百疾又心腎厚腸胃固精氣強筋骨補虛損利耳目安靖上下君相火邪主五臟不足傷中益十二經脉血氣止渴去熱療腰痛及泄精除寒濕止脾泄久痢

赤白濁。女人崩中帶下。諸血病。多食令人歡喜。久服輕身不飢。延年。擣碎和米作粥飯食。輕身益氣。令人强健色黃味甘。脾之果也。脾者黃宮。所以交媾水火。會合金木者也。土爲元氣之母。母氣既和。津液自生。神乃相成。昔人治心腎不交。勞傷白濁。有清心蓮子飲。補心腎益精血。有瑞蓮丸。皆得此理也。諸鳥猿猴取得不食。藏之石室內。人得三百年者食之。永不老也。

附方服食不飢詵曰。石蓮肉蒸熟去心爲末。煉蜜丸。梧子大。日服三十丸。此仙家方也。清心寧神宗奭曰。用蓮蓬中乾石蓮子肉。於砂盆中擦去赤皮留心。同爲末。入龍腦。點湯服之。補中强志益耳目聰明。用蓮實半兩。去皮心研末。水煑熟。以粳米三合作粥。入末攪勻食。補虛益損水芝丹。用蓮實半升。酒浸二宿。以牙猪肚一個洗淨。入蓮實在內。縫定煑熟。取出曬乾爲末。酒煑米糊丸梧子大。每服五十丸。食前溫酒送下。小便頻數下焦眞氣虛弱者。用上方醋糊丸服。白濁遺精石蓮肉、龍骨、益智仁等分爲末，每服二錢，空心米飲下。普濟用蓮肉、白茯苓等分爲末，白湯調服。心虛赤濁蓮子六一湯。用石蓮肉六兩，炙甘草一兩，爲末，每服一錢，燈心湯下。久痢禁口石蓮肉炒爲末，每服二錢，陳倉米飲下，便覺思食，甚妙。加入香蓮丸尤妙。脾泄腸滑方同上。噦逆不止石蓮肉六枚，炒赤黃色，研末，冷熟水半盞和服，便止。産後欬逆嘔吐，心忡目運，用石蓮子兩半，白茯苓一兩，丁香五錢，爲末，每米飲服二錢。眼赤作痛蓮實去皮研末一盞，粳米半升，以水煑粥常食。小兒熱渴蓮實二十枚炒，浮萍二錢，生薑少許，水煎分三服。反胃吐食石蓮肉爲末，入少肉豆蔻末，米湯調服之。

〔藕〕性平，味甘。以鹽水供食，則不損口；同油煠麪米果食，則無渣。煑熟須瓷鍋，忌鐵器。主治熱渴，散留血，生肌，止怒，止瀉，消食，解酒毒及病後乾渴。久服令人心懽。擣汁服，止悶除煩，開胃，治霍亂，破産後血悶。擣膏署金瘡幷傷折。止暴痛。生食治霍亂後虛渴。蒸食甚補五臟。實下焦。大能開胃。同蜜食令人腹臟肥不生諸蟲。亦可休糧。汁解射菌毒、蟹毒。擣浸澄粉服食輕身益年。白花藕大而孔扁者。生食味甘。煑食不美。紅花及野藕生食味澁。煑蒸則佳。凡產後忌生冷物。獨藕不忌。為能消血也。

【附方】時氣煩渴生藕汁一盞、生蜜一合和勻細服。傷寒口乾生藕汁、生地黃汁、童子小便各半盞煎溫服之。霍亂煩渴藕汁一鍾、薑汁半鍾和勻飲。霍亂吐利生藕擣汁服。上焦痰熱藕汁、梨汁各半盞和服。產後悶亂血氣上衝、口乾腹痛。梅師方用生藕汁三升飲之。龐安時用藕汁、生地黃汁、童子小便等分煎服。小便熱淋生藕汁、生地黃汁、葡萄汁各等分。每服半盞入蜜溫服。墜馬血瘀積在胸腹、唾血無數者。乾藕根為末。酒服方寸匕。日二次食蟹中毒。生藕汁飲之。凍腳裂坼。蒸熟藕擣爛塗之。塵芒入目。大藕洗擣綿裹滴汁入目中。即出也。

〔藕絲菜〕綱目作藕蔤。五六月嫩時。采為蔬茹。老則為藕。稍硬不堪為蔬矣。性平。味甘。主治解煩毒。下瘀血。生食止霍亂後虛渴煩悶不能食。解酒食毒。功與藕同。

〔藕節〕性平。味澁。主治止欬血。唾血。血淋。溺血。下血。血痢血崩。擣汁飲。主吐血不止。及口鼻出血。消瘀血。解熱毒。產後血悶。和地黃研汁。入熱酒小便飲。一男子病血淋。痛脹之甚。用藕節調髮灰二錢服。三日安。又有食湖蟹成冷痢不止。以新采藕節擣爛。熱酒調下。數服而愈。蓋藕能消瘀血。解熱開胃。又解蟹毒故也。

附方 鼻衄不止藕節擣汁飲。并滴鼻中。卒暴吐血雙荷散。用藕節荷蒂。各七個。以蜜少許擂爛。用水二鍾。煎八分。去滓溫服。或爲末。丸服亦可。大便下血藕節晒乾研末。人參白蜜煎湯調服二錢。日二服。遺精白濁心虛不寧。金鎖玉關丸。用藕節。蓮花鬚。蓮子肉。芡實肉。山藥。白茯苓。白茯神。各二兩。爲末。用金櫻子二斤。搥碎。以水一斗。熬八分。去滓。再熬成膏。入少麪和藥丸。梧子大。每服七十丸。米飲下。鼻淵腦瀉藕節。芎藭焙研爲末。每服二錢。米飲下。

蓮子心 綱目作蓮薏。又名苦薏。主治清心去熱。止霍亂血渴。產後渴。生研末。米飲服二錢。

附方 勞心吐血蓮子心七箇。糯米二十一粒。爲末。酒服。此臨安張上舍方也。小便遺精蓮子心一撮。爲末。入辰砂一分。每服一錢。白湯下。日二。

蓮鬚 綱目作蓮蕊鬚。又名佛座鬚。花開時采取陰乾。可充果食。性溫。味甘濇。忌地黃葱蒜。

主治清心通腎。固精氣。烏鬚髮。悅顏色。益血。止血崩吐血。

〔附方〕久近痔漏三十年者。三服除根。用蓮花蕊。黑牽牛頭末各一兩半。當歸五錢爲末。每空心酒服二錢。忌熱物。五日見效。

〔蓮花〕又有芙蓉。芙蕖。水華等名。性溫。味苦甘。忌地黃。葱蒜。主治鎮心益色。駐顏輕身。入仙家用。合香尤妙。

〔附方〕服食駐顏七月七日。采蓮花七分。八月八日。采根八分。九月九日采實九分。陰乾搗篩。每服方寸匕。溫酒調服。天泡濕瘡荷花貼之。難產催生蓮花一葉書人字吞之。即易產。墜損嘔血墜跌積血心胃嘔血不止。用乾荷花爲末。每酒服方寸匕。其效如神。

〔蓮房〕即蓮蓬殼。陳久者良。性溫。味苦澁。主治止血崩下血。溺血。破血血脹腹痛及產後胎衣不下酒煑服之解野菌毒水煎服之。

【附方】經血不止瑞蓮散用陳蓮蓬殼燒存性研末每服二錢熱酒下血崩不止不拘冷熱用蓮蓬殼荊芥穗各燒存性等分爲末每服二錢米飲下產後血崩蓮蓬殼五箇香附二兩各燒存性爲末每服三錢米飲下日二漏胎下血蓮房燒研麪糊丸梧子大每服百丸湯酒任下日二小便血淋蓮房燒存性爲末入麝香少許每服二錢半米飲調下日二天泡濕瘡蓮蓬殼燒存性研末井泥調塗神效。

【荷葉】嫩者荷錢貼水者藕荷生藕出水者芰荷生花蒂名荷鼻並宜炙用性平味苦畏桐油伏白銀硫黃主治生發元氣助脾胃澁精滑散瘀血消水腫癰腫發痘瘡治吐血咯血衄血下血溺血血淋崩中產後

惡血損傷敗血破血止渴落胎產後口渴心肺躁煩血脹腹痛胎衣不下酒煮服之荷鼻安胎去惡血留好血止血痢殺菌蕈毒並水煮服

附方陽水浮腫敗荷葉燒存性研末每服二錢米飲調下日三服 脚膝浮腫荷葉心藁本等分煎湯淋洗之 痘瘡倒黶紫背荷葉散又名南金散治風寒外襲倒黶勢危者萬無一失用霜後荷葉貼水紫背者炙乾白僵蠶直者炒去絲等分為末每服半錢用胡荽湯或溫酒調下 諸般癰腫拔毒止痛荷葉中心蒂如錢者不拘多少煎湯淋洗拭乾以飛過寒水石同臘猪脂塗之又治癧腫柞木飲方中亦用之 打撲損傷惡血攻心悶亂疼痛者以乾荷葉五片燒存性為末每服錢半童子熱尿一盞食前調下日三服利下惡物為度 產後心痛惡血不盡也荷葉炒香為末每服方寸匕沸湯或童子小便調下或燒灰或煎汁皆可 胎衣不下方同上 傷寒產後血運欲死

用荷葉紅花薑黃等分炒研末童子小便調服二錢。**孕婦傷寒**大熱煩渴恐傷胎氣用嫩卷荷葉焙半兩蚌粉二錢半爲末每服三錢新汲水入蜜調服并塗腹上名罩胎散。**妊娠胎動**已見黃水者乾荷蒂一枚炙研爲末糯米淘汁一鍾調服卽安。**吐血不止**嫩荷葉七箇擂水服之甚佳。又方乾荷葉生蒲黃等分爲末每服三錢桑白皮煎湯調下。肘後方用經霜敗荷燒存性研末新水服二錢。**吐血咯血**荷葉焙乾爲末米湯調服二錢一日二服以知爲度。聖濟總錄用敗荷葉蒲黃各一兩爲末每服二錢麥門冬湯下。**吐血衄血**陽乘于陰血熱妄行宜服四生丸陳日華云屢用得效用生荷葉生艾葉生栢葉生地黃等分擣爛丸雞子大每服一丸水三盞煎一盞去滓服。**崩中下血**荷葉燒研半兩蒲黃黃芩各一兩爲末每空心酒服三錢。**血痢不止**荷葉蒂水煮汁服之。**下痢赤白**荷葉燒研每服二錢紅痢蜜白痢沙餹湯下。**脫肛不收**貼水荷葉焙研酒服二錢仍以荷葉盛末坐之。**牙齒疼痛**青荷葉剪取錢蒂七箇以濃米醋一盞煎半盞去滓熬成膏時時擦之妙。**赤遊**

火丹新生荷葉擣爛，入鹽塗之。漆瘡作痒乾荷葉煎湯洗之良。徧身風癘荷葉三十枚，石灰一斗，淋汁合煑漬之半日乃出，數日一作良。偏頭風痛升麻、蒼朮各一兩，荷葉一箇，水二鍾，煎一鍾，食後溫服。或燒荷葉一箇爲末，以煎汁調服。刀斧傷瘡荷葉燒研搽之。陰腫痛痒荷葉、浮萍、蛇牀等分，煎水日洗之。

菱綱目作芰實，又名水栗、沙角。湖泊處多有之。三月生蔓延引，葉浮水面，葉下有莖如蝴蝶狀，五六月開小黃白花，背日而生。實有數種，兩角、四角，或三角、無角。野菱自生湖中，葉實俱小，角硬直刺，嫩青老黑，嫩時剝可生食，老則蒸煑食之，曬乾剝米爲飯、爲粥、爲糕、爲果，皆可代糧。其莖亦可晒收，和米作飯，以度荒年。家菱種于陂塘，葉實俱大，角軟而脆，有青紅紫三色，嫩時剝食，皮脆肉美，老則殼黑硬，沉水底爲烏菱，冬月取之，風乾爲果，生熟皆佳。生則性冷，熟則性平，味甘。主治補中，解暑，解傷寒積熱，止消渴，解酒毒、丹石毒、射罔毒，蒸暴和蜜餌之，辟穀。延年。擣爛澄粉食。補中氣。

花入染鬚髮方。

烏蔆殼止泄痢。入染鬚方。

芡實又有雞頭、鴈喙、鴈頭、鴻頭、雞雍、卯蔆、蔿子、水硫黃諸名。莖三月生。葉貼水。大如荷葉。面青背紫。有刺。長至丈餘。有孔有絲。嫩時剝皮可食。五六月紫花。向日開。結苞。外有青刺如蝟刺狀。花在苞頂。如雞喙。剝開肉有斑駁。軟肉裹子如珠璣。殼內白米。狀如魚目。深秋老時。澤農收取芡子。藏至囷石。以備荒。根如三稜。煮食如芋。

性平味甘濇。凡用蒸熟。烈日晒裂取仁。亦可舂取粉用。新者煮食良。入澁精藥。連殼用。以防風湯浸過則經久不壞。主治補中益腎。開胃助氣。聰耳明目。止渴。耐飢。除暴疾。益精強志。療濕痺。腰脊痛。小便不禁。遺精。白濁帶下。久服輕身延年。作粉食益人。小兒勿食。難消化。

附方　雞頭粥益精氣。強志意。利耳目。雞頭實三合。煮熟去殼。粳米一合煮粥。日日空心食。

鎖丹治精氣虛滑。用芡實蓮蕋。方見藕節下。

四精丸治思慮色慾過度。損傷心氣。小便數。遺精。用秋石。白茯苓。芡實。蓮肉。各二兩。為末。蒸棗和丸。梧子大。每服三十丸。空心鹽湯下。

分清丸治濁病。用芡實粉。白茯苓粉。黃蠟化蜜和丸。梧桐子大。每服百丸。鹽湯下。

雞頭莖即蔆菜。芡莖也。主治止煩渴。除虛熱。生熟皆宜。

根煮食。治小腹結氣痛。

葧臍綱目作烏芋。又有地栗。鳧茈。鳧芡。黑三稜之名。生淺水田中。三四月其苗出土。一莖直上。無枝葉。肥田者粗近葱蒲。高二三尺。秋後結顆。大如栗子。臍有聚毛。累累。野生者黑而小。食之多滓。家種者紫而大。三月下種。霜後苗枯。冬春掘取。為果。生食煮食皆良。性微寒。味甘滑。有冷氣人不可食。小兒秋日食多臍痛。主治開胃下食。五種膈氣。消宿滯。飯後宜食之。主血痢。下血。血崩。消渴。熱痺。下丹石。去風毒。除胸中實熱氣。治誤吞銅物。辟蠱毒。（地栗曬乾爲末。每服二錢。白湯送蠱家知有此。便不敢下。前人所未知者。）作粉食厚人腸胃。耐飢。明耳目。消黃疸。能解毒。服丹石人宜之。

附方

大便下血（葧臍搗汁大半鍾。好酒半鍾。空心温服。三日見效。）

下痢赤白（午日午時。取完好葧臍。洗淨拭乾。勿令損破。於瓶內入好燒酒浸之。黃泥密封收貯。遇有患者。取二枚細嚼。空心用原酒送下。）

婦人血崩（鳧茈一歲一箇。燒存性。研末酒服之。）

小兒口瘡（用葧臍燒存性。研末摻之。）

誤吞銅錢（生鳧茈研汁。細細呷之。自然消化成水。）

慈姑（又有藉姑。水萍。河鳧茈。白地栗諸名。苗名剪刀草。箭搭草。槎丫草。燕尾草。生淺水中。三月生苗。青莖中空其外有稜。葉如燕尾。霜後葉枯。根乃練結。冬及春初。掘以爲果。須灰湯煮熟去皮。食乃不麻。以生薑同煮爲佳）

嫩莖亦可食。性微寒，味甘苦澁。懷孕忌食。肉乾燥，卒食令人乾嘔。多食發虛熱、痔漏、崩帶、脚氣、損齒。主治百毒，產後血悶攻心欲死，產難胞衣不出。擣汁服一升。又下石淋。

〔葉〕主治諸惡瘡腫，小兒遊瘤丹毒，擣爛塗之，卽便消退甚佳。又治蛇蟲齩，調蚌粉塗癬痳。

甜瓜 一名甘瓜，又名果瓜。瓜類不同，其用有二：供果者爲果瓜，甜瓜、西瓜是也；供菜者爲菜瓜，胡瓜、越瓜是也。在木曰果，在地曰蓏。大曰瓜，小曰瓞。其子曰瓣，其肉曰瓤，其跗曰環，謂脫花處也；其蒂曰疐，謂繫蔓處也。禮記爲天子削瓜，及瓜祭，皆指果瓜也。二三月下種，延蔓而生。五六月花開，黃色。六七月熟，其類最繁。有圓有長，有尖有匾。大或徑尺，小或一捻。其稜或有或無，其色或青或綠，或黃斑糝斑，或白路黃路。其瓤或白或紅，其子或黃或赤，或白或黑。不可枚舉。其子暴裂取仁，可充果食。凡瓜有兩鼻兩蒂者傷人。五月瓜沉水者，食則病冷。九

月被霜者食之。冬病寒熱。與油餅同食發病。食多作脹
食鹽花卽化。入水自消。亦消。最忌麝與酒。食過多但飲
酒水服麝
香可解。

【甜瓜】性寒。味甘。多食發黃疸。生瘡。破腹。解藥力。病後食多反胃。脚氣人食患永不除。主治解暑。療熱痢。有病腸惡痢。痛不可忍。以水浸甜瓜。食數枚卽愈。此亦消暑之驗也。止渴。除煩熱。利小便。通三焦間壅塞氣。治口鼻瘡。瓜性寒。暴之更冷。古云瓜寒于暴。油冷于煎。亦一異也。

【子仁】凡收得暴乾杵細。馬尾篩篩過成粉。以紙三重裹壓去油用。不去油。其力短也。西瓜子仁同。性寒。味甘。主治清肺潤腸。和中止渴。療腹內結聚。破潰膿血。最爲腸胃脾內壅要藥。止月經太過。研末去油。水調服。炒食補中益人。

附方口臭用甜瓜子杵末。蜜和爲丸。每旦漱口後含一丸。亦可貼齒。腰腿疼痛甜瓜子三兩。酒浸十日。爲末。每服三錢。空心酒下。日三。腸癰已成小腹腫痛。小便似淋。或大便難澁。下膿。用甜瓜子一合。當歸炒一兩。蛇退皮一條。㕮咀。每服四錢。水一盞半。煎一盞。食前服。利下惡物爲妙。

瓜蒂一名瓜丁。又名苦丁香。去瓜皮用蒂。約半寸許。暴極乾。臨時研用。勿用白瓜蒂。要取青綠色瓜。氣足時自然落在蔓上。采得。繫屋東有風處吹乾用。以團而短瓜團瓜者良。若香甜瓜。長如瓠子者。皆菜瓜。不用。

性寒。味苦。主治吐風熱痰涎。風眩頭痛。癲癇。喉痺。頭目有濕氣。胸寒熱。齆眼。吞吐痰。去鼻中息肉。療黃疸。大水身面四肢浮腫。下水。殺蠱毒。欬逆上氣。及食諸果病在胸腹中。皆吐下之。得麝香細辛。治鼻不聞香臭。

附方瓜蒂散治證見上。其方用瓜蒂二錢半。熬黃。赤小豆二錢半。爲末。每用一錢。以香豉一合。熱湯七合。煑糜去滓和服。**太陽中暍**身熱頭痛而脉微弱少少加之。快吐乃止。此夏月傷冷水水行皮中所致。瓜蒂二七箇水一升煑五合頓服取吐。**風涎暴作**氣寒倒仆。用瓜蒂爲末每用一二錢膩粉一錢七七以水半合調灌。良久涎自出不出含沙餹一塊下咽即涎出也。**諸風諸癎**諸風膈痰諸癎涎涌用瓜蒂炒黄爲末量人以酸虀水一盞調下取吐。風癎加蠍稍半錢。濕氣腫滿加赤小豆末一錢。有蟲加狗油五七點雄黄一錢。甚則加芫花半錢立吐蟲出。**風癎喉風**欬嗽及遍身風疹急中涎潮等諸不拘大人小兒。此藥不大吐逆只出涎水。瓜蒂爲末。壯年服一字老少半字早晨井華水下。一食頃含沙餹一塊良久涎如水出年深者出墨涎有塊布水上也。涎盡食粥一兩日。如吐多人因甚即以麝香泡湯一盞飲之即止。**急黄喘息**心上堅硬欲得水喫者瓜蒂二小合赤小豆一合研末煖漿水五合服方寸匕。一炊久當吐。不吐再服。吹鼻取水亦可。**遍身如金**瓜蒂四十九枚丁香四十九枚。甘鍋內燒存性爲末每用一字吹鼻取出黄水。亦可揩牙追涎。**熱病發黄**瓜蒂爲末以大豆許吹鼻中。輕則半日重則一日。流取黃水乃愈。**黃疸陰黃**並取瓜蒂。丁香。赤小豆。各七枚為末吹豆許入鼻少時黃水流出。隔日一用。瘥乃止。**身面浮腫**方同上。**十種蠱氣**苦丁香為末。棗肉和丸。梧子大。每服三十丸。棗湯下。甚效。**濕家頭痛**瓜蒂末一字。嗃入鼻中口含冷水。取出黃水愈。**瘧疾寒熱**瓜蒂二枚。水半盞。浸一宿。頓服取吐愈。**發狂欲走**瓜蒂末井水服一錢。取吐即愈。**大便不通**瓜蒂七枚研末。綿裹塞入下部。即通。**鼻中瘜肉**聖惠用陳瓜蒂末吹之日三次。瘥乃已。又方。瓜蒂末。白礬末。各半錢。綿裹塞之。或以豬脂和梃子塞之。日一換。又方。青甜瓜蒂二枚。雄黃。麝香半分為末。先抓破。後貼之。日三次。湯液用瓜蒂十四箇。丁香一箇。黍米四十九粒。研末。口中含水。嗃鼻取下乃止。**風熱牙痛**瓜蒂七枚炒研。麝香少許和之。綿裹咬定。流涎。**雞屎白禿**甜瓜蔓連蒂不拘多少。以水浸一夜。砂鍋熬取苦汁。去滓。再熬。如餳。盛收。每剃去痂疕洗淨。以膏一盞。加半夏末二錢。薑汁一匙。狗膽汁一枚。和勻塗之。不過三上。忌食動風之物。**齁喘痰氣**苦丁香三箇為末。水調服。吐痰即止。

山居本草卷四下　果部下　三七

〔蔓〕即藤也。陰乾用。主治女人月經斷絕同使君子各五錢甘草六錢爲末每酒服二錢

〔花〕主治心痛欬逆

〔葉〕主治人無髮擣爛塗之即生治小兒疳。及打傷損折。爲末酒服。去瘀血。

〔附方〕面上黶子 七月七日午時。取瓜葉七枚。直入北堂中向南立。逐枚拭黶。即滅去也。

西瓜 又名寒瓜。有天生白虎湯之號。寒可知也。二月下種蔓生。花葉俱與甜瓜同。七八月熟。有圍及徑尺者。生至一二尺者。其色或青或綠或淡白。其瓤或白或紅或淡黃。其子或黃或紅或黑或白。暴裂取仁生食炒熟俱佳。皮不堪啖。亦可蜜煎醬藏。食瓜後食其子。則不噫瓜氣。以瓜劃破。曝日中少頃。食則冷如冰。得酒氣近糯米則易爛。猫踏之即易沙。性寒。味甘淡多食作吐利。胃弱者忌食同油餅食損脾。稟薄者多

食易生霍亂。令病終身也。主治寬中下氣。消煩止渴。解暑熱。療喉痺。利小水。治血痢。解酒毒。含汁治口瘡。

〔皮〕主治口舌唇內生瘡。燒研噙之。

附方 閃挫腰痛 西瓜青皮陰乾為末。鹽酒調服三錢。 食瓜過傷 瓜皮煎湯解之。諸瓜皆同。

瓜子仁 與甜瓜仁同。

葡萄 古作蒲桃。又名草龍珠。折藤壓之最易生。春月苞萌生葉。似栝樓葉。而有五尖。三月開小花穗。黃白色。纍纍如珠。七八月熟。有紫白二色。北京山東產多佳美。太原平陽皆乾貨之。川中有綠者。雲南有大如棗者。味尤長。西邊有瑣瑣葡萄。如五味子。元書云。其架下飲酒。恐蟲屎傷人。故栽花多萎。 性溫。味甘酸。多食令人卒煩悶眼昏。 主治筋骨濕痺。益氣倍力強志。令人肥健耐飢。忍風寒。逐水。利小便。除腸間水。調中治淋。時氣痘瘡不出。食之即出。或研酒飲甚効。

〔附方〕除煩止渴 生葡萄搗濾取汁。以瓦器熬稠。入熟蜜少許同收。點湯飲甚良。熱淋澁痛 葡萄搗取自然汁。生藕搗取自然汁。生地黄搗取自然汁。白沙蜜各五合。每服一盞。石器溫服。胎上衝心 葡萄煎湯。飲之即下。

〔根及藤葉〕老濃汁。細飲止嘔噦。及霍亂後惡心。孕婦子上衝心。飲之即下。胎安。治腰脚肢腿痛。煎湯淋洗之良。又飲其汁。利小便。通小腸。消腫滿。

〔附方〕水腫 葡萄嫩心十四箇。螻蛄七箇。去頭尾同研。露七日。曝乾為末。每服半錢。淡酒調下。暑月尤佳。

野葡萄綱目作蘡薁音嬰郁又有燕薁嬰舌山葡萄之名藤名木龍野生林墅間亦可扦植蔓葉花實與葡萄無異其實小而圓色不甚紫也詩云六月食薁即此其莖吹之氣出有汁如通草也性平味甘

酸主治益氣止渴悅色。

藤主治止渴利小便止嘔逆傷寒後嘔噦搗汁飲之良

附方嘔噦厥逆蘡薁藤煎汁呷之。目中障翳蘡薁藤以水浸過吹氣取汁滴入目中去熱翳赤白障。五淋血淋木龍湯用木龍即野葡萄藤也竹園荽淡竹葉麥門冬連根苗紅棗肉燈心草烏梅當歸各等分煎湯代茶飲。

根主治下焦熱痛淋閟消腫毒。

附方男婦熱淋野葡萄根七錢葛根三錢水一鍾煎七分入童子小便三分空心溫服。女人腹痛方同上。一切腫毒赤龍散用野葡萄根晒研為末水調塗之即消也。赤遊

風腫 忽然腫痒不治則殺人。用野葡萄根擣如泥塗之即消。

陽桃 綱目作獼猴桃。又有獼猴梨、藤梨、木子諸名。生山谷中。藤着樹生，葉圓有毛。其實形似雞蛋大，其皮褐色，經霜始甘美可食。皮堪作紙。**性寒，味甘酸。** 多食冷脾胃，動泄澼。有實熱者宜之。**主治調中益氣，止暴渴，解煩熱，壓丹石，下淋石熱壅。** 併宜取瓤和蜜作煎食。**主骨節風癱緩不隨，長年白髮，野雞內痔病。**

藤中汁 和生薑汁服，治反胃，又下石淋。

枝葉 殺蟲。煮汁飼狗，療瘑疥。

甘蔗 一名竿蔗，又名藷蔗。畦種叢生。莖似竹而心實。大者圍數寸，長六七尺。根下節密，以漸而疎。抽葉如蘆葉而大，扶疎四垂。八九月收莖，可留過春，充果品。**性平，味甘。** 多食發虛熱，動衄血。同榧食則渣軟。**主治下氣和中，助脾氣，止嘔噦反胃，寬胸膈，利大小腸，消**

痰止渴除心胸煩熱解酒毒。

〔附方〕痞瘧疲瘵 盧絳中病痞瘧疲瘵。忽夢白衣婦人云食蔗可愈。及旦。買蔗食之果愈。此其和脾助中之效歟 發熱口乾 小便赤澁。取甘蔗去皮。嚼汁嚥之。飲漿亦可。痰喘氣急 方見山藥 反胃吐食 朝食暮吐暮吐朝食。旋旋吐者用甘蔗汁七升、生薑汁一升和勻。日日細呷之 乾嘔不息 蔗汁溫服半升日三次入薑汁更佳 眼暴赤腫 磣澁疼痛甘蔗汁二合黃連半兩入銅器內慢火養濃去滓點之 虛熱欬嗽 口乾涕唾用甘蔗汁一升半青粱米四合煮粥日食二次極潤心肺 小兒口疳 蔗皮燒研摻之

〔滓〕燒存性 燒烟勿令入人目能使目暗 研末烏桕油調塗小兒頭瘡白禿頻塗即瘥。

沙糖 以蔗汁過樟木槽。取而煎成。淸者爲蔗餳。凝結有沙者爲沙餹。漆甕造成。如石。如霜。如冰者爲白餹。綱目

作石蜜是也。爲餹霜、爲冰餹。亦可煎化印成鳥獸果物之狀。以充席獻。今之貨者。又多雜以米糖石膏諸物。不可不知。

性溫味甘 多食令人心痛生蟲。消瘦損齒。與鯽魚同食生疳蟲。與葵同食生流澼。與笋同食不消成癥身重。

主治 和中助脾。緩肝氣。潤心肺。大小腸熱。心腹熱脹。口渴。解酒毒。烟毒。冬月甁封窖糞坑中。患天行狂熱者。絞汁良。

附方 下痢禁口 沙餹半斤。烏梅一箇。水二碗。煎一碗。時時飲之。腹中緊脹 白餹以酒三升。煑服之。不過再服。痘不落痂 沙餹調新汲水一盃服之。白湯調亦可。日二服。虎傷人瘡 水化沙餹一碗。服。并塗之。上氣喘嗽 煩熱。食即吐逆。用沙餹薑汁等分相和。慢煎二十沸。每嚥半匙。取效。食韭口臭 沙餹解之。

白糖 綱目作石蜜。又名白沙餹。凝結作餅塊如石者爲石蜜。輕白如霜者爲餹霜。堅白如冰者爲冰餹。又名水晶糖。皆一物有精粗之義也。以白糖煎化，模印成人物獅象之形者爲饗糖。後漢書註。謂之猊糖。以白糖和諸果仁及橙橘皮砂仁薄荷之類。作成餅塊者爲糖纏。以白糖和牛乳酥酪作成餅塊者。爲乳糖。皆一物數變也。以結白者爲上品。性平。味甘。久食助熱損齒。生蟲。忌同沙糖。主治和中助脾氣。緩肝氣。潤心肺燥熱。治嗽消痰。解酒。心腹熱脹。口渴。目中熱膜。明目。和棗肉巨勝末爲丸。噙之。潤肺氣。助五臟生津。

蜜餹綱目作蜂蜜。又名蜂糖。生巖石者名石蜜。又名石飴。巖蜜因蜂密成。故謂之蜜。以花爲主。單采梅花成者色白。且作梅花香。此爲上品。次則采菜花。菊花釀成者色雖黃而香。收割時。以冬。春色白爲上。秋次之。夏易變酸。閩廣蜜性熱。以南方少霜雪。花多熱也。川蜜性溫。西蜜則凉矣。性平。味甘。生凉熟溫。不冷不燥。得中和之氣。故十二臟腑之病。罔不宜之。但多食動風生濕熱蟲䘌。小兒尤忌。七月勿食生蜜。令人暴下霍亂青赤酸者食之心煩不可與生葱萵苣同食令人下利食蜜飽後不可食鮓令人暴亡。主治補中。清熱潤燥。止痛解毒和營衛。通三焦調脾胃。安五臟諸不足。除衆病。和百藥去心煩飲食不下止腸澼。肌中疼痛。療心腹邪氣。諸驚癇痓。治口瘡明耳目。久服强志輕身延年。水作蜜漿頓服一椀。止卒心痛。及赤白痢。或以薑汁同蜜各一合水和頓服。同生地汁各一匙服。治心腹血刺痛及赤白痢。同薤白擣塗湯火傷即時痛止。但覺有熱四肢不和。即服蜜漿一椀甚良。又點目中熱膜。同葱作煎如棗。納肛門能導大便結燥。

[附方]大便不通張仲景傷寒論云。陽明病自汗小便反利。大便硬者津液内竭也。蜜煎導之用

蜜二合，銅器中微火煎之，候凝如飴狀，至可丸，乘熱撚作挺，令頭銳，大如指，長寸半許，候冷即硬，納便道中，少頃即通也。一法加皂角、細辛為末少許，尤速。**噎不下食**取崖蜜含，微微嚥下。**產後口渴**用煉過蜜不計多少，熱水調服即止。**難產橫生**蜂蜜、眞麻油各半椀，煎減半服，立下。**天口虜瘡**比歲有病天行斑瘡，頭面及身須臾周匝，狀如火瘡，皆戴白漿，隨決隨生，不即療，數日必死，瘥後瘡瘢黯色，一歲方滅，此惡毒之氣。世人云建武中南陽擊虜所得，仍呼為虜瘡。諸醫參詳療之，取好蜜通摩瘡上，以蜜煎升麻，數七拭之。**痘疹作痒**難忍，抓成瘡及疱欲落不落，百花瘡用上等石蜜不拘多少，湯和時時以翎刷之，其瘡易落，自無瘢痕。**癮疹瘙痒**白蜜不拘多少，好酒調下，有效。**五色丹毒**蜜和乾薑末傅之。**口中生瘡**蜜浸大青葉含之。**陰頭生瘡**以蜜煎甘草塗之，瘥。**肛門生瘡**肛門主肺，肺熱即肛塞腫縮生瘡，用蜜一斤，猪膽汁一枚，相和，微火煎令可丸，丸三寸長，作挺，塗油納下部，臥令後重，須臾通泄。**熱油燒痛**以白蜜塗之。**疔腫惡毒**用生蜜與隔年蔥研膏。先刺破塗之。如人行五里許。則疔出。後以熱醋湯洗去。

大瘋癩瘡 取白蜜一斤。生薑二斤。擣取汁。先秤銅鐺斤兩。下薑汁於蜜中消之。又秤之。令知斤兩。即下蜜於鐺中。微火煎令薑汁盡。秤蜜斤兩在。即藥已成矣。患三十年癩者。平旦服棗許大一丸。一日三服。溫酒下。忌生冷醋滑臭物。功用甚多。不能一一具之。

面上䵟點 取白蜜和茯苓末塗之。七日便瘥也。

目生珠管 以生蜜塗目。仰臥半日。乃可洗之。日一次。

誤吞銅錢 煉蜜服二升。可出矣。

諸魚骨鯁 以好蜜稍稍服之。令下。

拔白生黑 治年少髮白。拔去白髮。以白蜜塗毛孔中。即生黑髮。不生。取梧桐子擣汁塗上。必生黑者。

附黃蠟 生于蜜中。故綱目作蜜蠟。乃蜜脾底也。割蜜後煉過濾入水中。候凝取之。色黃者俗名黃蠟。煎煉極淨色白者為白蠟。與今時所用蟲造白蠟不同。黃蠟于夏月。暴百日許。自然白也。卒用之。烊納水中十餘遍。亦白。

性溫味淡。主治下痢膿血。補中續絕傷金瘡。益氣不飢耐老 和松脂杏仁棗肉茯苓等分合成。食後服五十丸。便不飢。古人荒歲多食蠟。以耐飢。但合天棗咀嚼。則易爛也。

白蠟療人洩澼後重見白膿 華陀治老少下痢食入卽吐。用白蠟方寸匕。雞子黃一箇。白糖苦酒髮灰黃連末各半雞子殼。先煎蠟酒雞子令勻。再入連髮熬至可丸乃止。二日服盡神效。仲景治痢有調氣飲。千金方治痢有膠蠟湯。皆本諸此也。補絕傷。利小兒。久服輕身不飢。孕婦胎動下血不止欲死。以雞子大。煎三五沸。投美酒半升服立瘥。又主白髮。鑷去。消蠟點孔中。卽生黑者。

附方 仲景調氣飲 治赤白痢。小腹痛不可忍。下重。或面青手足俱變者。用黃蠟三錢。阿膠三錢。同溶化。入黃連末五錢。攪勻。分三次。熱服神妙。 千金膠蠟湯 治熱痢及婦人產後下痢。用蠟二棊子大。阿膠二錢。當歸二錢半。黃連三錢。黃蘗一錢。陳廩米半升。水三升。煮米至一升。去米入藥。煎至一鍾。溫服神效。 急心疼痛 用黃蠟燈上燒化。丸芡子大。百草霜爲衣。井水下三丸。 肺虛咳嗽立效丸。治肺虛隔熱。咳嗽氣急煩滿。咽乾燥渴。欲飲冷水。體倦肌瘦。發熱減食。喉音嘶不出。黄蠟溶濾令淨。漿水煮過八兩。再化作一百二十丸。以蛤粉四兩爲衣。養藥。每服一丸。胡桃半箇細嚼。溫水下。卽卧閉口不語。日二。

肝虛雀目 黄蠟不拘多少。溶汁取出。入蛤粉相和得所。每用刀子切下二錢。以猪肝二兩批開。摻藥在内。麻繩扎定。水一椀。同入銚子内煮熟。取出。乘熱蒸眼。至溫。并肝食之。日二。以平安爲度。其效如神。

頭瘋掣疼 湖南押衙顏思退傳方。用蠟二斤。鹽半斤相和。於鏃羅中溶。令相入。捏作一兜鍪。勢可合腦大小。空頭至額。其痛立止也。

脚上轉筋 劉禹錫續傳信方。用蠟半斤銷之。塗舊絹帛上。隨患大小闊狹。乘熱纏脚。須當脚心。便着襪裹之。冷卽易。仍貼兩手心。

暴風身冷 暴風通身冰冷。如癱緩者。用上方法。隨所患大小闊狹攤貼。并裹手足心。

風毒驚悸 同上方法。

破傷風濕 如瘧者。以黄蠟一塊。熱酒化開服。立效。與玉眞散對用尤妙。

代指疼痛 以蠟松膠相和。火炙籠指。卽瘥。

脚上凍瘡 濃煎黄蠟塗之。

狐尿刺人 腫痛。用熱蠟着瘡。并烟熏之。令汗出卽愈。

犬齩瘡

發以蠟灸溶灌入瘡中。蛇毒螫傷以竹筒合瘡上溶蠟灌之效。湯火傷瘡焮赤疼痛毒腐成膿。用此拔熱毒止疼痛斂瘡口。用麻油四兩當歸一兩煎焦去滓。入黃蠟一兩攪化放冷攤帛貼之。神效。臁脛爛瘡用桃柳槐椿楝五枝。同荆芥煎湯洗拭淨。以生黃蠟攤油紙上。隨瘡大小貼十層以帛拴定。三日一洗。除去一層不用。一月痊愈。妊娠胎漏黃蠟一兩。老酒一椀溶化熱服。頃刻即止。呃逆不止黃蠟燒烟熏二三次即止。霍亂吐利蠟一彈丸。熱酒一升化服即止。諸般瘡毒臁瘡金瘡湯火等瘡。用黃蠟一兩香油二兩。黃丹半兩。同化開頓冷瓶收攤貼。

茗一名苦𣘻。有𣘻途二音。陸羽云。其名有五。一茶。二檟。三蔎。四茗。五荈。楊慎丹鉛錄云。茶即古茶字。音途。詩云。誰謂茶苦。其甘如薺。是也。有野生。有種生。種用子。子如指頂大。正圓黑色。閩粵以搾油食用。二月下種。一坎須百粒。乃生一株。蓋空殼多故也。畏水與日。最宜陂地陰處。以穀雨前采者為上。遲則漸老。逢夏則味澀矣。采蒸揉焙修造。各皆有法。詳見茶譜。品類甚衆。有雅州之蒙頂石花。露芽。穀芽。為第一。建寧之北苑龍鳳團為上供。蜀

山居本草卷四下　果部下　罡

之茶。則有東川之神泉獸目。硤州之碧澗明月。夔州之眞香。邛州之火井思安黔陽之都濡。嘉定之峩眉瀘州納溪玉壘之沙坪。江南之茶。則有峒山之岕片。徽州之松蘿。常州之陽羨。池州之九華。睦州之鳩坑。宣州之陽坑。廬州之六安英山。壽州霍山之黃芽。吳越之茶。則有湖州顧渚之紫筍。福州方山之生芽。洪州之白露。雙井之白毛。廬山之雲霧。丫山之陽坡。袁州之界橋。金華之舉岩。會稽之日鑄。楚之茶。則有荊州之仙人掌。湖南之白露。長沙之鐵色。蘄州蘄門之團面。武昌之樊山。岳州之巴陵。辰州之溆浦。湖南之寶慶。茶陵。湖潭。滇之浦兒閩之武夷。皆產茶有名。

其他猶多。難以枚舉也。葉性微寒。味苦甘。久食令人瘦不睡。飲之宜熱。冷則聚痰。與榧同食。令人身重。大渴及酒後飲茶。水入腎經。令人腰脚膀胱冷痛。兼患水腫攣痺諸疾。飲宜熱宜少。不飲尤佳。空腹最忌。服威靈仙土茯苓者忌茶。主治淸頭目。下氣消食。治中風昏憒。多睡不醒。破熱氣。除瘴氣。止渴去痰熱利大小便。療瘻瘡。作飲加吳茱萸葱薑良。治傷暑。合醋治泄痢甚效。炒煎飲治熱毒赤白痢。同川芎葱白煎飲。止頭痛。濃煎吐風熱痰涎。同薑煎露一宿。空心飲。治赤白痢。

【附方】氣虛頭痛 用上春茶末。調成膏。置瓦盞內覆轉。以巴豆四十粒。作二次燒烟熏之。晒乾乳細。每服一字。別入好茶末。食後煎服立效。熱毒下痢 孟詵曰。赤白下痢。以好茶一斤。炙搗末。濃煎一二盞服。久患痢者。亦宜服之。直指用蠟茶。赤痢以蜜水煎服。白痢以連皮自然薑汁同水煎服。二三服即愈。 經驗良方。用蠟茶二錢。湯點七分。入麻油一蜆殼和服。須臾腹痛大下即止。一少年用之有效。一方。蠟茶末。以白梅肉和丸。赤痢甘草湯下。白痢烏梅湯下。各百丸。一方。建茶合醋煎。熱服即止。大便下血 營衛氣虛。或受風邪。或食生冷。或啖炙煿。或飲食過度積熱腸間。使脾胃受傷。糟粕不聚。大便下利。清血。臍腹作痛。裏急後重。及酒毒。一切下血。並皆治之。用細茶半斤。碾末。川百藥煎五箇。燒存性。每服二錢。米飲下。日二服。產後祕塞以葱涎調蠟茶末丸百丸茶服自通。不可用大黃利藥。利者百無一生。久年心痛十年五年者。煎湖茶以頭醋和勻服之良。腰痛難轉煎茶五合。投醋二合。頓服。嗜茶成癖一人病此。一方士令以新鞋盛茶令滿。任意食盡。再盛一鞋。如此三度。自不喫也。男用女鞋。女用男鞋用之。果愈也。解諸中毒芽茶白礬等分碾末冷水調下。痘瘡作痒房中宜燒茶烟恒熏之。陰囊生瘡用蠟面茶為末。先以甘草湯洗。後貼之妙。脚椏濕爛茶葉嚼爛傅之有效。蠼螋尿瘡初如糝粟。漸大如豆。更大如火烙漿炮疼痛至甚者。速以草茶并蠟茶。俱可以生油調傅藥至痛乃止。風痰顛疾茶芽梔子各一兩煎濃汁一椀。服良久探吐。霍亂煩悶茶末一錢。煎水調乾薑末一錢。服之即安。月水不通茶清一瓶。入沙餹少許。露一夜服。雖三箇月胎亦通。不可輕視。痰喘欬嗽不能睡臥。好末茶一兩。白僵蠶一兩。為末。放罐內蓋定。傾沸湯一小盞。臨臥再添湯點服。

茶子性寒。味苦。主治喘急咳嗽。去痰垢。擣仁洗衣。去油膩。

附方

上氣喘急 時有咳嗽。茶子百合等分爲末。蜜丸梧子大。每服七丸。新汲水下。

喘嗽齁䶎 不拘大人小兒。用糯米泔少許磨茶子。滴入鼻中。令吸入口服之。口啣竹筒。少頃涎出如線。不過二三次絕根。屢驗。

頭腦鳴響 狀如蟲蛀。名大白蟻。以茶子爲末。吹入鼻中。取效。

苦䔲茶 綱目作臯蘆。又名瓜蘆。產廣東山中。葉似茗而大。採碎製乾。其色青黑。性寒。味苦。胃冷者不可用。煮飲止渴。明目消痰。利水通小腸。治淋。止頭痛煩熱。令人不睡。喻嚥清上膈。利咽喉。

附錄諸茶備考 有胃寒畏苦茗者。有久病不宜于茗者。而食與飲又不得偏廢。今擇所宜可以代茗者附列于左。

萬壽茶 將柏葉採東向嫩者。七蒸七晒。收貯磁瓶中。次年開用。能清熱延年。止吐血。咯血。衄血。下血。咳嗽。骨熱等症。

長春茶 取柳嫩芽烘乾。蒸透再焙燥。入磁瓶收貯。隔年用。能清心滋肺。降火除白濁。去骨蒸。

光明茶 取甘菊花純白純黃無雜色者。去蒂淨。陰乾收貯淨器中。不拘時。百開水烹用。能益壽延年。明目清心。祛煩解熱。止眩。化痰。

琳瑯茶 取菫竹嫩葉。水煠過。火烘乾。收貯臨風處。待炎暑時用。能解熱暑。清心止渴。治欬逆。上氣。霍亂。喉痺等症。

薄荷茶 夏月烹飲。能清上化痰。利胸膈。治風熱感冒。代茶澆飯。爽口開胃。清頭目。咽喉。消食下氣。惟新病瘥後有虛汗瘦弱人勿用。

桑葉茶 取初生小葉陰乾。包懸當風處。任用。能補腎明目。溫胃調中。祛一切風寒。作痛等症。

沙苑蒺藜茶 取真沙苑蒺藜淘洗淨。晒半乾。隔紙微炒勿致焦黑爲度。收貯聽用。能溫腎健脾開胃進食。明目聰耳。益精壯陽。

枸杞苗茶 取枸杞嫩苗入鹽少許湯煮三沸。瀝起烘乾。收入磁瓶聽用。能滋腎養胃。明目聰耳。

五加皮苗茶 取五加皮嫩苗。入湯煮三沸。加鹽少許。瀝出烘乾。收貯磁瓶聽用。能去一切風寒濕氣。壯筋骨。除體痹。

炒米茶 用陳倉米蒸透。炒退火用。能健脾養胃。寬胸理氣。安中進食。凡胃弱中虛不宜苦茗者。常宜服此。大有補益。米湯亦良。

大麥茶 取大麥炒透。沖茶代飲。能寬胸順氣。消食去滯。除一切脹悶。治瘧疾痢疾泄瀉等症。

香橼茶 取香圓薄皮。以稍糖蒸透晒乾。再以蓮子、心拌炒。去蓮心不用。將皮收貯。凡酒後作渴。最忌冷茗水果寒胃作痰。宜用此皮沖茶。既能解酒。又可消食。

烏藥苗茶 取烏藥嫩苗。如制茶法。炒乾收貯錫罐中。用 能順氣寬胸。解鬱除煩。

荷葉茶 將淨磁瓶于五更時取花前一葉帶露摘碎入瓶封固。次日去葉。如此數次。後空瓶注熱水成茶。清香能清頭目。祛眩暈。

杏酪茶 取巴旦杏仁甜者。去皮尖。爲細末。用絹袋盛入開水中。洗去滓。入白糖調勻。放冷用。 能清熱豁痰止欬嗽。潤腸胃。

桂花茶 用新宜興磁壺。收半開者貯壺中。過一宿。次早傾花不用。以壺烹茶。清香可愛。 又法。以鹽滷浸。久不變色香。用時用淡水洗淨。入茶。酒俱佳

瓊漿 以烏梅肉三兩。白蜜一斤。煉去浮沫。入河水五升煎透。冲上好薄荷末二兩。桂末伍錢。於磁埕中封固。五日後聽用 能潤肺生津。解煩止渴。

烏梅湯 用烏梅去核淨肉三兩。薄荷葉二兩。白糖三兩陳皮五錢。河水五升。煎三升。溫飲。止渴清熱煩

氣消食。

生脉飲 虛人夏月煩渴。飲茶作脹，不飲則渴。宜用人參三錢。五味子打碎七粒，煎好，冲麥冬去心三錢，蓋片時，去麥冬渣飲，能補中生津，止渴解煩。

燈心湯 夏月煎湯放冷飲之。清心利小便，引火下行。調益元散服更佳。

水葫蘆 用烏梅去核淨肉三兩，天冬、麥冬各去心淨末二兩，橄欖乾末一兩五錢，薄荷葉一兩，百藥煎五錢，硼砂二錢，冰片一錢，柿霜二兩，鹽梅和丸，口中噙化，可以止渴。

甘蔗汁 以蔗搗爛絞汁，澄冷飲，能生津止渴，潤肺清心，消食下氣。唐詩云：飽食不須愁內熱，大官還有蔗漿寒，是也。

甘梨汁 梨生能瀉六腑之陽熱，能滋五臟之陰。每用百枚去皮肚，石臼中搗爛絞取汁，熱者冷飲，弱者溫飲。咳嗽者加貝母同煎飲。熬膏更良。餘載前梨下。

萊菔汁 用大白蘿蔔百枚，去皮，石臼中搗爛，取汁飲，能下氣，鎔痰，消麥麵、蕨粉凝結毒，火毒，衄血、下血等症。

藕汁 將鮮藕刮去皮節，石臼搗爛，絞取原汁用，能清心潤肺，順氣止血，治吐血、咯血、衄血、腸紅等症。

枳樹嫩葉 炒乾收貯，煎湯代茶，能去風。出李時珍本草綱目枳下，云出茶譜。

附錄諸果　綱目二十一種　拾遺一種

時珍曰：方冊所記諸果，名品甚多，不能詳其性味狀，既列于果，則養生者不可不知，因略采附以備

津符子 孫真人千金方云：味苦平，滑，多食令人口爽，不知五味。

必思荅 忽必烈飲膳正要云：味甘，無毒，調中順氣，出回回田地。

甘劍子 范成大桂海志云：狀似巴欖子，仁附肉，有白靨，不可食，發人病，北人呼爲海胡桃是也。

楊搖子 沈瑩臨海異物志云：生閩越，其子生樹皮中，其體有脊，形甚異而味甘，無奇色，青黃，長四五寸

海梧子　稽含南方草木狀云。出林邑。樹似梧桐。色白，葉似青桐。其子大如栗。肥甘可食。

木竹子　桂海志云，皮色形狀全似大枇杷。肉味甘美。秋冬實熟。出廣西。

櫓罟子　桂海志云大如半升盌。數十房攢聚成毬。每房有縫。冬生青，至夏紅。破其瓣食之。微甘。出廣西

羅晃子　桂海志云狀如橄欖。其皮七層。出廣西。顧玠海槎錄云橫州出九層皮果。至九層方見肉也。夏熟。味如栗。

榷子　徐表南州記云。出九真交趾。樹生子如桃實。長寸餘。二月開花。連着子。五月熟。色黃。鹽藏食之。味酸似梅。

夫編子　南州記云。樹生交趾山谷。三月開花。仍連着子。五六月熟。入雞魚豬鴨羹中。味美。亦可鹽藏。

白緣子　劉欣期交州記云。出交趾。樹高丈餘。實味甘美。如胡桃。

繫彌子　郭義恭廣志云。狀圓而細。赤如軟棗。其味初苦後甘。可食。

人面子 草木狀云，出南海，樹似含桃，子如桃實，無味，以蜜漬可食，其核正如人面，可玩。祝穆方輿勝覽云，出廣中，大如梅李，春花夏實秋熟，蜜煎甘酸可食，其核兩邊似人面，口目鼻皆具。

黃皮果 海槎錄云，出廣西橫州，狀如楝子及小棗，而味酸。

四味果 段成式酉陽雜俎云，出祁連山，木生如棗，剖以竹刀則甘，鐵刀則苦，木刀則酸，蘆刀則辛。行旅得之，能止飢渴。

千歲子 草木狀云，出交趾，蔓生，子在根下，鬚綠色，交加如織，一苞恒二百餘顆，皮殼青黃色，殼中有肉如栗，味亦如之，乾則殼肉相離，撼之有聲。桂海志云，狀似青黃李，味甘。

侯騷子 酉陽雜俎云，蔓生，子大如雞卵，既甘且冷，消酒輕身，王太僕曾獻之。

酒杯藤子 崔豹古今注云，出西域，藤大如臂，花堅硬，可以酌酒，文章映徹，實大如指，味如荳蔻，食之消酒，張騫得其種于大宛。

藺音閵**子** 賈思勰齊民要術云藤生交趾合浦緣樹木正二月花四五月熟如梨赤如雞冠核如魚鱗生食味淡。

山棗 寰宇志云出廣東肇慶府葉似梅果似荔枝九月熟可食。

隈支 宋祁益州方物圖云生邛州山谷中樹高丈餘枝修而弱開白花實大如雀卵狀似荔枝肉黃膚甘

靈牀上果子 拾遺藏器云人夜讝語食之即止。

諸果有毒 拾遺

凡果未成核者食之令人發癰癤及寒熱。

凡果落地有惡蟲緣過者食之令人患九漏

凡果雙仁者有毒殺人。

凡果雙蒂者有毒殺人。沉水者亦殺人。

凡果忽有異常者，根下必有毒蛇，食之殺人。

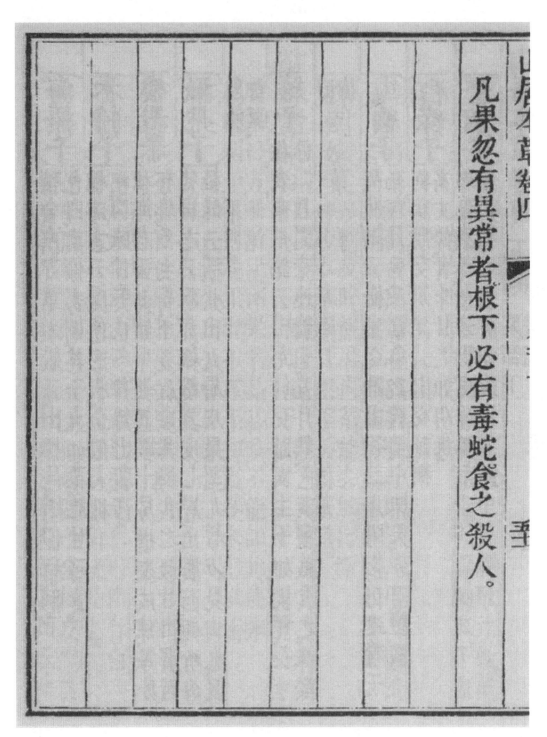

山居本草卷五上目錄

竹木花卉部上

楓木皮　根葉　菌　　桐木皮　花

油桐　　楝即苦楝　根皮　花

柳葉　柳寄生　枝　柳膠　　柳耳見菜部

檉柳　檉乳　　櫸柳葉

水楊木白皮及根　　白楊枝　葉

移楊　　松楊木皮

樿木　　烏臼木根白皮　葉　油

柘木柘黃　　奴柘

枳實　枳殼　枳茹　根皮　嫩葉　　枸橘刺　樹皮

梔子花　　女貞子　葉

放杖木　接骨木

靈壽木根皮　楤木白皮

木麻　長松

赤箭天麻還筒子　术蒼术　白术

白頭翁花　柴胡苗

前胡　山慈姑根　葉　花

石蒜根　水仙花根

白茅茅針　花　屋上敗茅　芒莖　敗芒箔

當歸花　根

山居本草卷五

新安程履新德基甫述

孫　存禮季和甫　存信季成甫　校

竹樹花卉部

（桃李梅杏之類，已見果部；山丹葵蓼之類，已見菜部。由此類推，可互參考。）

蘇文忠公曰：寧可食無肉，不可居無竹。無肉令人瘦，無竹令人俗。人瘦尚可肥，士俗不可醫。若對此君還大嚼，世間那得揚州鶴。予常入幽人之居，見茅簷三間，既已清淨無塵，而修竹數竿，益復饒有韻致，洵足樂也。居不可無竹，尚矣。至於松柏菊艾之類，處處皆生，家家可種，不以華堂而爭茂盛，不以茅居而自萎枯，有勢利之人情無勢利之竹樹，如江上之清風，山間之明月，取之無禁，用之不竭，則梅妻較勝霍大將軍之妻，鶴子何如蔡老平章之子哉。予猥以懸壺末技，浪跡四方五十餘年，每經滄桑之感，輒興蓴蕨之懷，堅辭　親藩，得遂初志，歸來三徑雖荒，松菊猶存，擷充半畝，聊作藥欄，滿園有不謝之花，應病多不買之藥，菊花艾葉，曾起百千萬種疾病，枸杞黄精，得延八九十歲老人。措大不會偷閒撒嬾，偶得少暇，漫將竹樹花卉，聊集成卷，只取眼前易得之物，不敢索隱探奇，博雅君子，得無哂其拙陋云。

竹

處處有之，其類甚多，皆土中苞笋，各以時出，旬日落籜而成竹，莖有節，節有枝，枝有小節，節有葉，葉必三之，枝必兩之。根下之枝。一爲雄。二爲雌。雌者生筍。其根鞭喜行東南。而宜死猫。畏皂刺油麻。以五月十三日爲醉日。六十年一花。花結實。其竹即枯。竹枯曰箹。竹實曰簝。小曰篠。大曰簜。其中皆虛。而有實心竹。出滇黃。其外皆圓。而有方竹。出川蜀。其節或暴或無。或促或疎。暴節竹出蜀中。高節磥砢。即筇竹也。無節竹出秦州。空心直上。即通竹也。篃竹一尺數節。出荆南。笛竹一節尺餘。出吳楚。篔簹竹。一節近丈。出南廣。其幹或長或短。或巨或細。變廣由吾竹。長三四丈。其肉薄。可作屋柱。簹竹大至數圍。其肉厚。可爲梁棟。永昌漢竹。可爲桶斛。䈽竹可爲舟船。嚴州越王竹。高止尺餘。辰州龍絲竹。細僅如針。高不盈尺。其葉或細或大。鳳尾竹。葉細三分。龍公竹。葉若芭蕉。百葉竹。一枝百葉。其性或柔或勁。或滑或濇。濇者可以錯甲。謂之篾簩。滑者可以爲席。謂之桃枝。勁者可以爲戈刀箭矢。謂之矛竹、箭竹、筋竹、石麻。柔者可爲繩索。謂之蔓竹、弓竹、苦竹、把髮。其色有青。有黃。有白。有赤。有烏。有紫。有斑。斑者駁文點染。紫者黯色黝然。烏者黑而害母。赤者厚而直。白者薄而曲。黃者如金。青者如玉。有湘妃竹。多斑文。其別種有棘竹。一名笏竹。芒棘森然。大者圍二尺。可禦盜賊。棕竹一名實竹。其葉似棕。可爲柱杖。

慈竹一名義竹。叢生不散。人栽爲玩。廣人以筋竹絲爲竹布甚脆。入藥之竹刈後。餘載竹譜。

篁竹葉性平。味苦。主治欬逆。上氣溢筋急。惡瘍。殺小蟲。除煩熱。風痓。喉痺。嘔吐。煎湯熨霍亂轉筋。

淡竹葉性寒。味甘辛。主治胸中痰熱。欬逆上氣。吐血熱毒。止消渴。凉心經。益元氣。治熱狂煩悶。中風失音不語壯熱頭疼。頭風。止驚悸。瘟疫迷悶。喉痺鬼疰。殺小蟲。壓丹石。妊婦頭旋倒地。小兒驚癇天吊。煎濃汁漱齒中出血。洗脫肛不收。

苦竹葉性冷。味苦。主治明目利九竅。口瘡眼疼。不睡。止消渴。解酒毒。除煩熱。發汗。療中風。瘖瘂。殺蟲。燒末和豬膽塗小兒頭瘡耳瘡疥癬和雞子白塗一切惡瘡頻用取効。

〔附方〕上氣發熱因奔趍走馬後飲冷水所致者竹葉三觔橘皮三兩水一斗煎五升細服三日一劑。時行發黃竹葉五升切小麥七升石膏三兩水一斗半煑取七升細服盡劑愈。

〔筀竹根〕作湯益氣止渴補虛下氣消毒。

〔淡竹根〕煑汁服除煩熱解丹石發熱渴消化痰去風熱驚悸迷悶小兒驚癇同葉煎湯洗婦人子宮下脫。

〔苦竹根〕剉一觔水五升煑汁一升分三服下心肺五臟熱毒。

〔附方〕産後煩熱逆氣用甘竹根切一斗五升煑取七升去滓入小麥二升大棗二十枚煑三四

沸。入甘草一兩。麥門冬一升。再煎至二升。每服五合。

淡竹茹。主治嘔吐。溫氣。寒熱。吐血。崩中。止肺痿。唾血。鼻衄。治五痔。噎膈。傷寒勞復。小兒熱癇。婦人胎動。

苦竹茹。主治下熱壅。水煎服。止尿血。

篁竹茹。治勞熱。

附方 傷寒勞復。傷寒後交接勞復。卵腫股痛。竹皮一升。水三升。煑五沸。服汁。婦人傷復。病初愈。有所勞動。致熱氣衝胸。手足搐搦。拘急如中風狀。淡竹青茹半斤。栝樓二兩。水二升。煎一升。分二服。產後煩熱。內虛短氣。甘竹茹湯。用甘竹茹一升。人參茯苓甘草各一兩。黃芩二兩。水六升。煎二升。分服。日三服。婦人損胎。孕八九月。或墜傷。牛馬驚傷。心痛。用青竹茹五兩。酒一升。煎五合。服之。月水不斷。青竹茹微炙為末。每服三錢。水一盞。煎服。小兒熱痛。卜喋體熱。竹青茹三兩。蒲三升煎一升服一合。齒血不止生竹皮醋浸令人含之噀其背上三過以茗汁漱之。牙齒宣露黃竹葉當歸尾研末煎湯入鹽含漱。飲酒頭痛竹茹二兩水五升煑三升納鷄子三枚煑三沸食之。傷損內痛兵杖所加木石所迮血在胸背脅下刺痛用青竹茹亂髮各一團炭火炙煎爲末酒一升煑三沸服之三服愈。

淡竹瀝凡取瀝將竹截作二尺長劈開以磚兩片對立架竹于上以火炙出其瀝以盤承取。一法以竹截五六寸用瓶盛倒懸下以器盛之周圍炭火燒逼其瀝下于器中收取。性凉味甘淡假火而成謂之火泉體滑滑以利竅滲灌經絡中爲搜解熱痰聖藥令胸中膈上四肢百脈皮裏膜外靡不週到主治中風癱瘓語言蹇澁手足麻木及顛癇驚狂經年痰火非此不能成功必藉辛以佐之須加薑汁爲功其力更勝。又因其性凉。長於清火。極能補陰。用療血虛自汗。消渴尿多。及金瘡口噤。胎前產後。凡陰虛之病。繇於火爍。以此滋之潤之。則血得其養矣。

〔薑竹瀝〕治風痓。

〔苦竹瀝〕明目。利九竅。治口瘡目疼。牙痛。功同淡竹。

〔慈竹瀝〕和粥飲。療熱風。

〔附方〕中風口噤。竹瀝薑汁等分。日日飲之。小兒口噤。體熱。用竹瀝二合。煖飲。分三四服。產後中風。口噤身直。面青手足反張。竹瀝飲一二升。即甦。破傷中風。凡閃脫折骨諸瘡。慎不可當風用扇。中風則發痓。口噤項急。殺人。急飲竹瀝二三升。忌冷飲食及酒。竹瀝卒難得。可合十許束併燒。取之。金瘡中風。口噤欲死。竹瀝半升。微微煖服。大人喉風。篳竹油頻飲之。小兒重口竹瀝漬黃蘗，時時點之。小兒傷寒淡竹瀝、葛根汁各六合。細細與服。小兒狂語夜後便發。竹瀝夜服二合。婦人胎動妊娠因夫所動。困絕。以竹瀝飲一升。立愈。孕婦子煩竹瀝頻頻飲之。梅師方。茯苓二兩、竹瀝一升、水四升，煎二升，分三服。不瘥更作之。時氣煩燥五六日不解。青竹瀝半盞煎熱。數數飲之。厚覆取汗。消渴尿多竹瀝恣飲數日愈。欬嗽肺痿大人小兒。欬逆短氣。胸中汲汲。欬出涕吐。嗽出臭膿。用淡竹瀝一合服之。日三五次。以愈為度。產後虛汗淡竹瀝三合。煖服。須臾再服。小兒吻瘡竹瀝和黃連、黃蘗、黃丹傅之。小兒赤目淡竹瀝點之。或入人乳。赤目眥痛不得開者。肝經實熱所致。或生障翳。用苦竹瀝五合、黃連二分。綿裹浸一宿。頻點之。令熱淚出。卒牙齒痛苦竹燒一頭。其一頭汁出。熱揩之。丹石毒發頭眩耳鳴。恐懼不安。淡竹瀝頻服二三升。

竹筍見菜部

慈竹籜主治小兒頭身惡瘡燒散和油塗之或入輕粉少許。

竹實如鷄子大甘如蜜。鳳凰所食食之通神明輕身益氣。

山白竹卽山間小白竹也。燒灰入腐爛瘡疽藥。

松樹磥砢修聳多節皮粗厚有鱗形二三月抽蕤生花長四五寸采其花蕊爲松黄結實狀如猪心疊成鱗砌老則子長鱗裂然葉有二針三針五針之別三針者爲栝子松五針者爲松子松其子大如栢子惟遼東及雲南者子大如巴豆可食已見果部

松香綱目作松脂又有松膏松肪松膠瀝青諸名采煉法並在服食方中以桑灰汁或酒煑軟挼納寒水中數十遍白消則可用。性溫味苦甘主治安五臟潤心肺除邪下氣去胃中伏熱咽乾消渴強筋骨利耳目風痺死肌癩風上黨趙瞿病癩歷年垂死其家棄之送置山穴中瞿怨泣經月有仙人見而哀之以一囊藥與服服百餘日其瘡都愈顏色潤澤仙人再過之瞿謝活命之恩乞求其方仙曰此是松脂山中便多汝煉服之可以長生瞿乃歸家長服身輕力倍年百餘歲齒堅髮黑夜臥忽見屋間有光大如鏡久而一室盡明後入抱犢山成地仙人聞皆競服之不過一月未見大益輒爾中止志之不堅如此安能有成一切惡瘡治崩帶煎膏生肌止痛排膿拔風貼諸瘡膿血瘻爛塞牙孔殺蟲久服辟穀輕身延年

附方服食辟穀千金方用松脂十觔以桑薪灰汁一石煑五七沸漉出冷水中旋復煑之凡十遍乃白細研為散每服一二錢粥飲調下日三服服至十兩以上不饑饑再服之一年以後夜視目明久服延年益壽又法百鍊松脂治下篩蜜和納角中勿見風日每服一團一日三服服至百日耐寒暑二百日五藏補益五年即見西王母伏虎禪師服法用松脂十觔鍊之五度令苦味盡每一觔入茯苓四兩每旦水服一

刀圭。能令不食而復延齡身輕淸爽。

强筋補益　四聖不老丹。用明松脂一觔。以無灰酒沙鍋內桑柴火煑數沸。竹枝攪稠乃住火。傾入水內結塊。復以酒煑九遍。其脂如玉。不苦不澁乃止。爲細末。用十二兩入白茯苓末半觔。黃菊花末半觔。柏子仁去油取霜半觔。鍊蜜丸如梧子大。每空心好酒送下七十二丸。須擇吉日修合。勿令婦人鷄犬見之。松梅丸。用松脂以長流水桑柴煑拔三次。再以桑灰滴汁煑七次。扯拔。更以好酒煑二次。仍以長流水煑二次。色白不苦爲度。每一觔入九蒸地黃末十兩。烏梅末六兩。鍊蜜丸梧子大。每服七十丸。空心鹽米湯下。健陽補中。强筋潤肌。大能益人。

揩齒固牙　松脂出眞定者佳。稀布盛入沸湯煑。取浮水面者投冷水中。不出者不用。研末入白茯苓末和勻。日用揩齒漱口。亦可嚥之。固牙駐顏。

歷節諸風　百節酸痛不可忍。松脂三十觔。鍊五十遍。以鍊酥三升。和脂三升。攪令極稠。每旦空心酒服方寸匕。日三服。數食麪粥爲佳。愼血腥生冷酢物果子。一百日瘥。

肝虛目淚　鍊成松脂一觔。釀米二斗造酒。頻飲之。

婦人白帶　松香五兩。酒二升。煑乾。末白朮細酒小糊丸。如梧子大。每服百丸。溫酒下。

兒禿瘡簡便方。用松香五錢，猪油一兩，熬搽。一日數次數日即愈。衛生寶鑑用瀝青二兩，黄蠟一兩半，銅綠一錢半，麻油一兩半。文武熬收。每攤貼之，神效。小兒緊唇松脂灸化貼之。風蟲牙痛刮松上脂，滚水泡化，一漱即止，已試驗。齲齒有孔松脂紝塞，須臾蟲從脂出也。久聾不聽鍊松脂三兩，巴豆一兩，和搗成丸，薄綿裹塞。一日二度。一切瘻瘡鍊成松脂末，填令滿。日三四度。一切腫毒松香八兩，銅青二錢，蓖麻仁五錢，同搗作膏，攤貼妙。軟節頻發翠玉膏，用通明瀝青八兩，銅綠二兩，麻油三錢，雄猪膽汁三筒，先溶瀝青，乃下油膽，傾入水中扯拔，器盛。每月緋帛攤貼，不須再換。小金絲膏治一切瘡癤腫毒。瀝青、白膠香各二兩，乳香二錢，沒藥一兩，黄蠟三錢，又以香油三錢，同熬至滴下不散，傾入水中，扯千遍收貯。每捻作餅貼之。疥癬濕瘡松膠香研細，少入輕粉。先以油塗瘡，糝末在上，一日便乾。頑者三二度愈。陰囊濕痒欲潰者，用板兒松香爲末，紙捲作筒，每根入花椒三粒，浸燈盞內三宿，取出點燒，淋下油搽之。先以米泔洗過。金瘡出血瀝青末少加生鍋屑末。糝之立愈。**猪嚙成瘡**松脂鍊作餅貼之。**刺入肉中**百理不瘥松脂流出如乳頭。香者傅上。以帛裹之三五日。當有根出。不痛不痒。不覺自安。

〔松節〕主治百節久風。風虛。腳痹疼痛。釀酒主腳弱。骨節風。炒焦。治筋骨間病。能燥血中之濕。煎水含漱。治風蛀牙痛。燒灰日指亦可。

〔附方〕**歷節風痛**四肢如解脫。松節酒。用二十觔。酒五斗浸三七日。每服一合。日五六服。**轉筋攣急**松節一兩。剉如米大。乳香一錢。銀石器慢火炒焦。存一二分性。出火毒。研末。每服一二錢。熱木瓜酒調下。一應筋病皆治之。**風熱牙病**聖惠方。用油松節如棗大一塊。碎切。胡椒七顆。入燒酒須二三盞。乘熱入飛過白礬少許。噙漱三五口立瘥。又用松節二兩。槐白皮。地骨皮各一兩。漿水煎湯。熱漱冷吐。瘥乃止。**反胃吐食**松節煎酒。細飲之。**陰毒腹痛**油松木七塊。炒焦。冲酒二鍾。熱服。

顛撲傷損松節煎酒服。

【松𨡎】音詣。火燒松枝取液也。主治瘡疥。及馬牛瘡。

【松葉】又名松毛。主治風濕瘡。生毛髮。安五臟。守中不饑延年。細切以水及麵飲服之。或擣屑丸服。可斷穀及治惡疾。去風痛脚痺。殺米蟲。炙署凍瘡風瘡。焚可辟蚤。

【附方】服食松葉松葉細切更研。每日食前。以酒調下二錢。亦可煮汁作粥食。初服稍難。久則自便矣。令人不老。身生綠毛。輕身益氣。久服不已。絕穀不饑不渴。天行瘟疫松葉細切。酒服方寸七。日三服。能辟五年瘟。中風口喎青松葉一觔擣汁。清酒一升浸二宿。近火一宿。初服半升。漸至一升。頭面汗出即止。三年中風松葉一觔細切。以酒一斗。煑取三升。頓服汗出立瘥。歷節風痛松葉擣汁一升。以酒三升。浸七日。服一合。日三服。脚氣風痺痺。不能行。松葉酒治十二風。服更生散四劑及衆瘡不得力。服此一劑。便能行遠。不過兩劑松葉六十觔細剉以水四石煑取四斗九升以米五斗釀如常法。別煑松葉汁以漬米并饋飯泥釀封頭七日發酒飲之取醉得此酒力者甚衆**風牙腫痛**松葉一握鹽一合酒二升煎漱。**大風惡瘡**猪肉松葉二斤麻黄去節五兩剉以生絹袋盛清酒二斗浸之。春夏五日秋冬七日每溫服一小盞常令醺醺以效爲度**陰囊濕痒**松毛煎湯頻洗。

根白皮補五勞。益中氣。辟穀不饑。

木皮又名赤龍皮**主治生肌止血癰疽瘡口不合白秃杖瘡湯火瘡。**

附方　**腸風下血**松不皮去粗皮。取裏白者。切焙研爲末每服一錢。臘茶湯下。**三十年痢**去松上蒼皮一斗爲末。麪糊和服一升日三服不過一斗。救人。**金瘡杖瘡**赤龍鱗卽古松皮。煅存性研末搽之。最止痛。**小兒頭瘡**浸濕名胎風瘡。古松上自有老枯皮。入豆豉少許。瓦上炒存性研末，入輕粉香油調塗之。

松子、松花 俱見果部

松蕈 見菜部

栢 一名椈（音菊）。又有側栢之分。史記言松栢爲百木之長。樹聳直，皮薄肌膩，花細瑣，其實成梂，狀如小鈴，霜後四裂。中有數子，大如麥粒，芬香可愛。栢葉松身者，檜也。其葉尖硬。亦謂之栢。今人名圓栢，以別側栢。松葉栢身者，縱也。松檜相半者，檜栢也。峩眉山中一種竹葉栢身者，謂之竹栢。

栢子仁 凡使，先以酒浸一宿，至明漉出，晒乾，用黃精自然汁二兩，好酒二兩，浸，緩火煑成膏爲度。如尋常用，只蒸熟，晒裂，舂簸取仁，炒，研用。一法，擣去殼用。性人先以濕火隔紙微炒，碾去油爲末。若油黑者勿用。平。味微甘。栢爲百木之長，得陰氣最厚。其子生于樹杪。含蓄精粹，取香氣透心，體潤滋血。同茯神、棗仁、生地、麥冬為濁中清品主治心神虛怯驚悸怔忡顏色憔悴肌膚燥痒皆養心血之功也又取氣味俱濃濁中歸腎同熟地龜板枸杞牛膝為封塡骨髓主治腎陰虧損腰背重痛足膝軟弱陰虛盜汗皆滋腎燥之力也味甘亦能緩肝補肝膽之不足極其穩當但性平力緩宜多用之為妙

附方服栢實法 八月連房取實暴收去殼研末每服二錢溫酒下一日三服渴即飲水令人悅澤一方加松子仁等分以松脂和丸一方加菊花等分蜜丸服奇效方用栢子仁二觔為末酒浸為膏棗肉三觔白蜜白朮末地黃末各一觔搗勻丸彈子大每嚼一丸一日三服百日百病愈久服延年壯神

老人虛秘 栢子仁松子仁大麻仁等分同研溶蜜蠟丸梧子大以少黃丹湯食前調服二三十丸日二服腸

風下血梔子十四箇，槌碎，囊貯浸好酒三盞，煎八分服，立瘥。小兒躽啼驚癇腹滿，大便青白色，用栢子仁末，溫水調服一錢。黃水濕瘡真栢油二兩，香油二兩，熬稠搽之如神。

葉栢有數種，取側葉者佳，故名側栢葉。作丸散，陰乾炒黑為末，每服二錢，湯調下，治痔瘡最妙。性涼

味苦澁。味苦滋陰，帶澁斂血，專清上部逆血。凡吐血、衄血、咳血、唾血、諸症，功高犀角。取其色青，凌冬不凋，長生之物，主養肝膽，膽氣清則能上升，餘臟從之宣化。其氣清香，味澁，大能斂心，心寧則神安而生血。其體潤，性涼，亦能滋肺，肺清則臟和而生氣。又得陰氣最厚，如遺精、白濁、尿管澁痛，屬陰脫者，同牛膝治之甚效。炙罯凍瘡，燒取汁塗頭，黑髮。傳湯火傷，止痛滅瘢。點湯代茶，常服

輕身益氣。令人耐寒暑。去濕痺。生肌。殺五臟蟲。益人元
旦浸酒飲辟邪。

附方

服松栢法　孫真人枕中記云：常以三月四月，採新
生松葉，長三四寸許，并花蕊陰乾；又於新
深山巖谷中，採當年新生栢葉，長二三寸者，陰乾爲末，
白蜜丸如小豆大。常以日未出時，燒香東向，手持八十
一丸，以酒下。服一年，延十年命；服二年，延二十年命。欲
得長肌肉，加大麻、巨勝；欲心力壯健者，加茯苓、人參。此
藥除百病，益元氣，滋五臟六腑，清明耳目，強壯不衰老，
延年益壽，神驗。用七月七日露水丸之更佳。服時仍祝
曰：神仙真藥，體合自然。服藥入腹，天
地同年。祝畢服藥，忌諸雜肉、五辛。

神仙服餌　五月五
日採五
方側栢葉三觔，遠志去心二觔，白茯苓去皮一觔，爲末，
悚蜜和丸梧子大。每以仙靈脾酒下三十丸，日再服。並
無所忌。勿
示非人。

中風不省　涎潮口禁，語言不出，手足嚲曳。得
病之日，便進此藥，可使風退氣和，
不成廢人。栢葉一握，去枝；葱白一握，連根，研如泥，無灰
酒一升，煎一二十沸，溫服。如不飲酒，分作四五服，方進

他藥。時氣瘴疫社中西南栢樹。東南枝。取暴乾研末。每服一錢。新水調下。日三四服。霍亂轉筋栢葉搗爛裹脚上。及煎汁淋之。吐血不止張仲景栢葉湯。用青栢葉一把。乾薑二片。阿膠一挺炙。三味。以水二升。煮一升。去滓。別絞馬通汁一升。合煎取一升。綿濾。一服盡之。聖惠方。用栢葉米飲服二錢或蜜丸或水煎服並良。憂恚嘔血煩滿少氣。胸中疼痛。栢葉為散。米飲調服二方寸匕。衄血不止栢葉搯花。研末吹之。小便尿血栢葉黄連焙研。酒服三錢。大腸下血隨四時方向采側栢葉燒研。每米飲服二錢。王渙之舒州病此。陳宜父大夫傳方。二服愈。酒毒下血或下痢。嫩柏葉九蒸九晒二兩。陳槐花炒焦一兩。為末。蜜丸梧子大。每空心溫酒下四十丸。蠱痢下血男子婦人小兒大腹下黑血茶脚色。或膿血如淀色。栢葉焙乾為末。與黄連同煎為汁服之。小兒洞痢柏葉煮汁。代茶飲之。月水不斷側柏葉炙芍藥等分。每用三錢。水酒各半煎服。室女用側柏葉木賊炒微焦等分為末。每服二錢。米飲下。湯火燒灼柏葉生擣塗之。繫定二三日。止痛滅瘢。鼠瘰核痛未成膿。以柏葉擣塗。熬鹽熨之。氣下即消。大風癘疾者髮不生。側柏葉九蒸九晒爲末。煉蜜丸梧子大。每服五丸。至十丸。日三夜一服。百日良。頭髮不生側柏葉陰乾作末。和麻油塗之。頭髮黃赤生柏葉末一升。猪膏一觔和丸彈子大。每以布裹一丸。納泔汁中化開沐之。一月色黑而潤矣。

枝節煑汁釀酒。去風痺歷節風。燒取㵎油。療癘疥及蟲癩。

附方霍亂轉筋以暖物裹脚後。以柏木片煑湯淋之。齒𧏾腫痛柏枝燒熱柱孔中。須臾蟲緣枝出。惡瘡有蟲久不愈者。以柏枝節燒瀝取油傅之。三五次無不愈。亦治牛馬疥。

脂主治身面疣目。同松脂研勻塗之自去。

根白皮治火灼爛瘡。長毛髮。

〔附方〕熱油灼傷柏白皮以臘猪脂煎油塗瘡上。

蘗木一名黃蘗俗作黃柏樹高數丈葉似吳茱萸經冬不凋。皮外白裡深黃色其根結塊如茯苓狀名檀桓家名木芝服可延年。處處有之以川中出者肉厚色深為佳。性寒味苦樹高數丈其皮從上直下。味苦入腎。是以降火能自頂至踵淪膚徹髓。無不週到專瀉腎與膀胱之火益腎屬寒水。水少則漸消涸竭則變熱若氣從臍下起者陰火也內經曰腎欲堅。以苦堅之。堅則為補丹溪以此一味名大補丸。用鹽水製。使鹽以入腎。以救腎水。用蜜湯拌炒。取其戀膈而不驟下。治五心煩熱。目痛口瘡諸症。單炒褐色。治腸紅痔漏遺精白濁。濕熱黃疸。及膀胱熱臍腹內痛。凡屬相火用此抑之腎自堅固而無狂蕩之患因味苦能走骨能沉下用酒拌炒四物湯調服領入血分治四肢骨節走痛足膝酸痛無力遍身惡瘡及脚氣攻冲嘔逆惡心陰虛血熱火起于足者益此一味名潛行散能瀉陰中之火亦能安蛔蟲以苦降之之義也得知母滋陰降火得蒼术除濕清熱爲治痿要藥得細辛瀉膀胱火治口舌生瘡生末傅小兒頭瘡

附方陰火爲病大補丸用黃蘗去皮鹽酒炒褐色爲末水丸梧子大血虛四物湯下氣虛四君子湯下 男女諸虛孫氏集效方坎離丸治男子婦人諸虛百損小便淋漓遺精白濁等證黃蘗去皮切二觔熟糯米一升童子小便浸之九浸九晒蒸過晒研爲末酒煮麪糊丸梧子大每服一百丸溫酒送下

上盛下虛水火偏盛消中等證黃蘗一觔分作四分用醇酒蜜湯鹽水童尿浸洗晒炒爲末以知母一觔去毛切搗熬膏和丸梧子大每服七十丸白湯下。

臟毒痔漏下血不止孫探玄集效方蘗皮丸用川黃蘗皮刮淨一觔分作四分三分用酒醋童尿各浸七日洗晒焙。一分生炒黑色爲末煉蜜丸梧子大每空心溫酒下五十丸久服除根。一揚誠經驗方百補丸專治諸虛赤白濁用川蘗皮刮淨一觔分作四分用酒蜜人乳糯米泔各浸透炙乾切研廩米飯丸如上法服。又陸一峯蘗皮丸黃蘗一觔分作四分三分用醇酒。鹽湯。童尿。各浸二日焙研。一分用酥炙研末以猪臟一條去膜入藥在內紮煮熟搗丸如上法服之。

下血數升黃蘗一兩去皮雞子白塗炙爲末水丸綠豆大每服七丸溫水下名金虎丸。

小兒下血或血痢黃蘗半兩赤芍藥四錢爲末飯丸麻子大每服一二十丸食前米飲下。

妊娠下痢白色晝夜三五十行根黃厚者蜜炒令焦爲末大蒜煨熟去皮搗爛和丸梧子大每空心米飲下三五十丸日三服神妙不可述。

小兒熱瀉黃蘗削皮焙爲末用米湯和丸粟米大每服一二十丸米湯下。

赤白

濁淫及夢洩精滑。眞珠粉丸：黃蘗炒、眞蛤粉各一觔，爲末，每服一百丸，空心溫酒下。黃蘗苦而降火，蛤粉鹹而補腎也。又方：加知母炒、牡蠣粉煅、山藥炒，等分爲末，糊丸梧子大，每服八十丸，鹽湯下。積熱夢遺心忪恍惚，膈中有熱，宜清心丸主之：黃蘗末一兩，片腦一錢，煉蜜丸梧子大，每服十五丸，麥門冬湯下。此大智禪師方也。消渴尿多能食。黃蘗一觔，水一升，煮三五沸，渴即飲之，恣飲數日即止。嘔血熱極黃蘗蜜塗炙乾，爲末，麥門冬湯調服二錢，立瘥。時行赤目黃蘗去粗皮，爲末，濕紙包裹，黃泥固煨乾。每用一彈子大，紗帕包之，浸水一盞，飯上蒸熟，乘熱熏洗，極效。此方有金木水火土，故名五行湯。一丸可用二三次。嬰兒赤目在蓐內者，人乳浸黃蘗汁點之。眼目昏暗每旦含黃蘗一片，吐津洗之，終身行之，永無目疾。卒喉痹痛黃蘗片含之。又以一斤，酒一斗，煮三沸，恣飲便愈。咽喉卒腫食飲不通，苦酒和黃蘗末傅之，冷即易。小兒重舌黃蘗浸苦竹瀝點之。口舌生瘡外臺用黃蘗含之，良。深師用蜜漬取汁，含之吐涎。寇氏衍義治心脾有熱，舌頰生瘡，蜜炙黃蘗青黛各一分，為末。入生龍腦一字，摻之，引涎。赴筵散：用黃蘗、細辛等分，為末，摻。或用黃蘗、乾薑等分，亦良。

口疳臭爛 綠雲散：用黃蘗五錢，銅綠二錢，摻之，漱去涎。鼻疳有蟲 黃蘗二兩，冷水浸一宿，絞汁溫服。鼻中生瘡 黃蘗、檳榔末，豬脂和傅。唇瘡痛痒 黃蘗末，以薔薇根汁調塗，立效。鬈毛毒瘡 生頭中，初生如蒲桃，痛甚。黃蘗一兩，乳香二錢半，為末，槐花煎水調作餅，貼于瘡口。

小兒顖腫 生下即腫者，用黃蘗末，水調貼足心。傷寒遺毒 手足腫痛欲斷，黃蘗五觔，水三升，煮漬之。癰疽乳發 初起者，黃蘗末和鷄子白塗之，乾即易。癰疽腫毒 黃蘗皮炒，川烏頭炮，等分為末，唾調塗之，留頭，頻以米泔水潤濕。小兒臍瘡 不合者，黃蘗末塗之。小兒膿瘡 遍身不乾，用黃蘗末，入枯礬少許，摻之即愈。男子陰瘡 有二種：一者陰蝕作臼膿出，一者只生熱瘡。用黃蘗、黃芩等分，煎湯洗之，仍以黃蘗、黃連作末傅之。又法：黃蘗煎湯洗之，塗以白蜜。臁瘡 凡人冬月向火熱瘡 黃蘗末一兩，輕粉三錢，豬膽汁調搽之。或只用蜜炙黃蘗一味。火毒生瘡

火氣入內兩股生瘡其汁淋漓用黃蘗末摻之立愈一婦病此人無識者有用此而愈

自死肉毒 白死六畜有毒以黃蘗末水服方寸匕

斂瘡生肌 黃蘗末麪糊調塗效

凍瘡裂痛 乳汁調黃蘗末塗之

梓 一名木王木似桐而葉小花紫處處有之有三種木理白者為梓赤者為楸梓之美文者為椅楸之小者為榎

性寒味苦主治熱毒去三蟲療目疾主吐逆反胃溫病復感寒邪變為胃腕煮汁飲之煎湯洗小兒壯熱一切瘡疥皮膚瘙痒

附方 時氣溫病 頭痛壯熱初得一日用生梓木削去黑皮取裏白者切一升水二升五合煎汁每服八合取瘥

葉 療手脚火爛瘡搗傅諸瘡飼豬肥大三倍

〔附方〕風癬疙瘩 梓葉、木綿子、羯羊屎、鼠屎等分，入瓶中合定，燒取其汁塗之。

楸 葉大而早脫，故謂之楸。有二種，一種刺楸，樹高大，皮色蒼白，上有黃白斑點，枝梗間多刺，葉嫩時煠熟水淘過拌食，其木濕脆燥堅，即梓之赤者也。

木白皮 性涼，味苦。主治消食澁腸，下氣，上氣欬嗽，吐逆，殺三蟲，及皮膚蟲，亦入面藥。煎膏傅惡瘡疽瘻癰腫疳痔，除膿血，生肌膚，長筋骨。口吻生瘡，貼之，頻易取效。

〔附方〕瘻瘡 楸枝作煎，頻洗取效。白癜風瘡 楸白皮五斤，水五斗，煎五升，去滓，煎如稠膏，日三摩之。

〔葉〕搗傅瘡腫，煮湯洗膿血。冬取乾葉用之。諸癰腫潰及內有刺不出者，取葉十重貼之。

附方上氣欬嗽 腹滿癃瘦者，楸葉三斗，水三斗，煮三十沸，去滓，煎至可丸如棗大，以筒納入下部中，立愈。

一切毒腫 不問硬軟，取楸葉十重傅瘡上，旋帛裹之，日三易之，當重重有毒氣爲水，流在葉上，冬月取乾葉，鹽水浸軟，或取根皮擣爛傅之，皆效，止痛消腫，食膿血，勝于衆藥。

瘰癧瘻瘡 煎神方，秋分前後早晚令人持袋摘楸葉，納袋中，秤取十五斤，以水一石，淨釜中煎取三斗，又換鍋煎取七八升，又換鍋煎取二升，乃納不津器中，用時先取麻油半合，蠟一分，酥一栗子許，同消化，又取杏仁七粒，生薑少許，同研，米粉二錢，同入膏中攪勻，先塗瘡上，經二日來，乃拭却，即以篦子勻塗楸煎滿瘡上，仍以軟帛裹之，且日一拭，更上新藥，不過五六上，已破者即便生肌，未破者即內消。瘥後須將慎半年，采藥及煎時，並禁孝子婦人僧道雞犬見之。

灸瘡不瘥 痒痛不瘥，楸葉頭及根皮爲末傅之。

頭癢生瘡 楸葉擣汁頻塗。

兒髮不生 楸葉中心擣汁頻塗。

小兒目翳 嫩楸葉三兩爛擣，紙包泥裹燒乾，去泥入水，少許絞汁，銅器慢熬如稀餳，瓷合收之，每日點之。

小兒禿瘡 楸葉擣汁塗之。

漆本作桼。木汁可以髹物。其字象水滴而下也。人多種之。
春分前移栽易成，有利。樹身如柿，葉如椿。以金州者爲
佳。世稱金漆云。乾漆須搗碎炒熟用，不爾損
人腸胃。若濕漆煎乾更好。亦有燒存性者。**性毒而殺**
蟲，降而行瘀。削年深堅結之積滯，破日久凝聚之汙血。
治傳尸癆瘵，除風濕痺，續筋骨，塡髓腦。療欬嗽痞結腰痛。
女人癥瘕，經脉不通。去蛕蟲，殺三蟲。今人貨漆多雜桐油，故多毒。漆見蟹
而化水。凡畏漆者，嚼川椒塗口鼻則可免。
生漆瘡者，杉木湯、紫蘇湯、蟹湯浴之即愈。

附方 **小兒蟲病**胃寒危惡證與癇相似者，乾漆搗燒烟盡、白蕪荑等分爲末。米飲服一字，至一
錢。**九種心痛**及腹脇積聚滯氣，筒內乾漆一兩，搗炒烟盡，研末，醋煑麪糊丸梧子大。每服五丸，至
九丸，熱酒下。**女人血氣**婦人不曾生長，血氣疼痛不可忍，及治丈夫疝氣、小腸氣撮痛者，並宜服。
二聖丸：濕漆一兩，熬一食頃，入乾漆末一兩，和丸梧子大。每服三四丸，溫酒下。怕漆人不可服。**女人經**

閉　指南方。萬應丸。治女人月經瘀閉不來。繞臍寒疝痛徹。及產後血氣不調。諸癥瘕等病。用乾漆一兩。打碎炒烟盡。牛膝末一兩。以生地黄汁一升。入銀石器中慢熬。俟可丸。丸如梧子大。每服一丸。加至三五丸。酒飲任下。以通爲度。　產寶方。治女人月經不利。血氣上攻。欲嘔。不得睡。用當歸四錢。乾漆三錢。炒烟盡爲末。煉蜜丸梧子大。每服十五丸。空心溫酒下。　千金。治女人月水不通。臍下堅如杯。時發熱往來。下痢羸瘦。此爲血瘕。若生肉癥。不可治也。乾漆一斤。燒研。生地黄二十斤。取汁。和煎至可丸。丸梧子大。每服三丸。空心酒下。

產後青腫　瘀痛及血氣水疾。乾漆。大麥芽等分爲末。新瓦罐相間鋪滿。鹽泥固濟。煅赤。放冷。研散。每服一二錢。熱酒下。但是產後諸疾。皆可服。

五勞七傷　補益方。用乾漆。柏子仁。山茱萸。酸棗仁。各等分爲末。蜜丸梧子大。每服二七丸。溫酒下。日二服。

喉痺欲絕　不可針藥者。乾漆燒烟。以筒吸之。

解中蠱毒　平胃散末。以生漆和丸。梧子大。每空心溫酒下七十丸。至百丸。

下部生瘡　生漆塗之良。

〔藥〕曬乾研末。日用溫服一錢七。治五尸勞疾殺蟲。

子治下血。

花治小兒解顱腹脹交脛不行。

木犀 綱目作菌桂。一名筒桂。又名小桂。葉如梔子葉而光潔。叢生巖嶺間。謂之巖桂。俗呼爲木犀。其花有白者名銀桂。黃者名金桂。紅者名丹桂。有秋花者。有春花者有四季花者。有逐月花者。其皮薄而不辣。不入藥用。惟花可收。若浸酒鹽漬。及作香茶之類。

花性溫味辛。同百藥煎孩兒茶作膏餅噙。生津辟臭化痰治風蟲牙痛。同麻油蒸熟。潤髮。及作面脂。

皮治百病。養精神。和顏色。爲諸藥先通聘使。久服輕身不老。面生光華。常如童子。

木蘭 又有杜蘭。林蘭。木蓮。黃心。諸名。枝葉俱疎。其花內白外紫。亦有四季開者。深山生者尤大。可以爲舟。其木肌細而心黃。梓匠重之。

〔皮〕性寒。味苦。主治酒疸。利小便。療重舌中風傷寒。身大熱在皮膚中。去面熱赤皰酒皶。惡風癩疾。明耳目。去臭氣。陰下濕痒。水腫瘑疽。

〔附方〕小兒重舌。木蘭皮一尺。廣四寸。削去粗皮。入醋一升漬汁。噙之。面上皶皰䵟黯。用木蘭皮一觔細切。以三年酢漿漬之。百日。晒乾擣末。每漿水服方寸匕。日三服。肘後用酒漬之。梔子仁一觔。酒疸發斑赤黑黃色。心下燠痛。足脛腫滿。小便黃。由大醉當風入水所致。用木蘭皮一兩。黃芪二兩。爲末。酒服方寸匕。日三服。

〔花〕主治魚哽骨哽。化鐵丹用之。

〔木筆〕綱目作辛夷。又有辛雉侯桃房木迎春諸名處處有之。劉宰問多種插先花後葉初出枝而苞長半寸而光如筆。有毛順鋪。花開如蓮而小。有粉紅及紫二色。入藥用紫者。以未開時收爲藥。亦有白色者。人呼爲玉蘭。又有千葉者。

（芭）性溫味辛。入藥微炙。治眼去皮用向裏實者。主治溫中解肌。利九竅。通鼻塞涕出。面腫引齒痛。寒熱風頭腦疼。憎寒體噤。瘙痒眩冒。身兀兀如在船車之上者。長鬚髮。去白蟲。入面脂生光澤。療鼻淵鼻衂鼻窒鼻瘡。及痘後鼻瘡。並用研末。入麝香少許。葱白蘸入數次甚良。

樟 西南處處山谷有之。木高丈餘。小葉似楠而尖長。背有黃赤茸毛。四時不凋。夏開細花。結小子。木大者數抱。肌理細而錯縱有文。宜于雕刻。氣甚芬烈。豫章乃二木名。一類二種也。性溫味辛。主治惡氣中惡。心腹痛。鬼疰。霍亂腹脹。宿食不消。常吐酸臭水。酒煮服。無藥處用之煎湯。浴脚氣。疥癬風瘙作癢。除脚氣。霍亂須吐者。以木屑煎濃汁。吐之甚良。又中惡鬼氣卒死者。以木燒烟熏之。待醒自安。

附方 手足痛風 冷痛如虎咬者。用樟木屑一斗。急流水一石。煎極滾泡之。乘熱安足于桶上熏之。以草薦圍住。勿令湯氣入目。其功甚捷。此家傳經驗方也。

癭節 主治風疰鬼邪。

附方 三木節散 治風勞面色青白。肢節沉重。膂間痛。或寒。或熱。或躁。或嗔。思食不能食。被蟲侵蝕。證狀多端。天靈蓋酥炙研二兩。牛黃。人中白焙各半兩。麝香二錢。爲末。別以樟木瘤節。皂莢木瘤節。槐木瘤節。各爲末五兩。每以三錢。水一盞。煎半盞。去滓。調前末一錢。五更頓服。取下蟲物爲妙。

烏藥 又有旁其。鰟魮。矮樟。諸名。吳楚山中極多。人以爲薪。根葉皆有香氣。似樟而矮小也。嫩者肉白。老者肉褐色。氣雄。性溫。味辛。帶微苦。故能快氣。宣通疏散凝滯。甚下香附。外解表而理肌。内寬中而順氣。以此散寒氣則客寒冷痛自除。驅邪氣則天行瘴瘧即却。開鬱氣中惡腹痛胸膈脹滿。頓然可減。疏經氣。中風四肢不遂初產血氣凝滯。漸次能通。皆藉其氣雄之功也米泔浸三四日令透方好切片用。

附方烏沈湯治一切氣。一切冷。補五臟。調中壯陽暖腰膝。去邪氣。冷風麻痺。膀胱腎間冷氣攻衝背膂俛仰不利。風水腫毒。吐瀉轉筋。癥癖刺痛。中惡心腹痛。鬼氣疰忤。天行瘴疫。婦人血氣痛。用天台烏藥一百兩。沈香五十兩。人參三兩。甘草爁四兩。爲末。每服半錢。薑鹽湯空心點服。

一切氣痛不拘男女冷氣。血氣。肥氣。息賁氣。伏梁氣。奔豚氣。搶心切痛。冷汗喘息欲絕。天台烏藥小者。酒浸一夜炒。茴香炒。青橘皮去白炒。良薑炒。等分爲末。溫酒童便調下。

男婦諸病香烏散。用香附烏藥。等分爲末。每服一二錢。飲食不進，薑棗湯下。痰疾，乾薑白鹽湯下。腹中有蟲，檳榔湯下。頭風虛腫，茶湯下。婦人冷氣，米飲下。產後血攻心脾痛，童便下。婦人血海痛，男子疝痛，茴香湯下。**小腸疝氣**烏藥一兩，升麻八錢，水二鍾，煎一鍾，露一宿，空心熱服。**脚氣掣痛**鄉村無藥，初發時，即取土烏藥，不犯鐵器，布揩去土，篭花刮屑，好酒浸一宿，次早空心溫服，渣泄即愈。入麝少許尤佳。痛入腹者，以烏藥同鷄子瓦罐中水煑一日，去鷄子，切片蘸食，以湯送下。甚效。**血痢瀉血**烏藥燒存性，研，陳米飯丸梧子大，每米飲下三十丸。**小兒慢驚**昏沉或搐，烏藥磨水灌之。**氣厥頭痛**不拘多少，及產後頭痛，天台烏藥、川芎藭等分爲末，每服二錢，臘茶清調下。產後，鐵錘燒紅淬酒調下。**咽喉閉痛**生烏藥即矮樟根，以酸醋二盞，煎一盞，先噙後嚥，吐出痰涎爲愈。**孕中有癰**洪州烏藥軟白香辣者五錢，水一盞，牛皮膠一片，同煎至七分，溫服。乃龔彥德方也。**心腹氣痛**烏藥水磨濃汁一盞，入橘皮一片，蘇一葉，煎服。

楓枝幹修聳，大者連數圍，其實成毬，有柔刺，有香脂，即白膠香也。**白膠香**凡用以虀水煑二十沸，入冷水

中採扯數十次。晒乾用。性平。味苦辛。主治癮疹風痒浮腫。煮水浴
之。一切癰疽瘡疥金瘡。吐衄咯血。活血。生肌止痛解毒。
燒過揩牙。永無牙疾。
【附方】吐血不止 白膠香為散。每服二錢。新汲水調下。吐血衄血 白膠香蛤粉等分為
末。薑汁調服。吐血咯血 澹寮方。用白膠香銅青各一錢為末。入乾柿內。紙包煨熟食之。聖惠用
白膠香切片炙黃一兩。新綿一兩燒灰為末。每服一錢。米飲下。金瘡斷筋 楓香末傅之。便癰
膿血 白膠香一兩為末。入麝香輕粉少許摻之。小兒奶疽 生面上。用楓香為膏攤貼之。瘰
癧軟節 白膠香一兩化開。以蓖麻子六十四粒研入。待成膏攤貼。諸瘡不合 白膠香輕粉各
二錢。猪脂和塗。一切惡瘡 水沉金絲膏。用白膠香瀝青各一兩。以麻油黃蠟各二錢半。同溶化。入冷
水中扯千遍。攤貼之。惡瘡疼痛 楓香膩粉等分為末。漿水洗淨貼之。久近臁瘡 白膠香為

末。以酒旋上箸蘗。爽末貼之。小兒疥癬白膠香黃蘗輕粉等分為末羊骨髓和傅之。大便不通白膠香半兩大鼠糞二枚。研勻水和作挺納入肛門良久自通。年久牙疼楓香脂為末。以香爐內灰和勻每旦揩擦。魚骨哽咽白膠香細細吞之。

〔木皮〕煮汁飲治水腫下水氣。止水痢。煎湯浴止霍亂刺風。冷風。

〔附方〕大風瘡楓子木燒存性研輕粉等分。麻油調搽極妙。章貢有鼓角匠病此。一道人傳方遂愈

〔根葉〕主治癰疽已成。擂酒飲以渣貼之。

〔菌〕有毒。悞食令人笑不止。地漿解之。

桐又有白桐。黃桐。泡桐。椅桐。梓桐。榮桐。諸名。處處有之。有四種白花桐生朝陽地易長葉圓大而尖花白色心微紅紫花桐文理細而體堅葉三角而圓大色青多毛花紫色有結子如胡椒糯而大者名梧桐見果部有結實大而

圓。內有二子或四子。大如大楓子可作油者名油桐見後葉性寒味苦主治惡疽瘡消腫毒生髮。

（附方）手足浮腫桐葉煮汁漬之并飲少許或加小豆尤妙癰疽發背大如盤臭腐不可近桐葉醋蒸貼上退熱止痛漸漸生肉收口極驗秘方也髮落不生桐葉一把麻子仁三升米泔煮五六沸去滓日日洗之則長髮白染黑經霜桐葉及子多收搗碎以甑蒸之生布絞汁沐頭

木皮治五痔殺三蟲療奔豚氣病五淋沐髮去頭風生髮滋潤煎汁塗惡瘡小兒丹毒。

（附方）腫從脚起削桐木煮汁漬之并飲少許傷寒發狂六七日熱極狂言見鬼欲走取桐皮削去黑擘斷四寸一束以酒五合水一升煮半升去滓頓服當吐下青黃汁數升即瘥跌撲傷損水桐樹皮去青留白醋炒搗傅。

花傳猪瘡，飼猪肥大三倍。

附方　眼見諸物禽蟲飛走，乃肝膽之疾。青桐子花、酸棗仁、玄明粉、羌活，各一兩，爲末。每服二錢，水煎去滓，日三服。

油桐　綱目作罌子桐，又名虎子桐、荏桐。枝幹花葉並類紫花桐而小，樹長亦遲，花微紅，實大而圓，每實中有二子或四子，大如大楓子，肉白，可榨油，入漆家及艌船用，爲時所須，宜辨真僞，惟以篾圈蘸起如鼓面者爲真。

桐油性寒，味甘微辛，有毒。吐人，得酒可解。主治摩疥癬蟲瘡毒腫，毒鼠至死，傅惡瘡及宣水腫，塗鼠咬處，能辟鼠，塗脛瘡、湯火傷瘡，吐風痰喉痺及一切諸疾，以水和油掃入喉中探吐，或以子研末吹入喉中取吐。又點燈燒銅箸頭，烙風熱爛眼，效。

附方 癰腫初起桐油點燈入竹筒內熏之得出黃水即消血風臁瘡胡粉煅過研桐油調作隔紙膏貼之。又方。用船上陳桐油石灰煅過又以人髮拌桐油炙乾爲末仍以桐油調作膏塗紙上刺孔貼之。脚肚風瘡如癬桐油人乳等分掃之。數次即愈酒皶赤鼻桐油入黃丹雄黃傅之凍瘡皸裂桐油一盌。髮一握。熬化瓶收。每以溫水洗令軟傅之即安解砒石毒桐油二升灌之吐即毒解。

楝一名苦楝子。又名金鈴子。樹長甚速。三五年即可作椽。其子正如圓棗。以川中者爲良。

子。性寒。味苦。有小毒。得酒煑乃寒。因熱用也。茴香爲之使。主治。瀉膀胱。療諸疝。心腹熱厥暴痛。溫疫傷寒。大熱煩狂。失心躁悶。利小便。殺三蟲。蟲痔。疥瘍。

附方 熱厥心痛或發或止。身熱足寒。久不愈者。先灸太溪崑崙。引熱下行。內服金鈴散。用金鈴子玄胡索各一兩，爲末。每服三錢，溫酒調下。

小兒冷疝 氣痛腎囊浮腫。金鈴子去核五錢，吳茱萸二錢半。爲末，酒糊丸黍米大。每鹽湯下二三十丸。

丈夫疝氣 本藏氣傷膀胱連小腸等氣。金鈴子一百箇，溫湯浸過，去皮。巴豆二百箇，微打破，以麪二升同於銅鐺內炒至金鈴子赤爲度。放冷取出，去核爲末，巴麪不用。每服三錢，熱酒或醋湯調服。一方入鹽炒茴香半兩。

癩疝腫痛 濟療方楝實丸，治鉤腎偏墜痛不可忍。用川楝子肉五兩，分作五分：一兩用破故紙二錢炒黃；一兩用小茴香三錢、食鹽半錢同炒；一兩用萊菔子一錢同炒；一兩用牽牛子三錢同炒；一兩用斑蝥七枚去頭足同炒。揀去食鹽、萊菔、牽牛、斑蝥，只留故紙、茴香同研爲末，以酒打麪糊丸梧子大。每空心酒下五十丸。得效方楝實丸，治一切疝氣腫痛，大有神效。用川楝子酒潤取肉一斤，分作四分：四兩用小麥一合、斑蝥四十九箇同炒熟，去蝥；四兩用小麥一合、巴豆四十九枚同炒熟，去豆；四兩用小麥一合、巴戟肉一兩同炒熟，去戟；四兩用小茴香一合、食鹽一兩同炒熟，去鹽，加破故紙酒炒一兩、廣木香不見火一兩，爲末。酒煑麪糊丸梧子大。每服五十丸，鹽湯空心下，日三服。直指方楝實丸。治外腎脹大，麻木痛破，及奔豚疝氣。用川楝子四十九箇，分七處切，取肉。七箇用小茴香五錢同炒。七箇用破故紙二錢半同炒。七箇用黑牽牛二錢半同炒。七箇用食鹽二錢同炒。七箇用蘿蔔子二錢半同炒。七箇用巴豆十四箇同炒。七箇用斑蝥十四箇去頭足同炒。揀去蘿蔔子、巴豆、斑蝥三味不用。入青木香五錢，南木香、官桂各二錢半。爲末。酒煮麪糊丸，梧子大。每服三十丸，食前用鹽湯下。一日三服。

臟毒下血 苦楝子炒黃爲末，蜜丸梧子大。米飲每吞十丸至二十丸。

腹中長蟲 楝實以淳苦酒漬一宿，綿裹塞入穀道中三寸許，日二易之。

耳卒熱腫 楝實五合搗爛，綿裹塞之，頻換。

腎消膏淋 病在下焦。苦楝子、茴香等分炒爲末，每溫酒服一錢。

小兒五疳 川楝子肉、川芎藭等分爲末，猪膽汁丸，米飲下。

根及木皮 性微寒，味苦，微毒。雄者根赤有毒，吐瀉殺人，不可吳服。雌者白，入藥。每一兩可入糯米五十粒同煎解毒。若瀉者以冷粥止之，不瀉者以熱葱粥發之。**主治** 蚘蟲，利大腸。苦酒和塗疥癬甚良。煎湯浸洗遊風。熱毒風瘮。惡瘡疥癩。小兒壯熱。

【附方】消渴有蟲。苦楝根白皮一握。切焙。入麝香少許。水二椀。煎至一椀。空心飲之。雖困頓不妨。下蟲如蚘而紅色。其渴自止。消渴有蟲。人所不知。小兒蚘蟲。楝木皮削去蒼皮。水煑汁。量大小飲之。斗門方。用為末。米飲服二錢。集簡用根皮同雞卵煑熟。空心食之。次日蟲下。經驗方抵聖散。用苦楝皮二兩。白蕪荑半兩。為末。每以一二錢。水煎服之。簡便。用楝根白皮去粗二斤。切。水一斗。煑取汁三升。沙鍋成膏。五更初。溫酒服一匙。以蟲下為度。小兒諸瘡。惡瘡禿瘡蠼螋瘡浸淫瘡。並宜楝樹皮。或枝。燒灰傅之。乾者。猪脂調。口中瘻瘡。東行楝根。細剉。水煑濃汁。日日含漱。吐去勿嚥。蜈蚣蜂傷。楝樹枝葉汁。塗之良。疥瘡風蟲。楝根皮皂角去皮子。等分為末。猪脂調塗。

【花】治熱痱。焙末摻之。鋪席下。殺蚤虱。

〔葉〕治疝氣囊痛。臨發時。煎酒飲。

柳 一名小楊又名楊柳。楊枝硬而楊起。故謂之楊。柳枝弱而垂流。故謂之柳。蓋一類二種也。爾雅云。楊。蒲柳也。旄澤柳也。檉河柳也。觀此則楊可稱柳。柳亦可稱楊。故今南人。猶併稱楊柳云。〔花〕又名柳絮。春初生柔荑。即開黃蕊花。至春晚。葉長成後。花中結細黑子。蕊落而絮出如白絨。因風而飛。子着衣物能生蟲。入池沼則化爲浮萍。古者春取榆柳之火。陶朱公言種柳千樹。可足柴炭。其嫩芽可作飲湯。 性寒。味苦。主治風水。黃疸面熱黑。痂疥惡瘡金瘡。〔柳實〕主潰癰逐膿血子汁療渴。〔華〕主止血。治濕痺四肢攣急膝痛。

〔附方〕吐血咯血 柳絮焙研。米飲服一錢。 金瘡血出 柳絮封之即止。 面上膿瘡 柳絮膩粉等分。以燈盞油調塗。 走馬牙疳 楊花燒存性。入麝香少許搽。 大風癘瘡 楊花四兩。搗成餅。貼壁上。待乾取下。米泔水浸一時。取起。瓦焙研末二兩。白花蛇烏蛇各一條。去頭尾。酒浸取肉。全蠍蜈蚣蟾酥雄黃各五錢。苦參天麻各一兩為末。水煎麻黃取汁熬膏和丸梧子大。硃砂為衣。每服五十丸。溫酒下。一日三服。以愈為度。脚多汗濕楊花着鞋及襪內穿之。

〔葉〕主治天行熱病。傳尸骨蒸勞。心腹內血止痛。療白濁解丹毒。煎膏續筋骨。長肉止痛。主服金石人發大熱悶湯火瘡毒入腹熱悶。及丁瘡惡疥。痂瘡馬疥。漆瘡煎煮洗之立愈。

〔附方〕小便白濁清明柳葉煎湯代茶。以愈為度。小兒丹煩柳葉一斛。水一斗。煮取汁三升。搨洗赤處。日七八度良。眉毛脫落垂柳葉陰乾為末。每薑汁於鐵器中調。夜夜摩之。卒得惡瘡不可名識者。柳葉或皮。水煮汁。入少鹽頻洗之。面上惡瘡方同上。痘瘡生蛆嫩柳葉鋪席上臥之。蛆盡出而愈也

〔枝〕及〔白〕根皮〕主治。痰熱淋疾。黃疸白濁。爲浴湯洗風腫瘙痒。煮酒漱齒疼。熨諸痛腫。去風止痛消腫。小兒一日五日寒熱煎枝浴之。

〔附方〕黃疸初起 柳枝煮濃汁半升頓服

脾胃虛弱 不思飲食。食下不化。病似翻胃噎膈。清明日取柳枝一大把熬湯。煮小米作飯。酒麪滾成珠子。晒乾袋懸風處。每用燒滾水。隨意下米。米沉住火。少時米浮。取看無硬心。則熟可食之。久則散不佳矣。名曰絡索米。

走注氣痛 氣痛之病忽有一處如打撲之狀。不可忍。走注不定。靜時其處冷如霜雪。此皆暴寒傷之也。以白酒煮楊柳白皮暖熨之。有赤點處鑱去血妙。凡諸卒腫急痛熨之皆即止。

風毒卒腫 方同上。

陰卒腫痛 柳枝三尺長二十枚。細剉水煮極熱。以故帛裹包腫處。仍以熱湯洗之。

項下癭氣 水涯露出柳根三十觔水一斛煮取五升。以糯米三斗如常釀酒日飲。

齒齦腫痛 垂柳枝槐白皮桑白皮白楊皮等分煎水。熱含冷吐。又方。柳枝槐枝桑枝煎水熬膏。入薑汁、細辛、芎藭末。每用擦牙。**風蟲牙痛**楊柳白皮卷如指大。含咀。以汁漬齒根。數過即愈。又方。柳枝一握。剉。入少鹽花。漿水煎含。甚驗。又方。柳枝剉。一升。大豆一升合炒。豆熟。瓷器盛之。清酒三升漬三日。頻含漱涎。三日愈。**耳痛有膿**柳根細切熟搗封之。燥即易之。**漏瘡腫痛**柳根紅鬚。煎水日洗。又方。用楊柳條。罐內燒烟熏之。出水即愈。**乳癰妬乳**初起堅紫。衆療不瘥。柳根皮熟搗火溫。帛裹熨之。冷更易。一宿消。**及花惡瘡**肉出如飯粒。根深膿潰。柳枝葉三觔。水五升。煎汁二升。熬如餳。日三塗之。**天竈丹毒**赤從背起。柳木灰水調塗之。**湯火灼瘡**柳皮燒灰塗之。亦可以根白皮煎猪脂頻傅之。**痔瘡如瓜**腫痛如火。柳枝煎濃湯洗之。艾灸三五壯。王及郎中病此。驛吏用此方灸之。覺熱氣入腸。大下血穢。至痛一頃。遂消。馳馬而去。

〔柳膠〕治惡瘡。及結砂子。

〔柳耳〕見菜部

柳寄生治腸氣刺痛搗汁服一盞。

檉音柳又有赤檉。赤楊。河柳。雨師。人柳。垂絲柳。三眠柳。觀音柳。諸名。小幹弱枝。揷之易生。赤皮細葉如絲。婀娜可愛。一年三次作花。花穗長三四寸。水紅色。亦有白色者。性溫。味甘鹹。主治。剝驢馬血入肉毒。取木片火炙熨之。并煑汁浸之。枝葉消痞解酒毒。利小便。

附方腹中痞積觀音柳煎湯。露一宿。五更空心飲數次。痞自消。一切諸風不問遠近。檉葉半觔切。枝亦可。荆芥半觔。水五升。煑二升。澄清入白蜜五合。竹瀝五合。新瓶盛之。油紙封入。重湯煑一伏時。每服一小盞。日三服。酒多致病長壽仙人柳。晒乾爲末。每服一錢。溫酒調下。

檉乳即脂汁合質汗藥。治金瘡。

欅柳綱目作欅。又名鬼柳。其樹高舉。其木如柳。故名。訛爲鬼柳。郭璞註作柜柳。云似柳。皮可煑飲也。葉可爲茶木皮性寒。味苦。主治時行頭痛。熱結在腸胃。夏日煎飲去熱。煎汁服療水氣。斷痢。安胎。止妊婦腹痛。山櫸皮性平。治熱毒風𤺺腫毒。

附方通身水腫櫸樹皮煮汁日飲。毒氣攻腹手足腫痛櫸樹皮和檞皮煮汁煎如飴糖以櫸皮煮濃汁化飲蠱毒下血櫸皮一尺。蘆根五寸。水二升煮一升頓服當下蠱出小兒痢血梁州櫸皮二十分。炙犀角十二分。水三升煮取一升。分三服。取瘥。飛血赤眼櫸皮去粗皮。切二兩。古錢七文。水一升半。煎七合。去滓。熱洗。日二次

葉挼貼火爛瘡鹽搨罯腫爛惡瘡。

水楊又有青楊蒲柳蒲楊蒲栘音移。栘柳萑苻音丸蒲諸名。楊枝硬而揚起故謂之楊。多宜水涘蒲萑之地故名。有二種。一種皮正青。一種皮正白。可爲椅北土尤多。花與柳同。

枝葉性平。味苦。主治

久痢赤白。搗汁一升服。日二效。療瘭疽腫痘毒。痘瘡數日陷頂漿滯不行。或風寒所阻者。宜用水楊枝葉。無葉時。單用枝。五斤。流水一大釜。煎湯溫浴之。如冷添湯。良久照見累起有紅暈絲者。漿行也。如不滿。再浴之。力弱者。只洗頭面手足。如屢浴不起者。氣血敗矣。不可再浴。始出及痒塌者。皆不可浴。痘不行漿。乃氣滯血凝。腠理周密。或風寒外阻而然。浴令暖氣透達。和暢鬱蒸。氣血通徹。每隨氣暖而發。行漿貫滿。功非淺也。內服助氣血藥更效。風寒亦散矣。

木白皮及根。治金瘡痛楚。乳癰。諸腫痘瘡。

附方 金瘡苦痛 楊木白皮。熬燥。碾末。水服方寸匕。仍傅之。日三次。

白楊 一名獨搖。木高大。葉圓似梨而肥大。有尖。面青而光。背甚白色。有鋸齒。木肌細。性堅直。用為梁栱。終不撓曲。與核楊乃一類二種也。治病之功。大抵彷彿。嫩葉亦可救荒。老葉可作酒麴料。

木皮 性寒。味苦。主治毒風脚氣腫。四肢緩弱不隨。毒氣游易在皮膚。

中瘀癖等酒漬服之去風痺宿血折傷血瀝在骨肉間痛不可忍及皮膚風瘙腫雜五木爲湯浸損處治撲損瘀血並煎酒服煎膏可續筋骨煎湯日飲止孕痢煎醋含漱止牙痛煎漿水入鹽含漱治口瘡煎水釀酒消癭氣。

附方　妊娠下痢白楊皮一觔水一斗煮取二升分三服。　項下癭氣秫米三斗炊熟取圓葉白楊皮十兩勿令見風切水五升煮取二升漬麴末五兩如常釀酒每日一盞日再服。

枝　消腹腫治吻瘡。

附方　口吻爛瘡白楊嫩枝鐵上燒灰和脂傅之　腹滿癖堅如石積年不損者必效去用白楊木東枝去粗皮辟風細剉五升熬黄以酒五升淋訖用絹袋盛滓還納酒中密封再宿每服一合日三

服。面色不白。白楊皮十八兩。桃花一兩。白瓜子仁三兩。為末。每服方寸匕。日三服。五十日面及手足皆白。

〔葉〕治齲齒。煎水含漱。又治骨疽久發。骨從中出。頻擣傅之。

移柳 綱目作扶移。又名唐棣。高飛獨搖。無風葉動。花反而後合。餘見白楊下。〔木皮〕性平。味苦。主治。去風血。脚氣疼痺。踠損瘀血。痛不可忍。取白皮。火炙。酒浸服之。和五木皮。煮湯。捋脚氣。殺瘡蟲。風瘙。燒作灰。置酒中。令味正。經時不敗。

〔附方〕婦人白崩。扶楊皮半觔。牡丹皮四兩。升麻。牡蠣煆。各三兩。每用一兩。酒二鍾。煎一鍾。食前服。

松楊一名椋子木。其材如松，其身如楊，故名。松楊縣以此得名。江西呼為涼木。（木）性平。味甘[illegible]治折傷，破惡血，養好血，安胎，止痛，生肉。

（木皮）治水痢，不問冷熱，濃煎令黑，服一升。

欓音潭木綱目作欓，良刃切。木生江南深山，性堅硬。梓人謂之欓筋木。人染紅用。葉可釀酒。（灰）性溫，味甘。主治卒心腹癥瘕，堅滿痃癖。淋汁入升，釀米一斗，待酒熟，每溫飲半合，漸增至一二盞，即愈。

烏臼木又名鵶臼。烏喜食其子，故名。南方平澤甚多。人種植之，采子蒸油澆燭。子上皮脂勝于仁也。（根）（白皮）性溫，味苦。慢火炙乾黃方用。主治暴水，癥結積聚。一人病腫滿氣壯，掐此根搗爛，河水煎服一盞，連行數次，病愈。但氣虛人不可輕用。出聖惠方。療頭風，通大小便，解蛇毒。

附方小便不通烏臼根皮煎湯飲之大便不通烏臼木根方長一寸劈破水煎半盞服之立通不用多喫其功神聖兼能取水二便關格二三日則殺人烏臼東南根白皮乾爲末熱水服二錢先以芒硝二兩煎湯服取吐甚效水氣虛腫小便澀烏臼皮檳榔木通一兩爲末每服二錢米飲下脚氣濕瘡極痒有蟲烏臼根爲末傅之少時有涎出良尸注中惡心腹痛刺沉默錯亂用烏臼根皮煎濃汁一合調硃砂末一錢服肘後方無硃砂暗疔昏狂瘡頭凸紅柏樹根經行路者取二尺許去皮搗爛井華水調一盞服待瀉過以三角銀杏仁浸油搗傅患處嬰兒胎瘡滿頭用水邊烏臼樹根晒研入雄黃末少許生油調搽鼠莽砒毒烏臼根半兩擂水服之鹽齁痰喘柏樹皮去粗搗汁和飛麪作餅烙熟早辰與兒喫三四個待吐下鹽涎乃佳如不行熱茶摧之

葉主治食牛馬六畜肉生疔腫欲死者搗自然汁一升

頭服得大利去毒即愈。未利再服。冬用根。

柏油 塗頭變白爲黑。服一合，令人下利，去陰下水氣。炒子作湯，亦可塗一切腫毒瘡疥。

附方 膿泡疥瘡 柏油二兩，水銀二錢，樟腦五錢，同研，頻以人唾津不見星乃止。以溫湯洗淨，擦以藥塡入。

小兒蟲瘡 用舊絹作衣，化柏油塗之，與兒穿着。次日蟲皆出油上，取下燈之有聲是也。別以油衣不與穿。以蟲盡爲度。

柘 處處山中有之。喜叢生，幹疏而直。葉豐而厚，團而有尖。其葉飼蠶，取絲作琴瑟弦，清響勝常。其木染黃赤色，謂之柘黃，上所服。

木白皮 東行根白皮 性溫，味甘。主治婦人崩中血結，瘧疾。釀酒服，主風虛耳聾。聖惠方：治耳鳴耳聾，一二十年。柘根酒：用柘根二十斤，菖蒲五斗，各以水一石，煮取汁五斗。故鐵二十斤煅赤，以水五斗浸取清，合水一石五斗，用米二石麴二斗，如常釀法，酒成，以磁石三觔為末，浸酒中三宿，日夜飲之，取小醉而眠，聞人聲乃止。補勞損虛羸，腰腎冷，夢與人交接洩精者。

附方 飛絲入目 柘漿點之，以綿蘸水拭去。洗目令明 柘木煎湯，按日溫洗，自寅至亥乃止，無不效者。正月初二，二月初二，三月不洗，四月初五，五月十五，六月十一，七月初七，八月初二，九月初二，十月十九，十一月不洗，十二月十四日，徐神翁方也。小兒鵞口 重舌，柘根五觔，剉，水五升，煮二升，去滓，煎取五合，頻塗之。無根，弓材亦可用。

柘黃 見菜部木耳下。

奴柘 樹似柘而小，有刺。葉如柞葉而小，可飼蠶。刺，性溫，味苦。主治男子痃癖悶痞，老婦血瘕，取刺和三稜草、馬鞭草作煎如稠糖，病在心，食後；在臍，空心服。當下惡物而愈。

山居本草卷五　三十

枳（子小者名枳實，大而老者名枳殼。以陳久者良，小麥麩炒焦，去麩用。）實性寒，味苦微辛，專泄胃實，猛酷速下，開導堅結，有推墻倒壁之功。主中脘以治血分，疼脹腹間實滿，消痰癖，祛停水，逐宿食，破結胸，通便閉，非此不能也。若痞滿者，因脾經有積血，如脾無積血則不滿。若皮膚作癢，因積血滞于中，不能榮養肌表。若飲食不思，因脾氣鬱結，不能運化者，取其辛散苦瀉之力也。爲血分中之氣藥，惟此稱最。佐白术能健脾開胃，同瓜蔞、黄連、半夏治傷寒結胸。

【附方】卒胸痺痛（枳實擣末，湯服方寸匕，日三夜一。）胸痺結胸（胸痺心下痞堅，留氣結胸，脇下逆氣搶心。枳實薤白湯主之：陳枳實四枚，厚朴四兩，薤白半斤，栝蔞一枚，桂一兩，以水五升，先煎枳朴取二升。去滓。納餘藥煎三兩沸。分溫三服。當愈。**傷寒胸痛** 傷寒後卒胸膈閉痛。枳實麩炒爲末。米飲服二錢。日二服。**產後腹痛** 枳實麩炒。芍藥酒炒。各二錢。水一盞煎服。亦可爲末服。**奔豚氣痛** 枳實炙爲末。飲下方寸七。日三夜一。**婦人陰腫** 堅痛。枳實半觔碎炒。帛裹熨之。冷卽易。**大便不通** 枳實皂莢等分爲末。飯丸米飲下。**積痢脫肛** 枳實石上磨平。蜜炙黃。更互熨之。縮乃止。**小兒久痢** 水穀不調。枳實搗末。飲服一二錢。**腸風下血** 枳實半觔。麩炒黃芪半觔。爲末。米飲非時服二錢七。糊丸亦可。**小兒五痔** 不以年月。枳實爲末。煉蜜丸梧子大。空心飲下三十丸。**小兒頭瘡** 枳實燒灰。猪脂調塗。**皮膚風瘮** 枳實醋浸火炙。熨之卽消。

枳殼 性微寒。味苦辛。專利肺氣。因質體大則性寬緩而遲下。通利結氣而不致驟泄。故主上焦以治氣分。因味帶辛。用之散滯。療胸膈間痞滿。寬膨脹。逐水氣。消痰飲推宿食，順氣逆，止咳嗽。又肺主皮毛，治遍身風癢疏解癍疹，通利關節。且肺與大腸爲表裏，兼寬大腸，以除結痢，祛痔痛，理腸風，抑其氣以行血，使胎前無滯。佐白朮以安胎最爲神妙。凡快氣之品，勿宜多用。

附方　傷寒呃噫。枳殼半兩，木香一錢，爲末，每白湯服一錢，未止再服。老幼腹脹，血氣凝滯，用此寬腸順氣，名四炒丸。商州枳殼厚而綠背者，去穰，四兩，分作四分，一兩用蒼朮一兩同炒，一兩用蘿蔔子一兩同炒，一兩用乾漆一兩同炒，一兩用茴香一兩同炒黃，去四味，只取枳殼爲末，以四味煎汁煮麪糊和丸，梧子大，每食後米飲下五十丸。消積順氣，治五積六聚，不拘男婦老幼，但是氣積，並皆治之，乃仙傳方也。枳殼三斤，去穰，每箇入巴豆仁一箇，合定扎，煮，慢火水煮一日，湯減再加熱湯，勿用冷水，待時足汁盡，去巴豆，切片曬乾，勿炒，爲末，醋煮麪糊丸，梧子大，每服三四十丸，隨病湯使。順氣止痢，枳殼炒二兩四錢。甘草六錢。爲末。每沸湯服二錢。

疏導脚氣即上方。用木瓜湯服。

小兒秘澀枳殼煨去穰。甘草各一錢。以水煎服。

腸風下血不拘遠年近日。博濟方用枳殼燒黑存性五錢。羊脛炭爲末三錢。五更空心米飲服。如人行五里。再一服。當日見效。簡便用枳殼一兩。黃連五錢。水一鍾。煎半鍾。空心服。

痔瘡腫痛必效方。用枳殼煨熟熨之。七枚立定。本事方。用枳殼末。入瓶中。水煎百沸。先熏後洗。

懷胎腹痛枳殼三兩。麩炒。黃芩一兩。每服五錢。水一盞半。煎一盞服。若脹滿身重。加白朮一兩。

產後腸出不收。枳殼煎湯浸之。良久卽入也。

小兒驚風不驚丸。治小兒因驚氣吐逆作搐痰涎壅塞。手足掣瘲。眼睛斜視。枳殼去穰。麩炒。淡豆豉等分爲末。每服一字。甚者半錢。急驚薄荷自然汁下。慢驚荊芥湯入酒三五點下。日三服。

牙齒疼痛枳殼浸酒含漱。

風疹作癢枳殼三兩麩炒爲末。每服二錢。水一盞煎六分。去滓溫服。仍以汁塗。

小兒軟癤大枳殼一箇去白磨口平。以麪糊抹邊合癤上。自出膿血盡更無痕也。

利氣明目枳殼麩炒一兩爲末。點湯代茶。

下早成痞

傷寒陰證。下早成痞。心下滿而不痛。按之虛軟。脇骨疼枳殼、檳榔等分為末。每服三錢，黃連湯調下。

痛因驚傷肝者。枳殼一兩麩炒，桂枝生半兩為細末。每服二錢，薑棗湯下。

〔枳茹〕樹皮也。或云枳殼上刮下皮也。主治中風身直不得屈伸反復，口僻眼斜。刮皮一升，酒三升，漬一宿，每溫服五合，酒盡再作。樹莖及皮，主水脹暴風骨節疼急。

〔根皮〕主治浸酒漱齒痛。煮汁服治大便下血。末服治野雞病有血。

〔嫩葉〕主治煎湯代茶，去風。

枸橘又名臭橘，處處有之。俱似橘但幹多刺。二月開白花，青蕊不香。結實大如彈丸，形如枳實而殼薄不香。或收小實偽充枳實及青皮，不可不辨。〔葉〕性溫，味辛。主治下痢膿血後重草薢等分炒存性研每茶調二錢服。又治喉瘻消腫導毒。

附方 咽喉怪證 咽喉生瘡層層如疊不痛日久有竅則出臭氣廢飲食用臭橘葉煎湯連服必愈夏子益奇病方

刺 主治風蟲牙痛每以一合煎汁含之。

核 主治腸風下血不止同樗根白皮等分炒研每服一錢皂莢子煎湯調服。

附方 白疹瘙痒 徧身者小枸橘細切麥麩炒黃爲末每服二錢酒浸少時飲酒初以枸橘煎湯洗患處。

樹皮 主治中風强直不得屈伸細切一升酒二升浸一

宿。每日溫服半升。酒盡再作服。

卮子　又有木丹、越桃、鮮支諸名，花名薝蔔，葉如兔耳，厚而深綠，春榮秋瘁。入夏開花，大如酒卮，白瓣黃蕊，隨即結實，薄皮細子，有鬚，霜後收之。蜀中有紅卮子，花爛紅色，染物則赭紅色。性寒，味苦。治上中二焦，連殼用；下焦，去殼，洗去黃漿，炒用；治血病，炒黑用；去心胸熱用仁；去肌表熱用皮。色赤類火，味苦降下。取其體質輕浮，從至高之分，使三焦火屈曲下行。主治肺熱咳嗽、吐衄妄行、胃火作痛、面赤鼻皶、目赤耳瘡、嘔噦腹滿、鬱熱淋閉、腸紅疝氣。一切鬱遏之火，俱從小便泄去。又治虛熱發渴，病後津血已亡，胃腑無潤，同知母治煩躁。蓋煩屬肺氣，山卮主之；躁屬腎血，知母主之。

附方鼻中衄血山梔子燒灰吹之。屢用有效。小便不通梔子仁十四箇。獨蒜頭一箇。滄鹽少許。搗貼臍及囊。良久即通。血淋澀痛生山梔子末。滑石等分。葱湯下。下利鮮血梔子仁燒灰。水服一錢七。酒毒下血老山梔子仁焙研。每新汲水服一錢七。熱毒血痢梔子十四枚。去皮搗末。蜜丸梧子大。每服三丸。日三服。大效。亦可水煎服。臨產下痢梔子燒研。空心熱酒服一匙。甚者不過五服。婦人胎腫屬濕熱。山梔子一合。炒研。每服二三錢。米飲下。丸服亦可。熱水腫疾山梔子仁炒研。米飲服三錢。若上焦熱者連殼用。霍亂轉筋心腹脹滿。未得吐下。梔子二七枚。燒研。熱酒服之立愈。冷熱腹痛㽲刺不思飲食。山梔子。川烏頭等分。生研為末。酒糊丸。如梧子大。每服十五丸。生薑湯下。小腹痛。茴香湯送下良。胃脘火痛大山梔子七枚或九枚。炒焦。水一盞。煎七分。入生薑汁。飲之立止。復發者必不效。用玄明粉一錢服立止。五臟諸氣益少陰血。用梔子炒黑。研末。生薑同煎。飲之甚捷。五尸注病衝發心脇刺痛。纏綿無時。梔子三七枚。燒末水服。熱病食復及交接后發動欲死不能語卮子三十枚水三升煎一升服令微汗。小兒狂躁畜熱右半身熱。狂躁昏迷不食。卮子仁七枚豆豉五錢水一盞煎七分服之或吐或不吐立效。盤腸釣氣越桃仁半兩草烏頭少許同炒過去草烏入白芷一錢爲末。每服半錢茴香葱白酒下。赤眼陽秘山卮子七箇鑽孔煨熱水一升煎半升去滓入大黃末三錢溫服。喫飯直出卮子二十箇微炒去皮水煎服。風痰頭痛不可忍卮子末和蜜濃傅舌上吐即止。身上酒皶卮子炒研黃蠟和丸彈子大每服一丸嚼細茶下日二服忌酒麪煎炙。火焰丹毒卮子搗和水塗之。火瘡未起卮子仁燒研麻油和封之已成瘡燒白糖灰粉之。眉中練癬卮子燒研和油傅之。折傷腫痛卮子白麪同搗塗之甚效。猘犬咬傷卮子皮燒研石硫黃等分爲末傅之日三。湯盪火燒梔子末和鷄子清濃掃之。

〔花〕主治悅顏色千金翼面膏用之。

女貞又有貞木、冬青、蠟樹諸名。女貞、冬青、枸骨三樹一類也。女貞即今俗呼蠟樹者；冬青即今俗呼凍青樹者；枸骨即今俗呼猫兒刺者。人因女貞茂盛，亦呼爲冬青，蓋一類二種爾。二種皆因子自生，最易長。女貞葉長四五寸，子黑色；凍青葉微圓，子紅色，爲異。其花皆繁，子並纍纍滿樹，木肌皆白膩。立夏前後取蠟蟲種子，裹置枝上，半月，蟲化緣枝造成白蠟。人但呼爲蠟樹。

實 性平。味苦。主治補中，安五臟，養精神，除百病，強陰，健腰膝，黑髮，明目，久服肥健，輕身不老。

附方

虛損百病 久服髮白再黑，返老還童。用女貞實十月上巳日收，陰乾，用時以酒浸一日，蒸透，晒乾一觔四兩；旱蓮草五月收，陰乾，十兩，爲末；桑椹子三月收，陰乾，十兩，爲末。煉蜜丸，如梧子大，每服七八十丸，淡鹽湯下。若四月收桑椹，搗汁和藥，七月收旱蓮，搗汁和藥，即不用蜜矣。

風熱赤眼 冬青子不以多少，搗汁熬膏，淨瓶收，固埋地中七日，每用點眼。

〔葉〕性平。味微苦。主治除風散血，消腫定疼。頭目昏痛，諸惡瘡腫、胻瘡潰爛久者，以水煮乘熱貼之，頻頻換易。米醋亦可。口舌生瘡，舌腫脹出，擣汁含浸吐涎。

〔附方〕風熱赤眼：普濟方，用冬青葉五斗擣汁，浸新磚數片，五日，掘坑架磚于內蓋之，日久生霜，刮下，入腦子少許點之。簡便方，用雅州黃連二兩，冬青葉四兩，水浸三日夜，熬成膏收，點眼。一切眼疾：冬青葉研爛，入朴硝貼之。海上方也。

冬青　又名凍青，以冬月青翠，故名。已詳女貞下。五月開細白花，結子如豆大，紅色。其嫩芽煠熟，水浸去氣味，淘洗，五味調之，可作蔬茹。子及木皮　性涼，味甘苦。浸酒去風虛，補益肌膚。皮之功同。

〔葉〕燒灰入面膏，治䵟䵳，滅瘢痕，殊效。

附方 痔瘡 冬至日，取凍青樹子，鹽酒浸一夜，九蒸九晒，紙收，每日空心酒吞七十粒，臥時再服。

枸骨 又名猫兒刺，以葉有五刺，如猫之形，故名。樹如女貞，肌理甚白，葉長二三寸，青翠而厚硬，四時不凋，子熟紅色，皮薄味甘，核有四瓣。木皮性凉，味微苦，浸酒補腰脚令健。

枝葉 燒灰淋汁，或煎膏，塗白癜風。

七里香 綱目作山礬，又有芸香、椗花、柘花、瑒花、春桂諸名。生山野中，葉似卮子，凌冬不凋，三月開花，繁白如雪，六出，黃蕊，甚芬香，結子大如椒，青黑色，熟則黃色，可食。其葉味濇，人取染黃及收豆腐，或雜入茗中。

葉 主治久痢，止瀉，殺蟲𧏾，用三十片，用老薑三片，浸水蒸熱，洗爛弦風眼。

石南 一名風藥，生于石間向陽之處，桂陽呼為風藥，充茶及浸酒飲，能愈頭風，故名。葉性平，味辛苦，主治養腎氣，內傷陰衰，利筋骨皮毛，療脚弱，五臟邪

氣。除熱。女子久服動淫念。能添腎氣。治煩悶疼。浸酒飲

治頭風。

附方鼠瘻不合石南生地黃茯苓黃丹雌黃等分爲散。日再傅之。小兒通睛小兒誤跌。或打着頭腦受驚。肝系受風。致瞳人不正。觀東則見西。觀西則見東。宜石南散吹鼻通項。石南一兩。藜蘆三分。瓜丁五七箇爲末。每吹少許入鼻。一日三度。內服牛黃平肝藥。乳石發動煩熱。石南爲末。新汲水服一錢。

子主治蟲蠱毒。破積聚。逐風痺。

黃荊綱目作牡荊。一名小荊。又名楚。古人用爲刑杖。故名。處處山野有之。樵采爲薪。年久樹大如盌。其木心方。其枝對生。一枝五葉。或七葉。葉如榆葉。長而尖有鋸齒。五月杪間開花成穗。紅紫色。其子大如胡荽子。有白膜皮裹之。古者貧婦以荊爲釵。即此。斗樞云。玉衡星散而爲荊。子性溫。味苦。主治除骨

間寒熱通利胃氣止欬逆下氣同栢實青葙朮療風炒焦爲末飲服治心痛及婦人白帶用半升炒熟入酒一盞煎一沸熱服治小腸疝氣甚效浸酒飲治耳聾

附方濕痰白濁牡荆子炒爲末每酒服二錢

葉性寒味苦主治久病霍亂轉筋血淋下部瘡濕䘌薄脚主脚氣腫滿脚氣諸病用荆莖于罈中燒熏湧泉穴及痛處汗出即愈解蛇毒毒蛇望板歸鼇傷痛身紅腫發泡用黃荆嫩頭搗汁塗泡上渣盒蛇咬處即消

附方九竅出血荆葉搗汁酒和服二合小便尿血荆葉汁酒服二合

根性平味甘辛水煎服治心風頭風肢體諸風解肌發汗一人病風數年用七葉黃荆根皮五加根皮接骨草等分煎湯日服遂愈

荆莖 即今荆杖也。八月十月采陰乾。治灼瘡發熱、炎瘡有效，同荆芥華撥煎水，漱風牙痛。

附方 青盲內障 春初取黃荆嫩頭，九蒸九曝，半斤用烏雞一隻，以米飼五日，安淨板上，飼以大麻子二三日，收糞乾，入瓶內熬黃，和荆頭爲末，煉蜜丸梧子大，每服十五丸至二十丸，陳米飲下，日二。

荆瀝 用新采荆莖截尺五長，架于兩磚上，中間燒火炙之，兩頭以器承取，熱服。性平味甘。飲之去心悶煩熱，頭風旋運，目眩，心頭漾漾欲吐，卒失音，除風熱，開經絡，導痰涎，行氣血，解熱痢，小兒心熱驚癇，止消渴，令人不睡。凡患風人多熱，常宜以竹瀝、荆瀝、薑汁各五合，和勻熱服。秘錄云：熱多用竹瀝，寒多用荆瀝，二瀝同功，並以薑汁助送，則不凝滯。但氣虛不能食者用竹瀝，氣實能食者用荆瀝。

附方 中風口噤 荆瀝每服一兩。頭風頭痛 荆瀝日日服之。喉痺瘡腫 荆瀝

細細嚥之。或以荊一握。水煎服之。目中卒痛。燒荊木取黃汁點之良。心虛驚悸。思瘦

者荊瀝二升。火煎至一升六合。分作四服。日三夜一。赤白下痢。五六年者。荊瀝每日服二合。濕

瘑瘡癬。荊木燒取汁。日塗之。

蔓荊。苗莖蔓生。小弱如藤。故名。子。去外膜。打碎用。性微寒。味苦辛。主治明目堅

齒。利九竅。筋骨間寒熱拘攣。風頭疼。腦鳴。目赤淚出。睛

肉作痛。太陽頭疼。頭沉昏悶。利關節。治癇疾。搜肝風。涼

諸經血。長髭髮。去白蟲。久服輕身耐老。小荊實亦同

附方 令髮長黑。蔓荊子熊脂等分。醋調塗之。頭風作痛。蔓荊子一升。為末。絹袋浸

一斗酒中七日。溫飲日三次。乳癰初起。蔓荊子炒為末。酒服方寸匕。渣傅之

石荊。似荊而小。生水旁。燒灰淋汁浴頭。生髮令長

紫荊 又名紫珠皮名肉紅。木似黃荊而色紫，故名。處處有之。郎田氏之荊也。人多種于庭院，高樹柔枝，花紫而繁，歲二三開。其皮入藥，以川中厚紫味苦辛者佳。

木并皮性寒，味苦。主治活血行氣，消腫解毒，下五淋，通小腸，治婦人血氣疼痛，經水凝濇，解諸毒物，癰疽喉痺，下蛇蟲犬毒，並煮汁服。亦以汁洗瘡腫，除血長膚。楊清叟仙傳冲和膏，治一切癰疽發背流注諸腫毒，冷熱不明者，用紫荊皮炒三兩，獨活去節炒三兩，赤芍炒二兩，白芷一兩，木蠟炒一兩，為末，以葱湯調熱敷。血得熱則行，葱能散氣，瘡不甚熱者，酒調傅之。痛甚者，筋不伸者，加乳香，其效如神。

附方 婦人血瘦 紫荊皮為末，醋糊丸櫻桃大，每酒化服一丸。鶴膝風攣 紫荊皮三錢，老酒煎服，日二次。傷眼青腫 紫荊皮，小便浸七日，曬研，用生地黃汁、薑汁調傅。不腫用葱汁。狾犬咬傷 紫荊皮末，沙糖調塗，留口退腫。口中仍嚼嚥杏仁去毒。鼻中疳瘡 紫荊花陰乾為末貼之。**發背初生** 一切癰疽皆治。單用紫荊皮為末，酒調箍住，自然撮小不開。內服柞木飲子，乃救貧良劑也。**癰疽未成** 用白芷、紫荊皮等分為末，酒調服。外用紫荊皮、木蠟、赤芍藥等分為末，酒調作箍藥。**痔瘡腫痛** 紫荊皮五錢，新水食前煎服。**產後諸淋** 紫荊皮五錢，半酒半水煎溫服。

扶桑 又有佛桑、朱槿、赤槿、日及諸名。產南方，乃木槿別種。枝柯柔弱，葉緣如桑。其花有紅、黃、白三色，紅者猶貴。開最長久。插樹即活。**葉及花** 性平，味甘。主治癰疽腮腫，取葉或花同白芙蓉葉、牛蒡葉、白蜜研膏，傅之即散。

木芙蓉 又有地芙蓉、木蓮、華木、枇木、苷化、拒霜諸名。花艷如荷，故有芙蓉、木蓮之名。八九月始開，故名拒霜。處處有之。插條即生。小木也。叢生如荊，高者丈許。葉大如桐，有五尖及七尖者，冬凋夏茂。秋半始花，有紅、黃、白三色，及千葉者，最耐寒而不落。皮可為索。霜時採花，霜後採葉，陰乾用。**葉并花** 性平，味微辛。主治清肺凉血，散熱解毒。治一切大小癰疽腫毒惡瘡。消腫排膿止痛。瘍醫秘其名爲清凉散，清露散，鐵箍散，皆此也。治一切癰疽發背，乳癰惡瘡，不拘已成未成。已穿未穿。並用葉，或花，或根皮，或生研或乾研末，以蜜調塗于腫處。四圍中間留頭，乾則頻換。初起者即覺清凉，痛止腫消。已成者即膿聚毒出，已穿者即膿出易斂。妙不可言。或加生赤小豆末，尤妙

附方

久欬羸弱 九尖拒霜葉爲末。以魚鮓蘸食屢效。

赤眼腫痛 芙蓉葉末水和貼太陽穴。名清凉膏。

經血不止 拒霜花，蓮蓬殼，等分爲末。每用米飲下二錢。

偏墜作痛 芙蓉葉，黃蘗各三錢爲末，以木鱉子仁一箇磨醋調塗陰囊，其痛自止即愈。

杖瘡腫痛 芙蓉花葉研末，入皂角末少許，雞子清調塗之。

癰疽腫毒 重陽前取芙蓉葉研末，端午前取蒼耳燒存性研末，等分，蜜水調塗四圍，其毒自不走散，名鐵井闌。

疔瘡惡腫 九月九日采芙蓉葉陰乾爲末，每以井水調貼，次日用蚺蜒螺一箇搗塗之。

頭上癩瘡 芙蓉根皮爲末。香油調傅，先以松毛柳枝煎湯洗之。

湯

火灼傷油調芙蓉末傅之。灸瘡不愈芙蓉花研末傅之。一切瘡腫木芙蓉葉菊花葉同煎水頻熏洗之。

山茶其葉如茶。又可作飲。故名。產南方。樹高丈許。枝幹交加。深冬開花。花有數種。寶珠茶花簇如珠。海榴茶蒂青。石榴茶中有碎花。躑躅茶如杜鵑花皆紅瓣黃蕊。宮粉茶串珠茶皆粉紅色。又有一捻紅。千葉白等名。不可勝數。亦有黃者。周憲王救荒本草云。嫩葉煠熟水淘可食。亦可蒸曬作飲。花治吐血衄血腸風下血並用紅者爲末。入童便薑汁及酒調服。可代鬱金。如湯火傷。研末麻油調塗。子。治婦人髮膩。研末摻之。

蠟梅又名黃梅花。本非梅類。因其與梅同時。香又相近。色似蜜蠟。故名。凡三種。以子種出不經接者。開花小而尖。香淡。名狗蠅梅。經接花開圓而含口者。名磬口梅。花密香濃色深黃如紫檀香。名檀香梅。最佳。結子如垂鈴

尖長寸餘其樹皮浸水磨墨有光彩花性溫味辛主治解暑止渴生津

隔虎刺花綱目作伏牛花所在皆有葉青細莖多刺凌冬不凋花淡黃白色三月采陰乾用花性平。味苦甘主治久風濕痺四肢拘攣骨肉疼痛作湯治風眩頭痛五痔下血。

根葉枝主治一切腫痛風疾細剉焙研每服一錢匕溫酒調下

密蒙花又名水錦花花繁密如錦故名先用揀淨酒浸一宿蜜拌蒸性平味甘主治青盲膚翳赤腫多眵淚消目中赤脉小兒麩豆及疳氣攻眼羞明怕日入肝經氣血分潤肝燥

附方目中障翳密蒙花黃蘗根各一兩爲末水丸梧子大每臥時湯服十丸至十五丸

木綿又有古貝古終二名。有草木二種。交廣木綿樹大如抱。其枝似桐。其葉大如核桃葉。入秋開紅花黃蕊。結實大如拳。中有白綿。綿中有子。今人謂之斑枝花。訛爲攀枝花。江南淮北所種木綿。四月下種。莖如蔥。葉三尖如楓葉。高僅三四尺。入秋開黃花。亦有紅紫者。結實大如核桃。中有白綿。綿中有子。子可榨油。綿可作布。亦可作絮。其利甚大。白綿及布。性溫味甘。主治血崩金瘡。燒灰用。

子油。性溫味辛。主治惡瘡疥癬。燃燈損目。

鑿子木綱目作柞木。以其堅可爲鑿柄故名。處處山中有之。今之假黃楊木作梳者是也。其木心理皆白色

木皮。性平味苦酸濇。主治催生利竅。難產。鼠瘻黃疸病燒末水服方寸匕。日三。

附方 鼠瘻柞木皮五升。水一斗。煮汁二升服。當有宿肉出而愈。乃張子仁秘方也。婦人難產催生。柞木飲。不拘橫生倒產。胎死腹中。用此屢效。乃上蔡張不愚方也。用大柞木枝一尺。洗淨。大甘草五

寸。並寸折。以新汲水三升半。同入新沙鍋內。以帋三重緊封。文武火煎至一升半。待腰復重痛欲坐草時。溫飲一小盞。便覺下開豁如瀉。又飲一盞。至三四盞下胎便生。更無諸苦。切不可坐草太早。及生婆亂爲也。

葉主治腫毒癰疽。

附方柞木飲 治諸般癰腫發背。用乾柞木葉。乾荷葉中心蒂。乾萓草根。甘草節。地榆各四兩。細剉每用半兩。水二盞。煎一盞。早晩各一服。已成者。其膿血自漸乾涸。未成者。其毒自消散也。忌一切飲食毒物。

黃楊木 人家多栽插之。枝葉攢簇上聳。葉似初生槐芽而青厚。四時不凋。其性難長。歲長一寸。木性堅膩。可作梳剜印。凡取此木。必以陰晦無一星夜伐之。則不裂。 葉性平。味苦。主治婦人難産。入達生散中用。又主暑月生癤。搗爛塗之

不凋木 樹高二三尺。葉似槐。莖赤。性溫。味苦。主治調中補衰。治腰脚。去風氣。却老變白。

木天蓼樹高。味辛如蓼。故名。有三種。而功用彷彿。蓋一類也。其子可爲燭。其芽可食。陸機云。木蓼爲燭。明如胡麻。薛田詠蜀詩。有地丁葉嫩和嵐采。天蓼芽新入粉煎之句。枝葉性溫味辛。有小毒

主治癥瘕積聚。風勞虛冷。細切釀酒飲。

附方天蓼酒治風立有奇效。木天蓼一斤。去皮細剉。以生絹盛入好酒三斗浸之。春夏一七。秋冬二七日。每空心日午下晚。各溫一盞飲。若常服。只飲一次。老幼臨時加減。氣痛不止寒食一百五日採木天蓼暴乾。用時爲末。粥飲服一錢。大風白癩天蓼刮去粗皮剉四兩。水一斗煎汁一升。煮糯米作粥。空心食之。病在上吐出。在中汗出。在下泄出。避風。又方。天蓼三斤。天麻一斤半。生剉。以水三斗五升。煎一斗去滓。石器慢煎如餳。每服半匙。荊芥薄荷酒下。日二夜一。一月見效。

小天蓼性溫。味甘。主治一切風虛羸冷。手足疼痺。無論老幼輕重。浸酒及煮汁服之。十許日覺皮膚間風出如蟲

山居本草卷五　四三

行。

（子）性微熱。味苦辛。主治賊風。口面喎斜。冷痃癖。氣塊。女子虛勞。

（根）主治風蟲牙痛。搗丸塞之。連易四五次。除根。勿嚥汁。

放杖木樹如木天蓼。老人服之。一月放杖。故名。性溫。味甘。主治一切風血。理腰脚。輕身。變白不老。浸酒用。

接骨木又名續骨木。以功故名。花葉都類蒴藋水芹輩。又名木蒴藋。樹高一二丈許。木體輕虛無心。斫枝扦之便活。人亦種之。性平。味甘苦。搗汁吐人。有小毒。主治折傷。續筋骨。除風痺齲齒。可作浴湯。根皮主痰飲。下水腫及痰瘧。煮汁服之。當利下及吐出。不可多服。打傷瘀血。及產婦惡血。

一切血不行。或不止。並煑服。

附方 折傷筋骨 接骨木半兩。乳香半錢。芍藥。當歸。芎藭。自然銅各一兩。為末。化黃蠟四兩。投藥攪匀。衆手丸如芡子大。若止傷損。酒化一丸。若碎折筋骨。先用此傅貼。乃服。 產後血運 五心煩熱。氣力欲絕。及寒熱不禁。以接骨木破如笄子一握。用水一升。煎取半升。分服。或小便頻數。惡血不止。服之即瘥。此木煑之三次。其力一般。乃起死妙方。

葉 主治瘧瘧。大人七葉。小兒三葉。生擣汁服取吐。

靈壽木 又名扶老杖。漢書孔光年老賜靈壽杖。顏師古註云。木似竹有節。長七八尺。自合杖制。不須削理。令人益壽。 根皮 性平。味苦。主治止水。

楤木 音惣。生江南山谷。高丈餘。樹頂生葉。直上無枝。莖上多刺。人折取頭茹食。謂之吻頭。又名鵲不踏。以其多刺無枝也。 白皮 性平。味辛。有小毒。主治水癊。煑汁服一盞。當下水。如病已困。取根擣碎坐之。取水氣自下。又能爛人牙齒。有蟲者取片許納孔中。當自爛落。

木麻 生江南山谷林澤。葉似胡麻相對。人取以釀酒飲。 性溫味甘。主治老血婦人月閉。風氣羸瘦癥瘕。久服令人有子。

長松 一名仙茆。其葉如松。服之長年。故名。生古松下。根色如薺苨。長三五寸。味甘微苦。類人參。清香可愛。僧普明患大風。衰若不堪。遇異人教服長松。示其形狀。明採服之。旬餘病全瘉。神倍旺。 根性溫味甘。主治大風惡疾。鬚髮墮落。百骸腐潰。每以一兩。入甘草少許煎服。旬日即愈。又治風血冷氣宿疾。溫中去風。解諸蟲毒。補益長年。

〔附方〕長松酒 滋補一切風虛。乃廬山休休子所傳。長松一兩伍錢。狀似獨活而香。乃酒中聖藥也熟地黃八錢。生地黃、黃芪蜜炙、陳皮各七錢，當歸、厚朴、黃蘗各五錢，白芍藥、人參、枳殼各四錢，蒼朮米泔制、半夏制、天門冬、麥門冬、砂仁、黃連各三錢，木香、蜀椒、胡桃仁各二錢，小紅棗肉八箇，老米一撮，燈心五寸長一百二十兩，一料分十劑，絹袋盛之。凡米五升造酒一尊，煮一袋，窨久乃飲。

赤箭天麻 又名赤箭芝、獨搖芝、定風草、離母、合離草、神草、鬼督郵諸名。時珍曰：本經止有赤箭，後人稱爲天麻。甄權藥性論云：赤箭芝一名天麻，本自明白。後人重出天麻，遂多分辨耳。上品五芝之外，有赤箭芝，爲補益上藥。世人惑于僅治風之說，良可惜哉。其根曬乾，肉色堅白，如羊角色，爲羊角天麻；蒸過黃皺如乾瓜，爲醬瓜天麻，皆可用。一種形尖而空，薄油黑者，不堪用。抱朴子云：獨搖芝生高山深谷之處，所生左右無草。其莖大如手指，赤如丹，素葉似小莧。根有大魁如斗，有細者十二枚繞之。有緣人得大者，服之延年。按此乃天麻一種神異者，如神參也。性平。味甘，後辛。性氣和緩。經曰：肝苦急，以甘緩之。用此以緩肝氣，益肝屬木，膽屬風，若肝氣不足，致肝急堅勁不能養胆則膽腑風動如天風之鼓蕩爲風木之氣故曰諸風掉眩皆屬肝木由肝膽性氣之風非外感天氣之風也是以肝病則筋急用此甘和緩其堅勁乃補肝養膽爲定風神藥若中風風癇驚風頭風眩暈皆肝膽風症悉以此治若肝勁急甚用黄連清其氣又取體重降下味薄通利能利腰膝條達血脉諸風熱滯于關節者此能舒暢凡血虚有風之神藥也濕紙裹煨軟切片飯上蒸軟亦可

〔附方〕天麻丸 消風化痰清利頭目寬胸利膈治心忪煩悶頭運欲倒項急肩背拘倦神昏多睡肢節煩痛皮膚瘙痒偏正頭痛鼻齆面目虛浮並宜服之

天麻半兩芎藭二兩爲末煉蜜丸如芡子大每食後嚼

一丸茶酒任下。腰脚疼痛天麻半夏細辛各二兩絹袋二箇各盛藥令勻蒸熱交互熨痛處汗出則愈數日再熨。

還筩子天麻子從莖中落入。故名主治定風補虛功同天麻。

附方益氣固精補血黑髮益壽有奇效。還筩子半兩芡實半兩金銀花二兩破故紙酒浸春三夏一。秋二。冬五日焙末二兩各研末蜜糊丸梧子大。每服五十丸空心鹽湯溫酒任下。鄭西泉所傳方。

术

有蒼白之分。又有山薊楊枹枹薊馬薊山薑山連吃力伽諸名李時珍曰蒼术山薊也處處山中有之苗高二三尺嫩采作飲香美其葉抱莖而生梢間葉似棠梨葉其脚下葉有三五叉皆有鋸齒小刺根如老薑狀蒼黃色肉有油膏白术。枹薊也吳越有之取根栽蒔一年即稠嫩苗可茹葉稍大而有毛根如指大或如拳或如雞腿剖開晒乾用取乾白者佳油黑者不用白术性微溫味微苦帶辛用米泔浸去粗皮切片。同陳壁土炒。陂上多蒸數時用或以人乳潤蒸亦佳忌桃李雀肉青魚菘菜取其辛燥濕

山居本草卷五　四五

苦潤脾燥之潤之。脾斯健旺脾屬濕土土無水澤則不滋潤非專宜燥經曰脾苦濕爲太濕則困滯然過燥亦乾裂此以辛燥脾實以苦潤脾主治風寒濕痺胸膈痰痞噯氣吞酸惡心嘈雜霍亂嘔吐水腫脾虛寒濕腹痛瘧疾胎產能使脾氣健運正氣勝而邪氣自却也且潤脾益胃則飲食健旺氣血滋生痘瘡貫膿助漿滿聖藥

凡鬱結氣滯脹悶積聚吼喘壅塞胃痛由火癰疽多膿黑瘦人氣實作脹皆所忌用。

附方枳朮丸消痞强胃久服令人食自不停也白朮一兩黄壁土炒過去土枳實麩炒去麩一兩爲末荷葉包飯燒熟搗和丸梧子大每服五十丸白湯下氣滯加橘皮一兩有火加黄連一兩有痰加半夏一

兩有寒加乾薑五錢木香三錢有食加神麯麥蘖各五錢**枳朮湯**心下堅大如盤邊如旋盃水飲所作中氣不足則手足厥逆腹滿脅鳴相逐陽氣不通即身冷。陰氣不通即骨痛陽前通則惡寒。陰前通則痺不仁陰陽相得其氣乃行大氣一轉其氣乃散。實則失氣虛則遺尿名曰氣分宜此主之白朮一兩枳實七個水五升煑三升分三服腹中軟即散仲景金匱玉函**白朮膏**服食滋補止久泄痢上好白朮十觔切片入瓦鍋內水淹過二寸文武火煎至一半傾汁入器內以滓再煎如此三次乃取前後汁同熬成膏入器中一夜傾去上面清水收之每服二三匙蜜湯調下**參朮膏**治一切脾胃虛損益元氣白朮一觔人參四兩切片以流水十五碗浸一夜桑柴文武火煎取濃汁熬膏入煉蜜收之每以白湯點服**胸膈煩悶**白朮末水服方寸匕。**心下有水**白朮三兩澤瀉五兩水三升煎一升半分三服**五飲酒癖**留飲水停心下。二癖飲水在兩脅下。三痰飲水在胃中。四溢飲水在五臟間五流飲水在腸間皆因飲食冒寒或飲茶過多致此。倍朮丸用白朮一觔乾薑炮桂心**四肢**各半觔為末蜜丸梧子大每溫水服二三十丸。

腫滿白术三兩㕮咀每服半兩水一盞半大棗三枚煎九分溫服日三四服不拘時候

中風口噤不知人事白术四兩酒三升煮取一升頓服

產後中寒遍身冷直口噤不識人白术一兩澤瀉一兩生薑五錢水一升煎服良

頭忽眩運經久不瘥四體漸羸飲食無味好食黃土用术三斤麴三斤搗篩酒和丸梧子大每飲服二十丸日三服忌菘菜桃李青魚

濕氣作痛白术切片煎汁熬膏白湯點服

中濕骨痛术一兩酒三盞煎一盞頓服不飲酒以水煎之

婦人肌熱血虛者吃力伽散用白术白茯苓白芍藥各一兩甘草半兩為散薑棗煎服

小兒蒸熱脾虛羸瘦不能飲食方同上

風瘙癮疹白术為末酒服方寸匕日二服

面多䵟䵳雀卵色苦酒漬术日日拭之極效

白汗不止白术末飲服方寸匕日二服

脾虛盜汗白术四兩切片以一兩同牡蠣炒一兩同石斛炒一兩同麥麩炒揀术為末每服三錢食遠粟米湯下日三服之

老小虛汗白术五錢小麥一撮水煮乾去麥為末用黃耆湯下一錢

產後嘔逆別無他疾者白术一兩二

錢。生薑一兩五錢。酒水各二升。煎一升。分三服。

脾虛脹滿 脾氣不和。冷氣客于中。壅遏不通。是爲脹滿。寬中丸。用白朮二兩。橘皮四兩。爲末。酒糊丸。梧子大。每食前木香湯下三十丸。甚效。

脾虛洩瀉 白朮五錢。白芍藥一兩。冬月用肉豆蔻煨爲末。米飲丸。梧子大。每米飲下五十丸。日二服。

濕瀉暑瀉 白朮車前子等分。炒爲末。白湯下二三錢。

久瀉滑腸 白朮炒茯苓各一兩。糯米炒二兩爲末。棗肉和拌食。或丸服之。

老小滑瀉 白朮半觔。黃土炒過。山藥四兩。炒爲末。飯丸。量人大小。米湯服。或加人參三錢。

老人常瀉 白朮二兩。黃土拌蒸焙乾去土。蒼朮五錢米泔浸炒。茯苓一兩。爲末。米糊丸。梧子大。每米湯下七八十丸。

小兒久瀉 脾虛米穀不化。不進飲食。溫白丸用白朮炒二錢半。半夏麴二錢半。丁香半錢。爲末。薑汁麪糊丸。黍米大。每米飲。隨大小服之。

瀉血萎黃 腸風痔漏脫肛瀉血。面色萎黃積年不瘥者。白朮一觔。黃土炒過。研末。乾地黃半觔。飯上蒸熟。搗和。乾則入少酒。丸梧子大。每服十五丸。米飲下。日三服。

孕婦束胎 白朮枳殼麩炒等分。爲末。燒飯丸。梧子大。一月一日。每食前。溫水下三十丸。胎瘦則易産也。

牙齒日長　漸至難食。名髓溢病。白术煎湯漱服。取效。即愈也。

蒼术　又有赤术山精仙术山薊諸名取緊實南産者良茅山尤佳用糯米泔浸透去粗皮并油切片焙乾脂麻拌炒或以米粉或麩拌炒亦可

性溫而燥。味辛。微若辛。主散燥去濕專入脾胃。主治風寒濕痹。山嵐障氣。皮膚水腫。皆辛烈逐邪之功也。統治三部之濕。若濕在上焦。易生濕痰。以此燥濕行痰。濕在中焦。滯氣作瀉。以此寬中健脾。濕在下部。足膝痿軟。以此同黄栢治痰。能令足膝有力。取其辛散氣雄。用之散邪發汗。極其暢快。合六神散、通解散。治春夏濕熱病。佐葛根解肌湯。表散瘧疾初起。若熱病汗下後。虛熱不解。以此加入白虎湯。再解之。一服如神汗止身凉。繆仲淳用此一味爲末。治脾虛蠱脹妙絕。稱爲仙术。

附方 服术法 烏髭髮。駐顏色。壯筋骨。明耳目。除風氣。潤肌膚。久服令人輕健。蒼术不計多少。米泔水浸三日。逐日換水。取出。刮去黑皮。切片暴乾。慢火炒黃。細擣爲末。每一斤。用蒸過白茯苓末半斤。煉蜜和丸。梧子大。空心卧時熱水下十五丸。別用术末六兩。甘草末一兩。拌和作湯點之。忌桃李雀蛤。及三白諸血。

蒼术膏 鄧才筆峰雜興方。除風濕。健脾胃。變白駐顏補虛損。大有功效。蒼术新者。刮去皮。薄切。米泔水浸二日。一日一換。取出。以井華水浸過二寸。春秋五日。夏三日。冬七日。漉出。以生絹袋盛之。放在一半原水中。揉洗津液出。紐乾。將渣又搗爛。袋盛于一半原水中。揉至汁盡爲度。將汁入大砂鍋中。慢火熬成膏。每一斤。入白蜜四兩。熬二炷香。每膏一斤。入水澄白茯苓末半斤。攪勻。瓶收。每服三匙。侵早臨卧各一服。以溫酒送下。忌醋及酸物。桃李雀蛤菘菜青魚等物。 吳球活人心統

蒼术膏 治脾經濕氣。少食足腫無力。傷食。酒色過

度勞逸有傷，骨熱，用鮮白蒼术二十觔，浸刮去粗皮，晒
切，以米泔浸一宿，取出同溪水一石，大砂鍋慢火煎半
乾，去渣，再入石南葉三觔，倒去紅衣，楮實子一觔，川當
歸半觔，甘草四兩，切，同煎黃色，濾去渣，再煎如稀餳，
入白蜜三觔，熬成膏，每服蓬謙齋瑞竹堂方云
三五錢，空心好酒調服。蒼术丸 清上實下，兼治內外
障眼。茅山蒼术洗刮淨一觔，分作四分，用酒醋糯泔童
尿各浸三日，一日一換，取出洗擣晒焙，以黑脂麻同炒
香，共爲末，酒煮麪糊丸，梧子大，每空心白湯下五十丸。
李仲南永類方。八制蒼术丸 疏風順氣養腎，治腰脚濕
氣痺痛。蒼术一觔，洗刮淨，分作四分，用酒醋米泔鹽水
各浸三日，晒乾，又分作四分，用川椒紅茴香補骨脂黑
牽牛各一兩，同炒香，揀去不用，只取术研末，醋糊丸，梧
子大，每服五十丸，空心鹽酒送下，五十歲後加沉香末
一兩。蒼术散 治風濕，常服壯筋骨，明目。蒼术一觔，粟米泔
浸過，竹刀刮去皮，半觔以無灰酒浸，半觔以
童子小便浸，春五夏三秋七冬十日，取出，淨地上掘一
坑，炭火煅赤，去炭，將浸藥酒傾入坑內，頓放术在中，以
瓦器蓋定，泥封一宿，取出爲末，每服一錢，空心溫酒或
鹽湯下。萬表積善堂方。六制蒼术散 治下元虛損，偏

墜莖痛。茅山蒼术淨刮六觔，分作六分。一觔倉米泔浸二日炒。一觔酒浸二日炒。一觔青鹽半觔炒黃去鹽。一觔小茴香四兩炒黃去茴。一觔大茴香四兩炒黃去茴。一觔用桑椹子汁浸二日炒。取术爲末，每服三錢，空心溫酒下。

固眞丹 瑞竹堂方。固眞丹燥濕養脾，助胃固眞。茅山蒼术刮淨一觔，分作四分。一分青鹽一兩炒。一分川椒一兩炒。一分川楝子一兩炒。一分小茴香破故紙各一兩炒。並揀术研末，酒煑麪糊丸，梧子大。每空心米飲下五十丸。乾坤生意平補固眞丹，治元臟久虛遺精，白濁，婦人赤白帶下，崩漏。金州蒼术刮淨一觔，分作四分。一分川椒一兩炒。一分破故紙一兩炒。一分茴香食鹽各一兩炒。一分川楝肉一兩炒。取淨术爲末。入白茯苓末二兩，酒洗當歸末二兩，酒煑麪糊丸，梧子大。每空心鹽酒下五十丸。

固元丹 治元臟久虛遺精，白濁，五淋，及小腸膀胱疝氣，婦人赤白帶下。血崩，便血等疾，以小便頻數爲效。好蒼术刮淨一觔，分作四分。一分小茴香食鹽各一兩同炒。一分川椒補骨脂各一兩同炒。一分川烏頭川楝子肉各一兩同炒。一分用醇醋老酒各半觔，同煑乾焙，連同炒藥通爲末。用酒煑糊丸，梧子大。每服五十丸。男以溫酒，女以醋湯。

空心下。此高司法方也。

少陽丹

蒼朮米泔浸半月。刮皮晒乾爲末一觔。地骨皮溫水洗淨。去心晒研一觔。熟桑椹二十觔。入甕盆揉爛。絹袋壓汁。和末如糊傾入盤內。日晒夜露。采日精月華。待乾研末。煉蜜和丸赤小豆大。每服二十丸。無灰酒下。日三服。一年變髮返黑。三年面如童子。

交感丹

補虛損固精氣烏髭髮。此鐵甕城申先生方也。久服令人有子。茅山蒼朮刮淨一觔。分作四分。用酒醋米泔鹽湯各浸七日。晒研。川椒紅小茴香各四兩。炒研。陳米糊丸梧子大。每服四十丸。空心溫酒下。

交加丸

升水降火除百病。蒼朮刮淨一觔。分作四分。一分米泔浸炒。一分鹽水浸炒。一分川椒炒。一分破故紙炒。黃蘗皮刮淨一觔。分作四分。一分酒炒。一分童尿浸炒。一分小茴香炒。一分生用。揀去各藥。只取朮蘗爲末。煉蜜丸梧子大。每服六十丸。空心鹽湯下。

坎離丸

滋陰降火。開胃進食。強筋骨。去濕熱。白蒼朮刮淨一觔。分作四分。一分川椒一兩炒。一分破故紙一兩炒。一分五味子一兩炒。一分川芎藭一兩炒。只取朮研末。川蘗皮四觔。分作四分。一觔酥灸。一觔入乳汁灸。一觔童尿灸。一觔米泔灸。各十二次。研末和勻。煉蜜丸梧子大。每服三十丸。早用酒。午用茶晚用白湯送下。

不老丹 補脾益腎，服之七十亦無白髮。茅山蒼朮刮淨，米泔浸軟，切片四斤。一斤酒浸焙，一斤醋浸焙，一斤鹽四兩炒，一斤椒四兩炒。赤白何首烏各二斤，泔浸，竹刀刮切，以黑豆紅棗各五升同蒸至豆爛，曝乾。地骨皮去骨一斤，各取淨末，以桑椹汁和成劑，鋪盆內，汁高三指，日曬夜露，取日月精華，待乾，以石臼擣末，煉蜜和丸梧子大，每空心酒服一百丸。此皇甫敬之方也。

靈芝丸 治脾腎氣虛，添補精髓，通利耳目。蒼朮一斤，米泔水浸，春夏五日，秋冬七日，逐日換水，竹刀刮皮切曬，石臼為末，棗肉蒸和丸梧子大，每服三五十丸，棗湯空心服。

補脾滋腎 生精強骨，真仙方也。蒼朮去皮五斤為末，米泔水漂澄，取底用，脂麻二升半，去殼研爛，絹袋濾去渣，澄漿拌朮曝乾，每服三錢，米湯或酒空心調服。

面黃食少 男婦面無血色，食少嗜臥。蒼朮一斤，熟地黃半斤，乾薑炮各一兩，春秋七錢，夏五錢，為末，糊丸梧子大，每溫水下五十丸。

小兒癖疾 蒼朮四兩為末，羊肝一具，竹刀批開，撒朮末，線縛，入砂鍋煮熟，擣作丸服之。

食生米 男子婦人因食生熟物留滞腸胃，遂至生蟲，久則好食生米，否則終日不樂，至憔悴萎黃，不思飲食。以害其生。用蒼朮米泔水浸一夜。剉焙為末。蒸餅丸。梧子大。每服五十丸。食前米飲下。日三服。益昌伶人劉清嘯。一娼名曰花翠。年逾笄病此。惠民局監趙君。以此治之。兩旬而愈。蓋生米留滯腸胃。受濕則穀不磨而成此疾。蒼朮能去濕。暖胃消穀也。

腹中虛冷 不能飲食。食輒不消。羸弱生病。朮二斤。麩一斤炒為末。蜜丸梧子大。每服三十丸。米湯下。日三服。大冷加乾薑三兩。腹痛加當歸三兩。羸弱加甘草二兩。

脾濕水瀉 注下。困弱無力。水穀不化。腹痛甚者。蒼朮二兩。白芍藥一兩。黃芩半兩。淡桂二錢。每服一兩。水一盞半。煎一盞。溫服。脈弦頭微痛。去芍藥。加防風二兩。

暑月暴瀉 壯脾溫胃。飲食所傷。麴朮丸用神麴炒。蒼朮米泔浸一夜焙等分為末。糊丸梧子大。每服三五十丸。米飲下。

飧瀉久痢 椒朮丸。用蒼朮二兩。川椒一兩。為末。醋糊丸梧子大。每服二十丸。食前溫水下。惡痢久者加桂。效。

脾濕下血 蒼朮二兩。地榆一兩。分作二服。水二盞。煎一盞。食前溫服。久痢虛滑。以下桃花丸。

腸風下血 蒼朮不拘多少。以皂角挼濃汁浸一宿。煮乾。焙研為末。麪糊丸。如梧子大。每服五十丸。空心米飲下。日三服。

濕氣

身痛蒼术泔浸切水煎取濃汁熬膏白湯點服。補虛明目健骨和血蒼术泔浸四兩熟地黃焙二兩爲末酒糊丸梧子大每溫酒下三五十丸日三服。青盲雀目聖惠用蒼术四兩泔浸一夜切焙研末每服三錢豬肝三兩批開摻藥在內札定入粟米一合水一碗砂鍋煑熟熏眼臨臥食肝飲汁不拘大人小兒皆治。又方不計時月久近用蒼术二兩泔浸焙擣爲末每服一錢以好羊子肝一觔竹刀切破摻藥在內麻札以粟米泔煑熟待冷食之以愈爲度。眼目昏濇蒼术半觔泔浸七日去皮切焙木賊各二兩爲末每服一錢茶酒任下。嬰兒目濇不開或出血蒼术二錢入豬膽中扎煑將藥氣熏眼後更嚼取汁與服妙。風牙腫痛蒼术鹽水浸過燒存性研末揩牙去風熱。臍蟲怪病腹中如石臍中水出旋變作蟲行遶身匝痒難忍撥掃不盡用蒼术濃煎湯浴之仍以蒼术末入麝香少許水調服。

白頭翁又有野丈人胡王使者奈何草諸名處處有之正月生苗作叢生葉生莖頭如杏葉上有細白毛而不滑澤近根有白茸其苗有風則靜無風自搖。主治溫瘧狂煬寒熱癥瘕積聚瘻氣。逐血。止腹痛。療金瘡。鼻衄。止毒痢。赤痢。腹痛。齒疼。

百節骨痛。項下瘤癧。一切風氣。暖腰膝。明目。消贅。

附方 白頭翁湯 治熱痢下重。用白頭翁二兩。黄連。黄蘗。秦皮各三兩。水七升。煮二升。每服一升。不愈更服。婦人產後痢虛極者。加甘草。阿膠各二兩。下痢咽腫 春夏病此。宜用白頭翁。黄連各一兩。木香二兩。水五升。煎一升。分三服。陰癩偏腫 白頭翁根。生者不限多少。搗傅腫處。一宿當作瘡。二十日愈。外痔腫痛 白頭翁草。一名野丈人。以根搗塗之。逐血止痛。小兒禿瘡 白頭翁根。搗傅。一宿作瘡。半月愈。

花 主治瘧疾寒熱。白禿頭瘡。

柴胡 綱目作茈胡。又有地薰。芸蒿。山菜。茹草。諸名。南北近道皆有之。北產者如前胡而軟。南產者如蒿根强硬。當取莖長而細軟者佳。仲景定湯。方有大小之名。柴胡原有大小之別。古賢取銀夏產者為勝。時珍曰。銀州即今延安府神木縣。五原城是其廢趾。所產柴胡長尺餘而微白且軟。不易得也。近時有一種。根似桔梗沙參。白色而大。市人以充銀柴胡。殊無氣味。不可不辨。其苗嫩時香美可茹。如竹葉者為上。如韭葉者次之。如邪蒿者又次之。七月開黃花。香直上。可以致鶴。聞者氣爽。閨閫宜種。性凉。味微苦。質輕清。主升散。味微苦。主疏肝。若多用二三錢。能祛散肌表。屬足少陽膽經藥。治寒熱往來。瘧疾。除潮熱。若少用三四分。能升提下陷。佐補中益氣湯。提元氣而左旋。升達參芪。以補中氣。凡三焦膽熱。或偏頭風。或耳內生瘡。或潮熱膽痺。或兩脇刺痛。用柴胡清肝散。以疏肝膽之氣。諸症悉愈。凡肝脾血虛。骨蒸發熱。用逍遙散。以此同白芍抑肝散火。恐柴胡性凉。製以酒拌。領入血分。以清抑鬱

山居本草　卷五

之氣而血虛之熱自退若真臟虧損於外感復受邪熱或陰虛勞怯致身發熱者以此佐滋陰降火湯除熱甚効所謂內熱用黃芩外熱用柴胡爲和解要劑婦人熱入血室經水不調小兒痘疹餘熱五疳羸熱。

附方 傷寒餘熱 傷寒之後邪入經絡體瘦肌熱推陳致新解利傷寒時氣伏暑倉卒並治不論長幼柴胡四兩甘草一兩每用三錢水一盞煎服。 小兒骨熱 十五歲以下遍身如火日漸黃瘦盜汗欬嗽煩渴柴胡四兩丹砂三兩爲末豶豬膽汁拌和飯上蒸熟丸綠豆大每服一丸桃仁烏梅湯下日三服。 虛勞發熱 柴胡人參等分每服三錢薑棗同水煎服。 濕熱黃疸 柴胡一兩甘草二錢半作一劑以水一盌白茅根一握煎至七分任意時時服盡。 眼目昏暗 柴胡六銖決明子十八銖治篩人乳汁和敷目上久久夜見五色。 積熱下痢 柴胡黃芩等分半酒半水煎七分浸冷空心服之。

〔苗〕主治卒聾。擣汁頻滴之。

前胡 近處皆有。生下濕地。出吳興者佳。有數種。惟以苗高一二尺。色似斜蒿。葉如野菊而細瘦。嫩時香美可食。秋月開白花。類蛇牀子花。其根皮黑肉白。有香氣爲真。大抵北地生者爲勝。稱北前胡云。性涼。味苦辛。苦能下氣。辛能散熱。專主清風熱。理肺氣。瀉熱痰。除喘嗽痞滿。及頭風痛。補心湯中用之。散虛痰。潤然湯中用之。治暴赤眼。皆爲下氣散熱之功也。

〔附方〕小兒夜啼。前胡擣篩。蜜丸小豆大。日服一丸。熱水下。至五六丸。以瘥爲度。

山慈姑 又名金燈。朱姑。無義草。以其結子如燈。而花與葉不相見也。處處有之。冬月生葉。如水仙花葉而狹。二月中枯。一莖如箭簳。高尺許。莖端開花。紅色。亦有黃色白色者。上有黑點。其花乃衆花簇成。如絲紐成。可愛。三月結子。四月初苗枯。即掘取其根。狀如慈姑。遲則苗腐難尋矣。根苗與老鴉蒜極相類。但老鴉蒜根無毛。慈姑有毛殼包裹爲異爾用時去毛殼根性溫味甘微辛。有小毒。主治癰腫瘡瘻瘰癧結核等。醋磨傅之。亦剝人面皮。除皯黯。主疔腫。攻毒破皮。解諸毒蠱毒蛇蟲狂犬傷。

〔附方〕粉滓面䵟。山慈姑根。夜塗旦洗。牙齦腫痛。紅燈籠枝根。煎湯漱吐。癰疽疔腫。惡瘡。及黃疸。慈姑連根。同蒼耳草等分。搗爛。以好酒一鍾。濾汁溫服。或乾之爲末。每酒服三錢。風痰癇疾。金燈花根。似蒜者一個。以茶清研如泥。日中時以茶調下。即臥日中。良久。吐出雞子大物。永不發。如不吐。以熱茶投之。萬病解毒丸。一名太乙紫金丹。一名玉樞丹。解諸毒。療諸瘡。利關節。治百病。起死回生。不可盡述。凡居家遠出。行兵動衆。不可無此。山慈姑去皮洗極淨。焙二兩。川五倍子洗刮焙二兩。千金子仁白者研紙壓去油一兩。紅芽大戟去蘆洗焙一兩半。麝香三錢。以端午。七夕。重陽。或天德月德黃道上吉日。預先齋戒盛服。精心治藥爲末。陳設拜禱乃重羅令勻。用糯米濃飲和之。木臼杵千下。作一錢一錠病甚者速服，取利一二行，用溫粥補之。凡一切飲食藥毒、蠱毒、瘴氣、河豚、土菌、死牛馬等毒，並用凉水磨服一錠，或吐或利即愈。癰疽發背，疔腫，楊梅等一切惡瘡，風癮疹，赤遊，痔瘡，並用凉水或酒磨塗，日數次，立消。陰陽二毒，傷寒狂亂，瘟疫，喉痺喉風，並用冷水入薄荷汁數匙化下。心氣痛并諸氣，用淡酒化下。泄瀉痢下，霍亂絞腸沙，用薄荷湯下。中風中氣，口緊眼歪，五癲五癇，鬼邪鬼胎，筋攣骨痛，並暖酒下。自縊溺水，鬼迷心頭溫者，冷水磨灌之。傳尸勞瘵，凉水化服，取下惡物蟲積為妙。久近瘧疾，將發時，東流水煎桃枝湯化服。女人經閉，紅花酒化服。小兒驚風，五疳五痢，薄荷湯下。頭風頭痛，酒研貼兩太陽上。諸腹鼓脹，麥芽湯化下。風蟲牙痛，酒磨塗之，亦吞少許。打撲傷損，松節煎酒下。湯火傷、毒蛇惡犬，一切蟲傷，並冷水磨塗，仍服之。

又治瘡腫，入蜜擣塗瘡口，候清血出效。塗乳癰便毒，尤妙。

附方 中溪毒生瘡 朱姑葉擣爛塗之。生冬間，葉如蒜葉。

花治小便血淋澁痛。同地蘗花陰乾，每服三錢，水煎服。

石蒜又有烏蒜、老鴉蒜、蒜頭草、婆婁酸。一枝箭，諸名處處下濕地有之。春初生葉，如蒜背有劍脊，四散布地。七月苗枯，乃于平地抽出一莖，如箭簳，高尺許，莖端開花紅色，如山丹花。根如蒜，皮紫赤，肉白，有小毒。救荒本草言其可煠熟，水浸過可食。葢為救荒云爾。根性溫，味辛甘。有小毒，主治傳貼腫毒疔瘡惡核，可水煎服取汁，及擣傳之。又中溪毒者酒煮半升服，取吐良。

附方便毒諸瘡一枝箭擣爛塗之即消。若毒大甚者，洗淨，以生白酒煎服，得微汗即愈。

產腸脫下老鴉蒜即酸頭草一把，以水三盌煎一盌半，去滓熏洗，神効。

小兒驚風大叫一聲就死者，名老鴉驚。以散麻纏住腕下及手心足心，以燈火爆之。用老鴉蒜晒乾、車前子等分為末，水調貼手心。仍以燈心焠手足心及肩膊、眉心、鼻心，即醒也。

水仙花 又名金盞銀臺。宜卑濕處。不可缺水。故名。根似蒜。葉似薤。白花黃心。宛然盞樣。清香可愛。亦有千葉者。一物二種爾。作香澤塗身。理髮去風氣。又療婦人五心發熱。同乾荷葉赤芍藥等分爲末。白湯每服二錢。熱自退愈。

（根）治癰腫。及魚骨哽。

白茅 根名茹根。蘭根。地筋。以其可茹而長也。時珍曰。茅有白茅菅茅。黃茅香茅。芭茅。數種。葉皆相似。白茅短小。春生芽布地如針。俗謂茅針。亦可啖。甚益小兒。夏開白花茸茸然。其根甚長。白軟如節而有節。味甘。其茅可以苫蓋。及供祭祀苞苴之用。菅茅只生山上。似白茅而長。秋抽莖。花如荻花。其根短硬無節。黃茅似菅茅。莖上開葉。根頭有黃毛。秋深開花穗如菅。可爲索綯。香茅一名菁茅。一名璚茅。生湖南江淮間。葉有三脊。其氣香芬。可以包藉及縮酒。禹貢所謂荆州苞匭菁茅是也。芭茅叢生。葉大如蒲。長六七尺。有二種。即芒也。見後芒下。

根 性寒。味甘。主治勞傷虛羸。補中益氣。除瘀血血閉寒熱止吐衄諸血。通血脉淋瀝。療傷寒噦逆。肺熱喘急。水腫黄疸。利小便。下五淋。除客熱在腸胃。止渴。堅筋。解酒毒。主婦人月經不勻。崩中。

附方 山中辟穀 凡避難無人之境。取白茅根洗淨咀嚼。或石上晒乾擣末。水服方寸匕。可辟穀不饑。

溫病冷啘 因熱甚飲水。成暴冷啘者。茅根切。枇把葉拭去毛炙香。各半斤。水四升。煎二升。去滓。稍稍飲之。

溫病熱噦 乃伏熱在胃。令人胸滿則氣逆。逆則噦。或大下。胃中虛冷。亦致噦也。茅根切。葛根切。各半斤。水三升。煎一升半。每溫飲一盞。噦止即停。

反胃上氣 食入即吐。茅根、蘆根二兩。水四升。煮二升。頓服。得下良。

肺熱氣喘 生茅根一握。㕮咀。水二盞。煎一盞。食後溫服。甚者三服止。名如神湯。

虛後水腫 因飲水多。小便不利。用白茅根一大把。小豆三升。水三升。煮乾。去茅食豆。水隨小便下也。

五種黃病 黃疸。穀疸。酒疸。女疸。勞疸也。黃汗者。乃大汗出入水所致。身體微腫。汗出如黃蘗汁。

用生茅根一把細切以豬肉一斤合作羹食。**解中酒毒**恐爛五臟茅根汁飲一升。**小便熱淋**白茅根四升水一斗五升煮取五升適冷暖飲之日三服。**小便出血**茅根煎湯頻飲爲佳。**勞傷溺血**茅根乾薑等分入蜜一匙水二鍾煎一鍾日一服。**鼻衄不止**茅根爲末米泔水服二錢。**吐血不止**千金翼。用白茅根一握水煎服之婦人良方用根洗搗汁日飲一合**竹木入肉**白茅根燒末豬脂和塗之風氣成腫者亦良。

茅針即初生苗也。性平。味甘。主治消渴。能破血下水。通小腸治鼻衄及暴下血。水煮服之。惡瘡癰腫軟節未潰者。以酒煮服。一針一孔。二針二孔。生挼傅金瘡止血。

花煎飲止吐血衄血并塞鼻。又傅灸瘡不合。署刀箭金瘡。止血并痛。

屋上敗茅 治卒吐血。剉三升，酒浸，煮一升服。和醬汁研傅斑瘡及蠶嚙瘡。四角茅，主鼻洪，治痘瘡潰爛難靨不乾。方用多年牆上爛茅，擇洗焙乾爲末，摻之即愈。

附方 婦人陰痒 嚼頭爛茅、荆芥、牙皂等分，煎水頻熏洗之。大便閉塞 服藥不通者，沾鹽三錢，屋簷爛草節七個，爲末，每用一錢，竹筒吹入肛內一寸即通，名提金散。卒中五尸 其狀腹痛脹急，不得氣息，上冲心胸，旁攻兩脇，或磈礧涌起，或牽引腰脊。此乃身中尸鬼接引爲害。取屋上四角茅，入銅器中，以三尺帛覆腹，著器布上燒茅令熱，隨痛追逐，蹠下痒即瘥也。

芒 又有杜榮、芭芒、芭茅諸名。可爲籬芭，故名。時珍曰：芒有二種，皆叢生，葉皆如茅而大，長四五尺，甚快利，傷人如刃。七月抽長莖，開白花成穗，如蘆葦花者，芒也。五月抽短莖，開花如芒者，石芒也。並於花將放時剝其籜皮，可爲繩箔草履諸物，其莖可爲掃帚。莖 煮汁服，散血。人畜爲虎狼等傷，恐毒入內。取雜葛根濃煮汁服。亦生取汁服。

敗茵箔。主治產婦血滿腹脹。血渴惡露不盡。月閉。止好血下。惡血去鬼氣。疰痛癥結。酒煮服之。亦燒末酒下。彌久着烟者佳。

當歸 又有乾歸。山蘄。蘄古芹字。白蘄。文無。諸名。時珍曰。本非芹類。特以花葉似芹。故名。崔豹註云。古人相贈以芍藥。相名以文無。文無當歸別名也。陝蜀秦州汶州諸處。人多栽蒔。春生苗綠葉如芹。有三瓣。七八月開花淺紫色。以秦歸頭圓尾多。色紫氣香肥潤。性溫能散帶甘者。名馬尾歸爲佳。他處頭大尾粗次之。

能緩。經曰。肝欲散。以辛散之。肝苦急。以甘緩之。緩之散之。肝性所喜。卽所爲補。故專入肝以助血海。使血流行。

凡藥體性。分根升。稍降。中守。此獨一物而全備。頭補血上行身養血中守稍破血下行全活血運行周身治血虛不足縱慾耗精陰虛勞怯去血過多癰毒潰後此皆血脫用歸頭以補血也治精神困倦腰痛腿酸女人血瀝目疼牙痛瘧久虛証純血痢疾此皆血少用歸身以養血也治諸腫毒跌撲金瘡皮膚瘙癢濕痒瘕癖經閉瘀蓄此皆血聚用歸尾以破血也若全用治血虛昏亂者服之即安有各歸氣血于經絡之功故名當歸取其氣香體潤同參朮用滋脾陰如脾虛者米拌炒用使無便滑之虞凡痰涎者恐其粘膩泄瀉者恐其滑腸嘔吐者恐其泥膈氣喘聲啞者恐其辛溫心性喜斂肺氣欲

收俱忌用之。

【附方】血虛發熱 當歸補血湯。治肌熱燥熱，困渴引飲，目赤面紅，晝夜不息，其脉洪大而虛，重按全無力。此血虛之候也。得於饑困勞役，證象白虎，但脉不長實爲異耳。若誤服白虎湯即死。宜此主之。當歸身酒洗二錢，綿黄芪蜜炙一兩，作一服。水二鍾，煎一鍾，空心温服，日再服。

失血眩運 凡傷胎去血，產後去血，崩中去血，金瘡去血，拔牙去血。一切去血過多，心煩眩運，悶絶不省人事。當歸二兩，芎藭一兩，每用五錢，水七分，酒三分，煎七分，熱服，日再。

衄血不止 當歸焙研末。每服一錢，米飲調下。

小便出血 當歸四兩剉，酒三升，煮取一升，頓服。

頭痛欲裂 當歸二兩，酒一升，煮取六合，飲之，日再服。

內虛目暗 補氣養血，用當歸生晒六兩，附子火炮一兩，爲末，煉蜜丸梧子大，每服三十丸，溫酒下。名六一丸。

心下痛刺 當歸爲末，酒服方寸七。

手臂疼痛 當歸三兩切，酒浸三日，溫飲之，飲盡，別以三兩再浸，以瘥爲度。

溫瘧不止 當歸一兩，水煎飲，日一服。

久瀉不止 當歸二兩，吳茱

萸一兩。同炒香。去萸不用。爲末。蜜丸梧子大。每服三十丸。米飲下。名勝金丸。

大便不通 當歸白芷等分。爲末。每服二錢。米湯下。

婦人百病 諸虛不足者。當歸四兩。地黃二兩。爲末。蜜丸梧子大。每食前米飲下十五丸。

月經逆行 從口鼻出。先以京墨磨汁服[illegible]之。次用當歸尾紅花各三錢。水一鍾半。煎八分。溫服。其經即通。

室女經閉 當歸尾。沒藥。各一錢。爲末。紅花浸酒。面北飲之。一日一服。良。

婦人血氣 臍下氣脹。月經不利。血氣上攻。欲嘔不得睡。當歸四錢。乾漆燒存性二錢。爲末。煉蜜丸梧子大。每服十五丸。溫酒下。

墮胎下血 不止。當歸一兩。葱白一握。每服五錢。酒一盞半。煎八分。溫服。

姙娠胎動 神妙佛手散。治婦人姙娠傷動。或子死腹中。血下疼痛。口噤欲死。服則探之。不損則痛止。已損便立下。此乃徐玉神驗方也。當歸二兩。芎藭一兩。爲粗末。每服三錢。水一盞。煎令泣泣欲乾。投酒一盞。再煎一沸。溫酒或灌之。如人行五里再服。不過三五服便效。

產難胎死 橫生倒生。用當歸三兩。芎藭一兩。爲末。先以大黑豆炒焦。入流水一盞。童便一盞。煎至一盞。分爲二服。未效再服。

倒產子死 不出

當歸末。酒服方寸匕。**產後血脹**腹痛引脇。當歸二錢。乾薑炮五分。爲末。每服三錢。水一盞。煎八分。入鹽酢少許。熱服。**產後腹痛**如絞。當歸末五錢。白蜜一合。水一盞。煎一盞。分爲二服。未效再服。**產後自汗**壯熱氣短。腰腳痛不可轉。當歸三錢。黃芪、白芍藥酒炒各二錢。生薑五片。水一盞半。煎七分。溫服。**產後中風**不省人事。口吐涎沫。手足瘛瘲。當歸、荊芥穗等分。爲末。每服二錢。水一盞。酒少許。童尿少許。煎七分灌之。下咽即有生意。神效。**小兒胎寒**好啼。晝夜不止。因此成痫。當歸末一小豆大。以乳汁灌之。日夜三四度。**小兒臍濕**不早治。成臍風。或腫赤。或出水。用當歸末傅之。一方入麝香少許。一方用胡粉等分。試之最驗。若愈後。因尿入復作。再傅即愈。**湯火傷瘡**焮赤潰爛。用此生肌。拔熱止痛。當歸、黃蠟各一兩。麻油四兩。以油煎當歸焦黃。去滓。納蠟。攪成膏。出火毒。攤貼之。**白黃色枯**舌縮。恍惚若語亂者死。當歸、白朮二兩。水煎。入生芐汁。蜜和服。

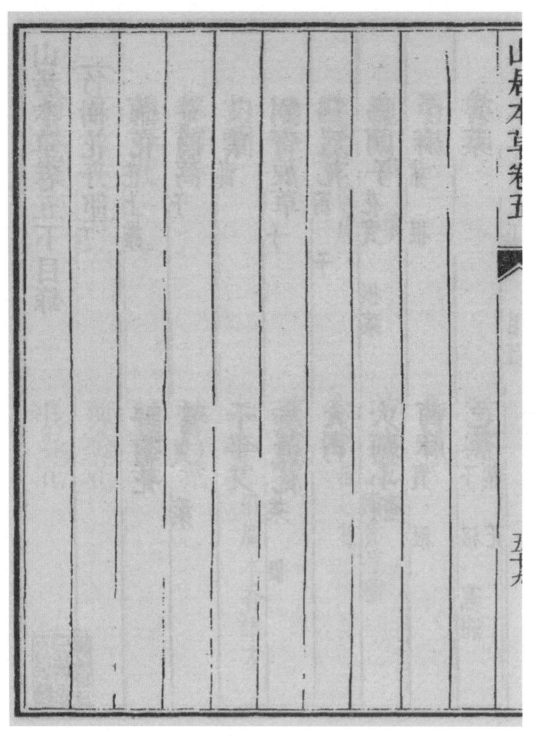

山居本草卷五下目錄

竹樹花卉部下

縉雲草　龍常草

燈心草　莔麻

七葉一枝花根　扁竹苗

玉簪花根　葉　鳳仙花子　根

杜鵑花　黃杜鵑花卽閙草花

大麥莓卽覆盆子　葉　根
附寒莓　山莓　蛇莓

牽牛花子卽黑白丑　鼓子花根莖葉

凌霄花　薔薇花子　根

月季花　木蓮藤汁　實

金銀花　菖蒲葉

山居本草卷五下

新安程履新德基甫述　孫　存恕季行甫　存昜季旃甫　校

竹樹花卉部下

菊 抱朴子云。仙方所謂日精。更生。周盈。皆一菊而根莖花實之名異也。又有節華。女節。女華。女莖。治蘠。金蕊。陰成。傳延年。諸名。處處有之。品凡百種。宿根自生。莖葉花色品品不同。前賢劉蒙泉。范至能。史正志。皆有菊譜。亦不能盡收也。其莖有株蔓紫赤青綠之殊。其葉有大小厚薄尖禿之異。其花有千葉單葉。有心無心。有子無子。黃白紅紫間色深淺大小之别。其味有甘苦辛之辨。又有夏菊秋菊冬菊之分。大抵惟以單瓣味甘者入藥。其花細碎。品不甚高。蕊如蜂窠。中有細子。亦可捺種。嫩葉及花。皆可㸐食。白菊花大。味亦淡甘。秋月採之可用。

花 葉根莖實並用。性平微凉。味有甘苦辛三種。以甘者入藥用。種類臨用去蒂。山野苦薏不堪用。
甚多。擇家種氣清香者良。陰乾。得秋氣之深。應候而開受金正氣。秋金本白。故取白色者。其體輕。味微苦。性氣和平。至清之品。經曰。治溫以清。如暑濕之餘。秋風一至凉生熱退矣。故凡病熱退後。其氣尚溫。以此同桑皮理頭痛。除餘邪。佐黃芪治眼昏。去翳障。助沙參療腸紅。止下血。領石斛扁豆。明目聰耳。調達四肢。是以肺氣虛。須用白菊花。如黃色者其味苦重。其氣香散。主清肺火。凡頭風眩暈。鼻塞熱壅。肌膚濕痒。四肢遊風。肩背疼痛。皆由肺氣熱。以此清順肺金。且清金則肝木有制。又治暴赤眼腫。目痛淚出。是以清肺熱。須用黃菊花。臨症最宜分別白菊染髭髮令黑。和巨勝茯苓蜜丸服之。去風眩變白不老。作枕明目。葉亦明目。生熟並可食。久服利血氣。輕身耐老延年。一切癰腫疔毒。以葉根搗汁服之。滓罯腫上卽愈。時珍曰。菊春生。夏茂。秋花。冬實。備受四時飽經霜露。葉枯不落。花槁不零。味兼甘苦。性稟中和。昔人謂其能除風熱。益肝補陰。蓋不知其得金水之精英尤多。故能益金水二臟也。補水所以制火益金所以平木。木平則風息。火降則熱除。用治諸風頭目。其旨深微。黃者入金水陰分。白者入金水陽分。紅者行婦人血分。皆可入藥。神而明之。存乎其人。其苗可蔬葉可啜。花可餌。根可藥。囊之可枕。釀之可飲。自本至末罔不有功。宜乎前賢比之君子。神農列之上品。隱士採入酒料。騷人餐其落英。費長房言。九日飲菊酒。可以辟不祥。神仙傳言。康風子朱孺子。皆以服菊花成仙。荆州記言。胡廣久病風羸。自分壽夭。及飲菊潭水更多壽。菊之貴重如此。豈羣芳可伍哉。鍾會菊有五美贊云。圓花高懸。準天極也。純黃不雜。后土色也。早植晚發。君子德也。肖霜吐頴。象貞質也。盃中體輕。神仙食也。　鶩湖賈九如云。春采苗。夏采葉。秋采花。冬采根。俱陰乾。同糯米釀酒。晋好隔年用。最益壽。

附方　服食甘菊　玉函方云。王子喬變白增年方。用甘菊三月上寅日采苗。名曰玉英。六月上寅日采葉。名曰容成。九月上寅日采花。名曰金精。十二月上寅日采根莖。名曰長生。四采並陰乾百日。取等分。以成日合。擣千杵爲末。每酒服一錢匕。或以蜜丸梧子大。酒服七丸。一日三服。百日輕潤。一年髮白變黑。服之二年。齒落再生。五年。八十歲老翁。變爲兒童也。孟詵云。正月采葉。五月五日采莖。九月九日采花。

服食白菊　太淸眞寶方引。九月九日白菊花二觔。茯苓一觔。並搗羅爲末。每服二錢。溫酒調下。日三服。或以煉過松脂和丸。雞子大。每服一丸。主頭眩。久服令人好顔色不老。藏器曰。抱朴子言。劉生丹法。用白菊汁。蓮花汁。地血汁。樗汁。和丹蒸服也。

白菊花酒　天寶單方。治丈夫婦人。久患頭風眩悶。頭髮乾落。胸中痰壅。每發卽頭旋眼昏。不覺欲倒者。是其候也。先灸兩風池各二七壯。并服此酒及散。永瘥。其法。春末夏初。收白菊軟苗。陰乾擣末。空腹服一方寸匕。和無灰酒服之。日再服。漸加三方寸匕。若不飲酒者。但和羹粥汁服亦得。秋八月合花收暴乾。切取三大觔。以生絹袋盛。貯三大斗酒中。經七日服之。日三次。常令酒氣相續爲佳。

風熱頭痛 菊花。石膏。川芎。各三錢。爲末。每服一錢半。茶調下。

膝風疼痛 菊花。陳艾葉。作護膝。久則自除。

也。

癍痘入目 生瞖障。用白菊花。穀精草。綠豆皮等分。爲末。每用一錢。以乾柿餅一枚。粟米泔一盞。同煑。候泔盡。食柿。日三枚。淺者五七日。遠者半月見效。

病後生瞖 白菊花。蟬蛻等分。爲散。每用二三錢。入蜜少許。水煎服。大人小兒皆宜。屢驗。

疔腫垂死 菊花一握。搗汁一升。入口即活。此神驗方也。冬月採根。

女人陰腫 甘菊苗搗爛煎湯。先熏後洗。

酒醉不醒 九月九日眞菊花爲末。飲服方寸匕。

眼目昏花 雙美丸。用甘菊花一觔。紅椒去目六兩。爲末。用新地黃汁和丸梧子大。每服五十丸。臨臥茶清下。

花上露水 主治益色。壯陽。治一切風。

野菊一名苦薏。處處原野極多，與菊無異，但葉薄尖，花小蕊多，如蜂窠狀。味極苦寒，多服大傷胃氣。花葉莖根。主治止洩，破血，婦人腹內宿血宜之。療癰腫疔毒，瘰癧眼瘜。

附方　癰疽疔腫，一切無名腫毒。孫氏集效方：用野菊花連莖搗爛，酒煎熱服取汗，以渣傅之即愈。衛生易簡方：用野菊花莖葉、蒼耳草各一握，共搗入酒一椀，絞汁服，以渣傅之，取汗即愈。或六月六日采蒼耳葉，九月九日采野菊花，為末，每酒服三錢亦可。天泡濕瘡，野菊花根、棗木煎湯洗之。瘰癧未破，野菊花根搗爛煎酒服，以渣傅之自消，不消亦自破也。

菴蕳音淹閭蒿　菴，草屋也；閭，里門也。此草老莖可以蓋覆菴閭，故名。處處有之。春生苗葉似菊葉而薄，多細丫，面背皆青，高者四五尺，其莖白，如艾而粗。八九月開細花淡黃色，結細實如艾實，中有細子，極易繁衍。藝花者以之接菊。子性微溫，味苦。主治五臟瘀血，腹中水氣，心下堅。膈中寒熱周痺風寒濕痺。心腹脹滿。身體諸痛。消食明目。益氣起陽。婦人月水不通。擂酒飲。治閃剉腰痛。及婦人血氣痛。

附方 瘀血不散 變成癰腫。生菴䕡蒿擣汁一升服之。月水不通 婦人宿有風冷。留血積聚。月水不通。菴䕡子一升。桃仁二升。酒浸去皮尖。研勻入瓶內。以酒二斗浸。封五日後。每飲三合。日三服。產後血痛 菴䕡子一兩。水一升。童子小便二盃。煎飲。

著 音尸。時珍曰。著乃蒿屬。神草也。故易云著之德圓而神。天子著長九尺。諸侯七尺。大夫五尺。士三尺。張華博物志言。以末大于本者爲主。次蒿次荆。皆以月望浴之。每著㯓卦。亦可以荆蒿代之矣。實 性平。味苦酸。主治益氣充肌膚。明目聰慧先知。久服不飢輕身。

葉 治痞疾。

附方腹中痞塊著葉獨蒜穿山甲末食鹽同以好醋搗成餅量痞大小貼之兩炷香爲度其痞化爲膿血從大便出

艾

又有氷臺醫草黄草艾蒿諸名時珍曰本草不著土產但云生田野今處處有之宋時以湯陰複道者爲佳四明者圖形近代以蘄州者爲勝用充方物天下重之謂之蘄艾相傳他處艾灸酒壜不能透蘄艾一灸則直徹透爲異也以二月宿根生苗成叢采嫩苗作菜食或和麪作餛飩如彈子吞三五枚以飯壓之治一切惡鬼氣久服止冷痢又以嫩艾作乾餅子用生薑煎服止瀉痢及產後瀉血甚妙其莖直生白色高四五尺其葉四布狀如蒿分爲五尖椏上復有小尖面青背白有茸而柔厚七八月葉間出穗如車前穗細花結實累累盈枝中有細子霜後始枯皆以五月五日連莖刈取暴乾收葉用老人丹田氣弱臍腹畏冷者以熟艾入布袋兜其臍腹妙不可言寒濕脚氣亦宜以此夾入襪內又宗懔歲時記云五月五日雞未鳴時採艾似人形者攬而取之收以灸病甚驗是日採艾爲人懸于戶上可禳毒氣其莖乾之染麻油引火點灸炷滋潤灸瘡至愈不痛亦可

代著策。及作燭心。葉凡用須陳久者。治令細軟。謂之熟艾。若生艾灸火。則傷人肌脈。故孟子云。七年之病求三年之艾。揀取淨葉。揚去塵屑。入石臼內木杵搗熟。羅去渣滓。取白者再搗至柔爛如綿爲度。用醋煮乾。搗成餅子。烘乾再搗爲末。用若以糯糊和作餅。及酒炒者。皆不佳。洪容齋云。艾難着力。若入白茯苓三五片同碾。即時可作細末矣。性生溫。熟熱。味苦而辛。主治溫中。逐冷除濕

止霍亂轉筋。痢後寒熱。灸百病。止吐血。下痢。下部䘌瘡

生肌肉。辟風寒。治婦人漏血。益陰氣。安胎。止腹痛。帶脉

爲病。腹脹滿。腰溶溶如坐水中。作煎勿令見風。主衄血。

下血。血痢。水煑及丸散任用。搗汁服止傷血。殺蛔蟲。并

治心腹一切冷氣鬼氣。若酒作煎。治癬甚良。膠艾湯治

虛痢。及妊娠産後下血。艾附丸治心腹少腹諸痛。調婦

人諸病。頗有奇功。同鷄子煑一日夜。空心食之。煖子宮。使人有子。

〔附方〕**傷寒時氣** 溫疫頭痛。發熱脉盛。以乾艾葉三升。水一斗。煑一升。頓服取汗。**妊娠傷寒** 壯熱。赤斑變爲黑斑。溺血。用艾葉如雞子大。酒三升。煑二升半。分爲二服。**妊娠風寒** 卒中不省人事。狀如中風。用熟艾三兩。米醋炒極熱。以絹包熨臍下。良久即甦。**中風口喎** 以葦筒長五寸。一頭刺入耳內。四面以麪密封不透風。一頭以艾灸之七壯。患右灸左。患左灸右。**中風口噤** 熟艾灸承漿一穴。頰車二穴。各五壯。**中風掣痛** 不仁不隨。並以乾艾斛許。揉團納瓦甑中。並下塞諸孔。獨留一目。以痛處著甑目。而燒艾熏之。一時即知矣。**舌縮口噤** 以生艾搗傅之。乾艾浸濕亦可。**咽喉腫痛** 醫方大成。用嫩艾搗汁細嚥之。經驗方。用青艾和莖葉一握。同醋搗爛。傅於喉上。冬月取乾艾亦得。**癲癇諸風** 熟艾於陰囊下穀道正門當中間。隨年歲灸之。**鬼擊中惡** 卒然着人。如刀刺狀。胸脇腹内疞刺切痛不可按。或即吐血鼻中出血下血。一名鬼排。以熟艾如雞子大三枚。水五升。煎二升。頓服之良。**小兒臍風**撮口。艾葉燒灰塡臍中。以帛縛定效。或隔蒜灸之。候口中有艾氣立愈。**狐惑蟲䘌**病人齒無色。舌上白。或喜睡。不知痛痒處。或下痢。宜急治下部。不曉此者。但攻其上。而下部生蟲食其肛。爛見五臟便死也。燒艾于管中。熏其下部。令烟入。或少加雄黃更妙。罌中燒烟亦可。**頭風久痛**蘄艾揉爲丸。時時嗅之。以黃水出爲度。**頭風面瘡**痒出黃水。艾二兩。醋一升。砂鍋煎取汁。每薄紙上貼之。一日二三上。**心腹惡氣**艾葉搗汁飲之。**脾胃冷痛**白艾末。沸湯服二錢。**蚘蟲心痛**如刺。口吐清水。白熟艾一升。水三升。煑一升服吐蟲出。或取生艾搗汁。五更食香脯一片。乃飲一升。當下蟲出。**口吐清水**乾蘄艾煎湯啜之。**霍亂吐下**不止。以艾一把。水三升。煑一升。服。或作丸。服七十丸。空心米飲下。甚有奇效。**諸痢久下**艾葉陳皮等分。煎湯服之。亦可爲末。酒煑爛飯和丸。每鹽湯下二三十丸。**暴泄不止**陳艾一把。生薑一塊。水煎熱服。**糞後下血**艾葉生薑。煎濃汁。服三合。

老小白痢 艾薑丸。用陳北艾四兩。乾薑炮三兩。爲末。醋煑倉米糊丸。梧子大。每服七十丸。空心米飲下。甚有奇效。

野雞痔病 先以槐柳湯洗過。以艾灸上七壯取效。郎中王及。乘騾入西川。數日病痔。大作如胡瓜。貫於腸頭。其熱如火。忽至僵仆無計。有主郵者云。須灸即瘥。乃用上法。灸三五壯。忽覺一道熱氣入腸中。因大轉瀉。血穢併出。瀉後遂失胡瓜所在矣。

妊娠下血 張仲景曰。婦人有漏下者。有半產後下血不絕者。有妊娠下血者。並宜膠艾湯主之。阿膠二兩。艾葉三兩。芎藭甘草各二兩。當歸地黃各三兩。芍藥四兩。水五升。清酒五升。煑取三升。乃納膠令消盡。每溫酒一升。日三服。

妊娠胎動 或腰痛。或搶心。或下血不止。或倒產子死腹中。艾葉一雞子大。酒四升。煑二升。分二服。

胎動迫心 作痛。艾葉雞子大。以頭醋四升。煎二升。分溫服。

婦人崩中 連日不止。熟艾鷄子大。阿膠炒爲末半兩。乾薑一錢。水五盞。先煑艾薑至二盞半。傾出。入膠烊化。分三服。一日服盡。

產後瀉血 不止。乾艾葉半兩。炙熟。老生薑半兩。濃煎湯。一服立妙。

產後腹痛 欲死。因感寒起者。陳蘄艾二觔。焙乾。擣鋪臍上以絹覆住熨斗熨之待口中艾氣出則痛自止矣。

忽然吐血一二口或心衂或內崩熱艾三團水五升煑二升服。一方燒灰水服二錢。

鼻血不止艾灰吹之亦可以艾葉煎服

盜汗不止熱艾二錢。白茯神三錢。烏梅三箇水一鍾煎八分。臨臥溫服。

火眼腫痛以艾燒烟起用盌覆之候烟盡盌上刮煤下以溫水調化洗眼即瘥。更入黃連尤佳。

面上皯𪐴艾灰桑灰各三升以水淋汁再淋三遍以五色布納于中同煎令可丸時每以少許傅之自爛脫甚妙。

婦人面瘡名粉花瘡以定粉五錢菜子油調泥盌內用艾一二團燒烟熏之候烟盡覆地上一夜取出調搽。永無瘢痕。亦易生肉。

身面疣目艾火灸三壯即除。

鵞掌風病蘄艾真者四五兩水四五盌。煑五六滾。入大口缾內盛之。用麻布二層縛之。將手心放缾上熏之如冷再熱如神。

瘡疥熏法熟蘄艾一兩木鱉子三錢。雄黃二錢。硫磺一錢為末。揉入艾中。分作四條。每以一條。安陰陽瓦中。置被裏烘熏後服通聖散。

小兒疥瘡艾葉一兩。水一升煑取四合服。

小兒爛瘡艾葉燒灰。傅之良。

臁瘡口冷

不合。熟艾燒烟熏之。

白癩風瘡　乾艾隨多少。以浸麴釀酒如常法。日飲之。覺痺即瘥。

疔瘡腫毒　艾蒿一擔燒灰于竹筒中。淋取汁。以一二合。和石灰如糊。先以針刺瘡至痛。乃點藥三遍。其根自拔。玉山韓光。以此治人神驗。貞觀初。衢州徐使君訪得此方。予用治三十餘人。俱已得效。

發背初起　未成及諸熱腫。以濕紙搨上。先乾處是頭。著艾灸之。不論壯數。痛者灸至不痛。不痛者灸至痛。乃止。其毒即散。不散亦免內攻。神方也。

癰疽不合　瘡口冷滯。以北艾煎湯洗後。白膠熏之。

咽喉骨硬　用生艾蒿數升。水酒共一斗。煮四升。細細飲之。當下。

誤吞銅錢　艾蒿一把。水五升。煎一升。頓服。便下。

諸蟲蛇傷　艾灸數壯。甚良。

風蟲牙痛　化蠟少許。攤紙上。鋪艾。以筋卷成筒。燒烟。隨左右熏鼻。及烟令滿口。呵氣。即疼止腫消。蘄季謙病此月餘。一試即愈。

實性溫。味苦辛。主治明目壯陽。助水臟腰膝及暖子宮。

療一切鬼氣。艾子和乾薑等分爲末。蜜丸梧子大。空心每服三丸。以飯三五匙壓之。日再服。治百惡氣。田野之人。與此甚相宜也。

千年艾 出武當太和山中。小莖高尺許。根如蓬蒿。葉長寸餘。面青背白。秋開黃花如野菊而小。結實如青珠丹顆之狀。三伏日採葉暴乾。葉不似艾而作艾香。搓之即碎。不似艾葉成茸也。羽流以充方物。葉 性溫。味苦辛。主治男子虛寒。婦人血氣諸痛。水煎服之。

劉寄奴草 又名金寄奴。烏藤菜。南史云。宋高祖劉裕。小字寄奴。微時伐荻。遇一大蛇射之。明日又往。聞杵臼聲。尋之見青衣童子數人。於林中搗藥。問其故。答曰。我主爲劉寄奴所射。今合藥傅之。裕曰。神何不殺之。曰寄奴王者不可殺也。裕叱之。童子皆散。乃收藥而返。每遇金瘡。傅之即愈。故名。生江南田野。莖似艾蒿。直上。葉似蒼朮。尖長糙澁而深。背淡。九月莖端分開數枝。一枝攢簇十朶小花。白瓣黃蕊。如小菊花。花罷有白絮。如苦蕒花之絮。子細長亦如之。子 苗葉花同功。性溫。味苦。多服令人下痢。主治破血下脹。止金瘡血。下血。止痛。下氣。水脹。霍亂水瀉。產後餘疾通經脉。破癥結。小兒尿血。新者研末服。

附方 大小便血 劉寄奴爲末。茶調空心服二錢。卽止 折傷瘀血 在腹內者。劉寄奴。骨碎補。延胡索。各一兩。水二升。煎七合。入酒及童子小便各一合。頓溫服之。血氣脹滿 劉寄奴穗實爲末。每服三錢。酒煎服。不可過多。令人吐利。此破血之仙藥也。霍亂成痢 劉寄奴草煎汁飲。湯火傷灼 劉寄奴搗末。先以糯米漿雞翎掃上。後乃摻末。並不痛。亦無痕。大驗之方。凡湯火傷。先以鹽末摻之。護肉不壞。後乃摻藥爲妙。風入瘡口 腫痛。劉寄奴爲末。摻之卽止。小兒夜啼 劉寄奴半兩。地龍炒一分。甘草一寸。水煎灌少許。赤白下痢 陰陽交滯。不問赤白。劉寄奴。烏梅。白薑等分。水煎服。赤加梅。白加薑。

旋覆花 又有金沸草。金錢花。滴滴金。夏菊。諸名處處有之。春生苗。夏開花。如金錢菊。水澤邊生者。花小瓣單。人家栽者。花大蕊簇。蓋壤瘠使然。其根細白。性微溫。味辛鹹。采得花。去蕊幷殼皮及蒂子。蒸曬乾用。主治消堅軟痞。療噫氣。行痰水。去頭目風。除結氣脇下滿。驚悸。去五臟寒熱。開胃。止嘔逆不下食。膀胱留飲。風氣濕痹。皮間死肉。目中眵𥌒。利大腸。通血脉。

附方 中風壅滯 旋覆花洗淨焙研。煉蜜丸。梧子大。夜臥以茶湯下五丸。至七丸十丸。半產漏下 虛寒相搏。其脉弦芤。旋覆花湯用旋覆花三兩。葱十四莖。新絳少許。水三升。煑一升。頓服之甚良。月蝕耳瘡 旋覆花燒研。羊脂和塗之。小兒眉癬 小兒眉毛眼睫。因癬退不生。用野油花即天麻苗。防風。等分爲末。洗淨以油調塗之。

葉 傅金瘡。止血疔瘡腫毒。

根 治風濕。

鷄冠 以花狀命名。處處有之。三月生苗。入夏高者五六尺。矬者纔數寸。葉似莧菜。有赤脉。六七月開花。有紅紫黃白。及各雜色。異樣可觀。最耐久。霜後始焦。子在穗中。黑細光滑如莧子一樣。花性凉。味甘。花子同。

主治痔漏下血。下痢。赤白崩中。赤白帶下。分赤白用。

苗 治痔瘡及血病。

子 治止腸風瀉血。赤白痢。崩中帶下。炒用。

附方 吐血不止 白雞冠花。醋浸煑七次。為末。每服二錢。熱酒下。結陰便血 鷄冠花。椿根白皮。等分為末。煉蜜丸。梧子大。每服三十丸。黃芪湯下。日二服。糞後下血 白鷄冠花并子。炒煎服。五痔肛腫 久不愈。變成瘻瘡。用雞冠花。鳳眼草。各一兩。水二盌。煎湯頻洗。下血脫肛 白鷄冠花。防風。等分為末。糊丸。梧子大。空心米飲每服七十丸。一方。白鷄冠花炒。棕櫚灰。羌活一兩。為末。每服二錢。米飲下。經水不止 紅鷄冠花一味。晒乾為末。每服二錢。空心酒調下。忌魚腥猪肉。產後血痛 白鷄冠花。酒煎服之。婦人白帶 白鷄冠花。晒乾為末。每旦空心酒服三錢。赤帶用紅者。

白帶沙淋白雞冠花苦壺蘆等分。燒存性。空心火酒服之。赤白下痢雞冠花煎酒服。赤用紅。白用白。

大青處處有之。高二三尺。莖圓葉長三四寸。面青背淡。對節而生。八月開小花。紅色成簇。似馬蓼。結青實大如椒顆。九月色赤。莖葉性寒。味甘微鹹。主治時氣頭痛。大熱熱毒風。心煩悶。口渴口瘡。溫疫寒熱。熱毒痢。黃疸。喉痺丹毒。塗罯腫毒。小兒身熱風疹。朱肱活人書治傷寒發赤斑。有犀角大青湯。

〔附方〕喉風喉痺大青葉搗汁灌之。取效止。小兒口瘡大青十八銖。黃連十二銖。水三升煮一升服。一日二服。以瘥為度。熱病下痢困篤者大青湯。用大青四兩。甘草赤石脂三兩。膠二兩。豉八合。水一斗煮三升。分三服。不過二劑即瘥。熱病發斑赤色煩痛。大青四物湯。用大青一兩。阿膠甘草各二錢半。豉二合。分三服。每用水一盞半。煎一盞。入膠烊化服。又犀角大青湯用大青七錢半。犀角二錢半。梔子十枚。豉二撮。分二服。每服水一盞半。煎八分温服。

肚皮青黑 小兒卒然肚皮青黑。乃血氣失養。風寒乘之。危惡之候也。大青爲末。納口中。以酒送下。

馬蘭子 綱目作蠡實。又有荔實。馬楝子。馬薤。馬帚。鐵掃帚。劇草。旱蒲。豕首。三堅。諸名。生田野中。就地叢生。抽苗開花結子。周憲王救荒本草。言其嫩苗爍熟。鹽油調食。可作蔬菜茹。**性平味甘。**入藥炒過用。治疝以醋拌炒。**主治小腹疝痛。腹内冷積。水痢諸症。皮膚寒熱。胃熱心煩。風寒濕痺。利大小便。療金瘡血。内流癰腫。消一切瘡癤。止衂血吐血。治黄病。解酒毒。殺蕈毒。傳蛇蟲咬。治婦人血氣煩悶。産後血運。并經脉不止。崩中帶下。**

〔附方〕**諸冷極病** 醫所不治者。馬藺子九升。洗淨。空腹服一合。酒下。日三服。

寒疝諸疾 寒疝不能食。及腹内一切諸疾。消食肥肌。馬藺子一升。每日取一把。以麪拌煑吞之。服盡愈。

喉痺腫

痛衛生易簡方。用蕤實一合。升麻五分。水一升。煎三合。入少鹽攪勻。細呷大驗。聖惠方。用馬藺子二升。升麻一兩。為末。蜜丸。水服一錢。又方。馬藺子八錢半。蒡子六錢。為末。空心溫水服方寸匕。水痢百病張文仲備急方。用馬藺子。以六月六日麪熬各等分。為末。空心米飲服方寸匕。如無六月六日麪。常麪亦可。牛骨灰亦可。又方。馬藺子。乾薑。黃連各等分。為散。熟湯服二方寸匕。入腹即鳴也。冷熱皆治。常用神效。不得輕之。忌豬肉冷水。腸風下血有痔瘡破者不治。馬藺子一斤。研破。酒浸。夏三冬七日。曬乾。何首烏半斤。雄黃。雌黃各四兩。為末。以浸藥酒打糊丸。梧子大。每服三十丸。溫酒下。日三服見效。

花實及根葉治喉痺去白蟲主癰疽惡瘡多服令人溏瀉

附方睡死不寤蕤實根一握。杵爛。以水絞汁。稍稍灌之。喉痺口噤馬藺花二兩。蔓荊子一兩。為末。溫水服一錢。喉痺腫痛喘息欲死者。外臺秘要。用馬藺根葉二兩。水一升半。煑一盞。細飲之。立瘥。聖惠。用根搗汁三合。蜜一合。慢火熬成。徐徐點之。日五七度。一方單汁飲之。口噤者灌下。無生者。以刷煎汁。沙石熱淋馬藺花七枚。燒故筆頭二七枚。燒栗米一合。炒為末。每服二錢酒下。日二服。名通神散。小便不通馬藺花炒茴香炒葶藶炒為末。每酒服二錢。一切癰疽發背惡瘡。用鐵掃帚同松毛牛膝。以水煎服。面上瘢黶服鐵掃帚地上自落葉幷子煎湯頻洗數次自消。面皰鼻皶馬藺子花杵傅之佳。

大薊小薊又有虎薊馬薊。貓薊。刺薊。山牛旁。雞項草。千針草。野紅花諸名。小薊處處有之。二月生苗二三寸時。幷根作菜茹食甚美。四月高尺餘多刺。心中出花頭如紅藍花。而青紫色。四月采苗。九月采根並陰乾用。大薊苗根與此相似。但肥大爾。大薊兼療癰腫。小薊專主血也。大薊根葉同。性溫味甘苦

主治女子赤白沃。安胎、止吐血鼻衄。搗根絞汁服半升

主崩中血下立瘥。治腸癰、腹臟瘀血、作運、撲損。生研

酒幷小便任服。又惡瘡疥癬同鹽研署之。

小薊根苗同性溫味甘。主治破宿血生新血暴下血血崩金瘡出血。嘔血等。絞取汁溫服。作煎和糖合金瘡。及蜘蛛蛇蝎毒服之亦佳。治熱毒風。并胸膈煩悶。苗去煩熱生研汁服。作菜食。除風熱。夏月熱煩不止。擣汁半升。服立瘥。

附方　心熱吐血口乾用刺薊葉。及擣根絞取汁每頓服二小盞　舌硬出血不止刺薊擣汁。和酒服。乾者爲末。冷水服。　九竅出血方同上。　卒瀉鮮血小薊葉擣汁。溫服一升。　崩中下血大小薊根一升。酒一斗。漬五宿。任飲亦可。酒煎服。或生擣汁溫服。又方。小薊莖葉洗切研汁一盞。入生地黃汁一盞。白朮半兩。煎減半。溫服　墮胎下血小薊根葉益母草五兩。水二大盌。煮汁一盌。再煎至一盞。分二服。一日服盡。　金瘡出血不止。小薊苗擣爛塗之。　小便熱淋馬薊根搗汁服。鼻塞不通小薊一把，水二升，煮取一升分服。小兒浸淫瘡痛不可忍，發寒熱者，刺薊葉，新水調傳瘡上，乾即易之。癬瘡作癢刺薊葉搗汁服之。婦人陰癢小薊煮湯，日洗三次。諸瘻不合虎薊根、貓薊根、酸棗根、枳根、杜衡各一把，斑蝥三分，炒，爲末，蜜丸棗大，日一服，并以小丸納瘡中。丁瘡惡腫千針草四兩，乳香一兩，明礬五錢，爲末，酒服二錢，出汗爲度。

苧麻苧家苧也，可以績紵。花麻絲之細者爲絟，粗者爲紵。又有山苧，野苧也。有紫苧，葉面紫；白苧，葉面青，其背皆白。可刮洗，煮食救荒，味甘美。其子茶褐色，九月收之，二月可種，宿根亦自生。剝其皮可以績布，歲可三刈，莖可點燈。根性平，味甘滑。主治補陰，行滯血，安胎，貼熱丹毒。治心膈熱，漏胎下血，產前後心煩，天行熱疾，大渴大狂，服金石藥人心熱，署毒箭蛇蟲咬，漚苧汁。止消渴。以苧麻與產婦作枕，止血運。產後腹痛，以苧安腹上，即止。

〈附方〉痰哮欬嗽苧根煅，存性，爲末。生豆腐蘸三五錢，食即效，未全，可以肥猪肉二三片蘸食，甚妙。小便不通聖惠方。用麻根、蛤粉半兩，爲末。每服二錢，空心新汲水下。摘玄方。用苧根洗研，攤絹上，貼少腹連陰際，須臾即通。小便血淋苧根煎湯，頻服，大妙。亦治諸淋。五種淋疾麻苧根兩莖，打碎，以水一盞半，煎半盞，頓服即通，大妙。姙娠胎動忽下黃汁如膠，或如小豆汁，腹痛不可忍者。苧根去黑皮，切二升，銀一觔，水九升，煑四升。每服以水一升，入酒半升，煎一升，分作二服。一方不用銀。肛門腫痛生苧根搗爛坐之，良。脫肛不收苧根搗爛，煎湯熏洗之。癰疽發背初起未成者，苧根熟搗傅上，日夜數易，腫消則瘥。五色丹毒苧根煑濃汁，日三浴之。鷄魚骨哽談野翁試驗方。用苧麻根搗汁，以匙挑灌之，立效。醫方大成。用野苧根搗碎，丸如龍眼大。魚骨魚湯下，鷄骨鷄湯下。

〈葉〉治金瘡傷血出，瘀血。五月五日收取，和石灰搗作團，晒乾收貯。遇金瘡，研末傅之，即時血止。易安。

附方 驟然水瀉日夜不止欲死。不拘男婦。用五月五日。采麻葉。陰乾爲末。每服二錢。冷水調下。勿喫熱物。令人悶倒。只喫冷物。小兒半錢。冷痢白痢 方同上。蛇虺咬傷 青麻嫩頭。搗汁和酒等分。服三盞。以渣傅之。毒從竅中出。以渣棄水中。即不發。看傷處有竅是雄蛇。無竅是雌蛇。以針挑破傷處成竅。傅藥。

苘麻 音頃。今之白麻也。種以績布。及打繩索。其莖輕虛。潔白。取皮作麻。以莖蘸硫黃。作焠燈。引火甚速。嫩子亦可食。實 性平味苦。主治赤白冷熱痢。炒研爲末。每蜜湯服一錢。癰腫無頭者。吞一枚。生眼翳瘀肉起倒睫拳毛。

根 亦治痢。古方用之。

附方 一切眼疾 苘麻子一升爲末。以豶猪肝批片。蘸末炙熟再蘸再炙。末盡乃爲末。每服一字陳米飲下，日三服。**目生翳膜** 久不愈者，用橤實，以柳木作齒磨去殼，馬尾篩取黃肉，去焦殼，每十兩可得四兩，非此法，不能去殼也。用猪肝薄切，滚藥，慢炙熟，爲末，醋和丸梧子大，每服三十丸，白湯下。一方以橤實納袋中蒸熟，曝爲末，蜜丸，溫水下。

箬 又作篛，與箬同。一名蓀葉。生南方山澤之間，根莖皆似小竹，葉似竹葉而濶大，可以作笠，包米粽，裹茶鹽，襯鞋底。

葉，性寒，味甘。主治吐血，衄血，嘔血，咯血，下血，並燒存性，溫湯服一錢七。又通小便，利肺氣，喉痺，消癰腫。

附方

一切眼疾 籠篛燒灰，淋汁洗之，久之自效。**咽喉閉痛** 蓀葉、燈心草燒灰等分，吹之甚妙。**耳忽作痛** 或紅腫內脹，將經霜青箬露在外將朽者，燒存性，爲末，傅入耳中，其疼即止。**肺壅鼻衄** 箬葉燒灰、白麪三錢，研勻，井華水服二錢。**經血不止** 箬葉灰、蠶紙灰等分，爲末。每服二錢，米飲下。**腸風便血** 茶簍內箬葉，燒存性，每服三匙，空心糯米湯下，或入麝香少許。男婦血淋亦治五淋多年煑酒罈頭箬葉三五年至十年者尤佳每用七箇燒存性入麝香少許陳米飲下日三服有人患此二服愈福建煑過夏月酒多有之尿白如注小腹氣痛茶籠內箬葉燒存性入麝香少許米飲下小便澀滯不通乾箬葉一兩燒灰滑石半兩爲末每米飲服三錢男婦轉脬方同上吹奶乳癰五月五日櫻箬燒灰酒服二錢即散累效痘瘡倒靨箬葉灰一錢麝香少許酒服

芭蕉綱目作甘蕉又名天苴芭苴出二廣者有子甘軟可啖故謂之甘蕉他處雖多而茲無蕉子惟花蕊上有露可食耳種類甚多有紅蕉花出瓣中極繁盛如火炬有水蕉白如蠟色花大類象茅又謂之牙蕉有美人蕉葉小而秀麗插莖開紅花結黑子有膽瓶蕉根出土如膽瓶子惟兩廣有之性寒味甘不益人動冷氣生食止渴潤肺破血合瘡解酒毒乾者解肌熱煩渴蒸熟晒裂取仁食通血脈塡骨髓除小兒客熱壓丹

石毒。
〔根〕性大寒。味甘。治天行熱狂。煩悶消渴。頭風遊風。黃疸
癰腫。結熱。金石發動。躁熱口乾。并絞汁服之。搗爛傅腫
去熱毒。搗汁服。治產後血脹悶。
〔附方〕發背欲死芭蕉根搗爛塗之。一切腫毒方同上。赤遊風㾭方同
上。風熱頭痛方同上。風蟲牙痛芭蕉自然汁一椀。煎熱含漱。天行熱狂芭
蕉根搗汁飲之。消渴飲水骨節煩熱。用生芭蕉根搗汁。時飲一二合。血淋澀痛芭蕉
根旱蓮草。各等分水煎服日二。產後血脹搗芭蕉根。絞汁溫服二三合。瘡口不合芭蕉
根。取汁抹之。良。
〔蕉油〕以竹筒插入皮中。取出瓶盛之。性冷味甘。主治頭風熱。止煩渴。及

湯火傷，梳頭止女人髮落，令長且黑。又治暗風癇病，涎作運悶欲倒者，飲之取吐，有奇效。

附方　小兒截驚：以芭蕉汁、薄荷汁煎勻，塗頭頂，留顖門，塗四肢，留手足心勿塗，甚效。

葉　治腫毒初發，研末，和生薑汁塗之。

附方　歧毒初起：芭蕉葉，熨斗內燒存性，入輕粉、麻油調塗。一日三上，或消或破，皆無痕也。

莖　治心痺痛，燒存性，研，鹽湯點服二錢。

縉雲草　綱目作石龍芻。又有龍鬚、龍華、懸莞、方賓、西王母簪諸名。處處有之。叢生，狀如棕心草，苗直上無枝葉，吳人多栽蒔織席。莖　性冷，味苦，主治心腹邪氣，小便不利，淋閉莖中熱痛，內虛不足，痞滿，身無潤澤，出汗，療蚘蟲，腫不消。食久服補虛輕身

〔敗蓆〕主治淋。及小便卒不通。彌敗有垢者。方尺。煑汁服之。

龍常草又名粽心草。俚俗。五月采繫角黍。故名。莖。性溫味鹹。主治輕身。益陰氣。療寒濕痺。

燈心草又有虎鬚草。碧玉草諸名。此即龍鬚之類。但龍鬚緊小而瓤實。此草稍粗而瓤虛白。吳人栽蒔之。取瓤爲燈炷莖及根。性平味淡。燈心難研。以粳米粉漿染過。晒乾研末。入水澄之。浮者燈心也。再晒乾用主治降心火。止血通氣。散腫止渴。瀉肺。治陰竅濇不利。行水除水腫癃閉五淋。生煑服之。敗蓆煑服更良燒灰吹急喉痺。塗乳上。飼小兒。止夜啼。入輕粉麝香。治陰疳。

附方

破傷出血 燈心草，嚼爛傳之，立止。 **衄血不止** 燈心一兩爲末，入丹砂一錢，米飲每服二錢。 **喉風痺塞** 瑞竹堂方，用燈心一握，陰陽瓦燒存性，又炒鹽一匙，每吹一捻，數次立愈。

一方用燈心灰二錢，蓬砂末一錢，吹之。 一方燈心、箬葉燒灰等分，吹之。 惠濟方，用燈心草、紅花燒灰，酒服一錢，即消。 **痘瘡煩喘** 小便不利者，燈心一把，鼈甲二兩，水一升半，煎六合，分二服。 **夜不合眼** 難睡，燈草煎湯代茶飲，即得睡。 **通利水道** 白飛霞自製天一丸，用燈心十觔，米粉漿染，晒乾研末，入水澄去粉，取浮者，晒乾二兩五錢，赤白茯苓去皮共五兩，滑石水飛五兩，猪苓二兩，澤瀉三兩，人參一觔，切片熬膏，和藥丸如龍眼大，硃砂爲衣，每用一丸，任病換引，大段小兒生理向上，本天一生水之妙，諸病以水道通利爲捷徑也。 **濕熱黃疸** 燈草根四兩，水酒各半，入瓶內煮半日，露一夜，溫服。

萞麻 其莖有赤有白，中空，其葉大如瓠，葉有五尖，夏秋間椏裏抽出花穗，纍纍黃色，每枝細實數十顆，上有刺如蝟毛而軟，凡三四子合成一顆，子內有仁，如松子仁，有油可作印色及油紙。子無刺者良，有刺者毒。

子

凡使勿用黑尖赤利子。緣在地蔞上。是顆兩頭尖。有毒
其蓖麻子。節節有黃黑斑。以鹽湯煮半日。去皮取子用
又取油法。以子仁五升搗爛。用水一斗煮之。有沫
撇起。沫盡乃止。去水以沫煎。至點燈不炸。爲度。 主治
水癥。以水研二十枚服之。吐惡沫。加至三十枚。三日一
服。瘥則止。又主風虛寒熱。身體瘡痒。浮腫。尸疰惡氣。榨
取油塗之。研傅瘡痍疥癩。塗手足心。催生。治瘰癧。取子
炒熟去皮。每臥時嚼服二三枚。漸加至十數枚。效。主偏
風不遂。口眼喎斜。失音口噤。頭風耳聾。舌脹喉痺。齁喘
脚氣毒腫。丹瘤。湯火傷。針刺入肉。女人胎衣不下。子腸
挺出。開通關竅經絡。能止諸痛。消腫追膿拔毒。
【附方】半身不遂。失音不語。取蓖麻子油一升。酒一斗。銅
鍋盛油。著酒中。一日煮之。令熟。細細服

之。

口眼喎斜

蓖麻子仁。搗膏。左貼右。右貼左。即正。婦人良方。用蓖麻子仁七七粒。研作餅。右喎安在左手心。左喎安在右手心。卻以銅盂盛熱水。坐藥上。冷即換。五六次即正也。一方用蓖麻子仁七七粒。巴豆十九粒。麝香五分。作餅如上用。

風氣頭痛

不可忍者。乳香、蓖麻仁等分。搗餅。隨左右貼太陽穴。解髮出氣甚與。德生堂方。用蓖麻油紙剪花貼太陽亦效。又方蓖麻仁半兩。棗肉十五枚。搗塗紙上。捲筒插人鼻中。下清涕即止。

八種頭風

蓖麻子。剛子。各四十九粒。去殼。雀腦芎一大塊。搗如泥。糊丸彈子大。線穿。掛風處陰乾。用時先將好末茶調成膏子。塗盞內。後將炭火燒前藥。煙起。以盞覆之。待煙盡。以百沸葱湯點盞內茶藥服之。後以綿被裹頭臥。汗出避風。

鼻窒不通

蓖麻子仁三百粒。大棗去皮一枚。搗勻。綿裹塞之。一日一易。三十日即聞香臭也。

天柱骨倒

小兒疳疾。及諸病後天柱骨倒。乃體虛所致。宜生筋散貼之。木鼈子六箇。去殼。蓖麻子六十粒。去殼。研勻。先包頭擦項上。令熱。以津調藥貼之。

五種風癇

不問年月遠近。用蓖麻子仁二兩。黃連一兩。石膏水一盞。文武火煮之。乾即添水。三日兩夜。取出黃連。只用蓖麻。風乾勿令見日。以竹刀每箇切作四段。每服二十段。食後荊芥湯下。日二服。終身忌食豆。犯之必腹脹死。

舌上出血 蓖麻子油紙。撚燒烟。熏鼻中自止。

舌脹塞口 蓖麻仁四十粒去殼。研油塗紙上。作撚燒烟熏之。未退再熏。以愈為度。有人舌腫出口外。一村人用此法而愈。

急喉痺塞 牙關緊急不通。用此即破。以蓖麻子仁研爛紙卷作筒。燒烟熏吸即通。或只取油作撚尤妙。名聖烟筒。

咽中瘡腫 杜任方。用蓖麻子仁一枚。朴硝一錢。同研。新汲水服之。連進二三服效。三因方。用蓖麻仁。荊芥穗等分為末。蜜丸綿包噙嚥之。

水氣脹滿 蓖麻子仁。研水解得三合。清旦一頓服盡。日中當下青黃水也。或云壯人止可服五粒。

脚氣作痛 蓖麻子七粒。去殼研爛。同蘇合香丸。貼足心。痛即止也。

小便不通 蓖麻仁三粒。研細入紙。撚內插入莖中。即通。

齁喘咳嗽 蓖麻子。去殼炒熟。揀甜者食之。須多服見效。終身不可食炒豆。

催生下胞 崔元亮海上集驗方。取蓖麻子七粒。去殼研膏塗脚心。若胎及衣下。便速洗去。不爾則子腸出。即以此膏塗頂。則腸自入也。 肘后方云。產難取蓖麻子

十四枚。每手各把七枚。須臾立下也。**子宮脫下**蓖麻子仁、枯礬等分爲末。安紙上托入。仍以蓖麻子

仁十四枚。研膏塗頂心。即入。**盤腸生產**塗頂方同上。**催生下胎**不拘生胎死胎。蓖麻

二個。巴豆二個。麝香一分。研貼臍中。并足心。又下生胎。一月一粒。溫酒吞下。**一切毒腫**痛不可忍

蓖麻子仁。搗傅即止也。**癘風鼻塌**手指攣曲節間痛不可忍。漸至斷落。用蓖麻子一兩。去皮。黃連

一兩剉豆大。以小瓶子入水一升同浸。春夏二日。秋冬五日後。取蓖麻子二枚。劈破。面東以浸藥水吞之。漸加

至四五枚。微利不妨。瓶中水盡更添。兩月後。喫大蒜猪肉試之。如不發是效也。若發動再服。直候不發。乃止。

小兒丹瘤蓖麻子五個。去皮研入麪一匙。水調塗之甚效。**瘰癧結核**蓖麻子炒去皮。每睡

時服二三枚取效。一生不可食炒豆。**瘰癧惡瘡**及軟癤。用白膠香一兩。乾器溶化去滓。以蓖麻子六

十四個去殻研膏。溶膠投之。攪勻。入油半匙頭。至點水中試軟硬。添減膠油。得所。以緋帛量瘡大小。攤貼。一膏

可治三五癤也。**肺風面瘡**起白屑。或微有赤瘡。用蓖麻子仁四十九粒。白果膠棗各三粒。乾松三錢

肥皂一個。搗爲丸。洗面用之良。**面上雀斑**蓖麻子仁、蜜陀僧、硫磺各一錢。爲末。用羊髓和勻。夜夜傅之。**髮黃不黑**蓖麻子仁。香油煎焦。去滓。三日後頻刷之。**耳卒聾閉**蓖麻子一百個去殼。與大棗十五枚搗爛。入乳小兒乳汁、和丸作鋌。每以綿裹一枚塞之。覺耳中熱爲度。一日一易。二十日瘥。**湯火灼傷**蓖麻子仁。蛤粉等分。研膏。湯傷以油調。火灼以水調。塗之。**鍼刺入肉**蓖麻子去殼一個。先以帛襯傷處傅之。頻看。若見刺出。即拔去。恐藥緊弩出好肉。或加白梅肉同研。尤好。**竹木骨硬**蓖麻子仁一兩。凝水石二兩。研勻。每以一捻置舌根噙嚥。自然不見。又方。蓖麻油。紅麴等分。研細。沙糖丸皂子大。綿裹含嚥。痰出大良。**鷄魚骨硬**蓖麻子仁研爛。入百藥煎研丸彈子大。井花水化下。半丸即下。**惡犬咬傷**蓖麻子五十粒。去殼。以井花水研膏。先以鹽水洗吹痛處。乃貼此膏。

〔葉〕主治脚氣。風腫不仁。蒸搗裹之。日二三易即消。又油塗炙熱。熨顖上。止鼻衄。大驗。治痰喘咳嗽。

附方齁喘痰嗽　儒門事親方。用九尖蓖麻葉三錢。入飛
過白礬二錢。以猪肉四兩薄批。摻藥在
內。荷葉裹之。文武火煨熟。細嚼。以白湯送下。名九仙散
普濟方。治欬嗽涎喘。不問年深日近。用經霜蓖麻葉。經
霜桑葉。御米殼。蜜炒。各一兩。為末。蜜丸彈子
大。每服一丸。白湯化下。日一服。名無憂丸

七葉一枝花　綱目作蚤休。又有重樓金線。三層草。白甘遂
紫河車。諸名。處處有之。生于深山陰濕之地
一莖獨上。莖當葉心。葉綠色似芍藥。凡二三層。每一層
七葉。莖頭夏月開花。花七瓣。有金絲蕊。長三四寸。根如
蒼朮狀。外紫中白。丹家採制三黃砂汞。入藥洗切焙用
諺云。七葉一枝花。深山是我家。癰疽如遇此。一似手拈
拿是
也。
根性微寒。味苦有毒。主治驚癇搖頭弄舌。熱氣在
腹中。去瘧疾寒熱。癲疾。除傴下三蟲。醋磨傅癰腫蛇毒
生食一升。利水。治胎風手足搐。能吐泄瘰癧

附方服食法　紫河車根以竹刀刮去皮。切作骰子大塊。
麪裹入瓷瓶中水煑候浮漉出凝冷入新

布袋中懸風處待乾。每服三丸，五更初，面東念咒，井水下。連進三服，即能休糧。若要飲食，先以黑豆煎湯飲之。亦以藥丸煑稀粥，漸漸食之。咒曰：天朗氣清金雞鳴，吾今服藥欲長生。吾今不飢復不渴，賴得神仙草有靈。

小兒胎風手足搐搦，用蚤休，即紫河車，爲末。每服半錢，冷水下。

慢驚發搐帶有陽證者，白甘遂即蚤休一錢，括樓根末二錢，同于慢火上炒焦黃，研勻。每服一字，煎麝香薄荷湯調下。

中鼠莽毒金線重樓根磨水服之，即愈。

咽喉穀刺腫痛，用重臺赤色者，川大黃炒，木鱉子仁，馬牙硝半兩，半夏泡一分，爲末，蜜丸芡子大，含之。

扁竹綱目作射干。又有烏翣、烏扇、仙人掌、紫金牛、野萱花、草薑諸名。葉扁叢生，橫鋪如側手掌。今所種者多是紫花，呼爲紫蝴蝶，苗名鳶尾。

根凡採，使先以米泔水浸一宿，漉出，再以竹葉湯煑乾用。

性寒，味苦，有毒。主治肺氣欬逆上氣，喉痺咽痛，不得消息，散結氣，腹中邪逆，食飲大熱，療老血在心脾間，欬唾言語氣

山居本草卷五下　千

臭散胸中熱氣降實火利大腸治瘧母去胃中癰瘡利積痰疝毒消結核破癥結胸膈滿腹脹氣喘痃癖治疰氣消瘀血通女人經閉苦酒磨塗毒腫

附方 咽喉腫痛射干花根山豆根陰乾爲末吹之如神 傷寒咽閉腫痛用生射干猪脂各四兩合煎令焦去滓每噙棗許取瘥 喉痺不通漿水不入外臺秘要用射干一片含嚥汁良醫方大成用扁竹新根擂汁嚥之大腑動即解或醋研汁噙引涎出亦妙便民方用紫蝴蝶根一錢黃芩生甘草桔梗各五分爲末水調頓服立愈名奪命散 二便不通諸藥不效紫花扁竹根生水邊者佳研汁一盞服即通 水蠱腹大動搖水聲皮膚黑用烏扇根擣汁服一盃水即下 陰疝腫刺發時腫痛如刺用生射干擣汁與服取利亦可丸服 乳癰初腫扁竹根如僵蠶者同萱草根爲末蜜調傅之神效 中射工毒生瘡者烏翣升麻各二兩水三升煎二升溫服以滓傅瘡上

苗 名鳶尾。又名烏園。肥地者莖長根粗，瘠地者莖短根瘦。根名鳶頭。性平味苦有毒。主治蠱毒邪氣，鬼疰諸毒，破癥瘕積聚，去水，下三蟲，殺鬼魅。

附方 飛尸遊蠱着喉中。氣欲絕者，鳶尾根削去皮，納喉中，摩病處，令血出為佳。鬼魅邪氣，四物鳶頭散：東海鳶頭、黃牙即金牙、莨菪子、防葵為末。酒服方寸匕。欲令病人見鬼，增防葵一分；欲令知鬼，又增一分，立驗。不可多服。

玉簪 又名白鶴仙。處處栽為玩賞。二月生苗成叢，高尺許。柔莖大葉如掌，團而尖。六七月抽莖，莖上有細葉，中出花朵十數枝，長二三寸，本小末大，如白玉搔頭簪形。開時微綻四出，中吐黃蕊，清香，不結子。根如生薑，多鬚毛。根 性寒，味甘辛，有毒。搗汁服，解一切毒，下骨硬，塗癰腫。

附方乳癰初起內消花卽玉簪花取根擂酒服以渣傅之婦人斷產白鶴仙根白鳳仙子各一錢半紫葳二錢半辰砂二錢擣末蜜和丸梧子大產內三十日以酒半盞服之不可着牙齒能損牙齒也解斑蝥毒玉簪根擂水服之卽解下魚骨哽玉簪花根山裏紅果根同擣自然汁以竹筒灌入咽中其骨自下不可着牙齒刮骨取牙玉簪根乾者一錢白砒三分白硇七分蓬砂二分威靈仙三分草烏頭一分半爲末以少許點疼處卽自落也

葉治蛇虺螫傷擣汁和酒服以渣傅之中心留孔洩氣

鳳仙又有急性子旱珍珠金鳳花小桃紅夾竹桃指甲花菊婢諸名人多種之極易生二月下子五月可再下子莖有紅白二色花有紅白黃紫雜色結實如椒欖而小犯之自裂子似蘿蔔子而小卽急性子子性溫味微苦有小毒主治難產積塊噎膈下骨哽透骨通竅庖人烹魚肉硬者投子數粒則易爛是軟堅之驗也

附方 產難催生 鳳仙子二錢，研，明水服，勿近牙。外以蓖麻子，隨年數，搗塗足心。噎食不下 鳳仙花子，酒浸三宿，晒乾爲末，酒丸綠豆大，每服八粒，溫酒下。不可多用，即急性子也。咽中骨哽 欲死者，白鳳仙子，研末一大呷，以竹筒灌入咽，其物即軟。不可經牙，或爲末吹之。牙齒欲取 金鳳花子，研末，入砒少許，點疼牙根取之。小兒痞積 急性子、水紅花子、大黃各一兩，俱生研末，每味取五錢，外用皮消一兩拌勻，將白鵓鴿一個，或白鴨亦可，去毛屎，剖腹，勿犯水，以布拭淨，將末裝入內，用綿紮定，沙鍋內入水三碗，重重紙封，以小火煮乾，將鴿鴨翻調，焙黃色，冷定，早辰食之，日西時疾軟，三日大便下血，病去矣。忌冷物百日。

花 性溫，味甘。主治蛇傷，擂酒服即解。又治腰脇引痛不可忍者，研餅晒乾爲末，空心每酒服三錢，活血消積。

附方 風濕臥牀不起 用金鳳花、柏子仁、朴硝、木瓜煎湯洗浴，每日二三次。內服獨活寄生湯。

根葉主治雞魚骨哽。誤吞銅鐵。杖撲腫痛。散血通經。軟堅透骨。

附方 咽喉物硬 金鳳花根。嚼爛噙嚥。骨自下。雞骨尤効。即以溫水漱口。免損齒也。亦治誤吞銅鐵。打杖腫痛 鳳仙花葉。搗如泥。塗腫破處。乾則又上。一夜血散即愈。冬月收取。乾者研末。水和塗之。馬患諸病 白鳳仙花。連根葉熬膏。遇馬有病。抹其眼四角上。即汗出而愈也。

杜鵑花 綱目作山躑躅。又有紅躑躅。山石榴。映山紅諸名。處處山谷有之。春生苗。葉淺綠色。枝小花繁。一枝數萼。二月開花。有紅紫二色。有五瓣及千葉者。小兒喜食其花。味酸無毒。其花黃色者。即黃杜鵑也。見下。性溫味酸。主治活血通經。

黃杜鵑花 綱目作羊躑躅。又有鬧羊花。黃躑躅。驚羊花。老虎花。羊不食草諸名。莖葉枝花。俱似杜鵑。但花色黃。羊食之即死故名。性溫味辛。有大毒。主治賊風在皮膚中淫

淫痛。溫瘧惡毒。諸痺邪氣。鬼疰蠱毒

〔附方〕風痰注痛 躑躅花。天南星。並生時同搗作餅。甑上蒸四五遍。以稀葛囊盛之。臨時取焙爲末。蒸餅丸梧子大。每服三丸。溫酒下。腰脚骨痛。空心服。手臂痛。食後服。大良。

痛風走注 黃躑躅根一把。糯米一盞。黑豆半盞。酒水各一盞。徐徐服。大吐大泄。一服便能動也。

風濕痺痛 手足身體。收攝不遂。肢節疼痛。言語蹇澀。躑躅花酒拌蒸一炊久。曬乾爲末。每以牛乳一合。酒二合。調服五分。

風蟲牙痛 躑躅一錢。草烏頭二錢半。爲末。化蠟丸豆大。綿包一丸咬之。追涎即愈。

大麥莓 音母。俗作蔓。綱目作覆盆子。又有西國草。畢楞伽。插田藨。烏藨子。諸名。各處處有之。凡有五種。一種藤蔓繁衍。莖有倒刺。葉類小葵。六七月開小白花。就蒂結實。三四十顆成簇。生則青黃。熟則紫黑色。如桑椹而扁。冬月苗葉不凋。俗名割田藨。即本草所謂蓬蘽也。一種蔓小。亦有鉤刺。一枝五葉。開白花。四五月實。亦如桑椹。生則青黃。熟則烏赤。冬月苗凋。俗名插田藨。即本草所謂覆盆子也。二者俱可入藥。一種蔓小。一枝三葉。開小白花。四月實熟紅。如櫻桃子。似覆盆而大。酸甜可食。俗名藕田藨。不入藥。一種樹生者。如覆盆子一樣。但色紅爲異。本草所謂懸鉤子也。一種就地生。蔓長數寸。開黄花。結實如覆盆而鮮紅。不可食者。本草所謂蛇莓也。俱見下條。

性平味甘　五月採之。烈日曬乾。不爾易爛。或搗作薄餅曬乾。密貯。臨用以酒拌蒸尤妙。

主治益氣輕身。補虛續絕。強陰健陽。悅澤肌膚。安和五臟。溫中益力。療勞損風虛。補肝明目。並宜擣篩。每旦水服三錢。益腎臟。縮小便。取汁同少蜜煎爲稀膏。點服治肺氣虛寒。

附方陽事不起　覆盆子。酒浸焙研爲末。每旦酒服三錢。

葉　挼絞取汁滴目中。治爛弦瘡眼。趙太尉母病爛弦疳眼二十年。有嫗云此中有蟲。吾當除之。取此葉咀嚼。滴汁入筒中。以皂紗蒙眼。滴汁漬下弦。一時辰。蟲從紗上出數日。愈。又如前滴上落全愈。明目止淚收濕氣。

附方牙疼點眼用覆盆子嫩葉搗汁。點目眥三四次。有蟲隨眵淚出成塊也。無新葉乾者煎濃汁亦可。即大麥莓也。臙瘡濆爛覆盆葉為末。用酸漿水洗後摻之。日一次。以愈為度。

根治痘後目翳。取根洗搗澄粉。日乾。蜜和少許。點於瞖丁上。日二三次。自散。百日內可治。久則難治。

附寒莓綱目作蓬虆。又有陵藥割田藨諸名。形色俱見大麥莓下。以九月熟故名。功同上。性平味甘酸。主治安五臟。益精氣。長陰令人堅強志倍力有子。久服輕身。療暴中風身熱大驚。益顏色長髮。耐寒濕。

附方長髮不落以子榨油日塗之。

附山莓綱目作懸鉤子。又有沿鉤子。木莓。樹莓諸名。樹高四五尺。實如寒莓而大。甘酸可食。餘已前詳。性平。味甘微酸。主治醒酒止渴除痰去酒毒。搗汁服。解射工。沙虱毒。

葉燒研水服。治喉中塞。

根皮性平味苦。主治子死腹中不下。破血。婦人赤白帶下。久患赤白痢膿血腹痛。殺蠱毒。卒下血。並濃煮汁飲之

附方血崩不止 木莓根四兩。酒一盞。煎七分。空心溫服。

崩中痢下 治婦人崩中及下痢。日夜數十起欲死者。以此入腹即活。懸鉤根。薔薇根。柿根。菝葜各一斛。剉入釜中。水淹上四五寸。煮減三之一。去滓取汁。煎至可丸。丸梧子大。每溫酒服十丸。日三服。

附蛇莓 又有蛇藨、地莓、蠶莓諸名。已見前大麥莓下。色鮮紅。不可食。食發冷涎 性大寒。味甘

酸。主治胸腹大熱。傷寒。大熱。及溪毒射工毒。瘡腫。傅蚖傷湯火傷。痛即止。

【附方】口中生瘡天行熱甚者。蛇莓自然汁半升。稍稍嚥之。傷寒下𧏾生瘡。以蛇莓汁服二合。日三服。仍水漬烏梅令濃。入崖蜜飲之。水中毒病蛇莓根搗末服之。并導下部。亦可飲汁一二升。夏月欲入水。先以少末投中流。更無所畏。又辟射工。家中以器貯水浴身。亦宜投少許。

牽牛花又有黑丑。盆甑草。草金鈴諸名。有黑白二種。黑者處處野生。蔓有白毛。葉如楓葉。花如旋花。核去山查核一樣。但色淺黑。白者人多種之。其蔓微紅無毛。葉如山藥莖葉。花淺碧帶紅色可愛。其實蒂長寸許。生青枯白。其核白色稍粗。人採嫩實。蜜煎為果食。呼為天茄。因其蒂似茄也

子採得晒乾。淘去浮者拌酒蒸透。再晒乾收之。或只研取頭末。去皮麩不用。亦有用半生半熟者。性寒。味苦辛。主治逐痰消飲。通大腸氣秘風秘。達命門。下氣。療脚滿水腫。除風

毒。治痃癖氣塊。利大小便。除虛腫落胎。止腰痛。下冷膿瀉蠱毒藥。殺蟲。除氣分濕熱。一切氣。三焦壅結。和山茰服去水病。

〔附方〕搜風通滯 風氣所攻。臟腑積滯。用牽牛子以童尿浸一宿。長流水上洗半日。生絹袋盛掛風處。令乾。每日鹽湯下三十粒。極能搜風。亦消虛腫。久服令人體清瘦。三焦壅塞 胸膈不快。頭昏目眩。涕唾痰涎。精神不爽。利膈丸。用牽牛子四兩。半生半炒。不蛀皂莢。酥炙二兩。爲末。生薑自然汁。煮糊丸梧子大。每服二十丸。荊芥湯下。一切積氣 宿食不消。黑牽牛爲頭末四兩。用蘿蔔剜空。安末蓋定。紙封蒸熟。取出。入白豆蔻末一錢。擣丸梧子大。每服一二十丸。白湯下。名順氣丸。男婦五積 五般積氣成聚。用黑牽牛一觔。生擣末八兩。餘滓以新瓦炒香。再擣取四兩。煉蜜丸梧子大。至重者三十五丸。陳橘皮生薑煎湯。臥時服。半夜未動。再服三十丸。當下積聚之物。尋常行氣。每服十丸甚妙。胸膈食積 牽牛末一兩。巴豆霜三箇研末。水丸梧子大。每服二三十丸。食後隨所傷湯下。氣築奔衝不可忍牛郎丸。用黑牽牛半兩。炒。檳榔二錢半。為末。每服一錢。紫蘇湯送下。追蟲取積方同上。用酒下。亦消水腫。腎氣作痛黑白牽牛等分。炒為末。每服三錢。用豬腰子切縫。入茴香百粒。川椒五十粒。摻牽牛末入內。札定。紙包煨熟。空心食之。酒下。取出惡物效。傷寒結胸心腹硬痛。用牽牛頭末一錢。白糖化湯調下。大便不通簡要方。用牽牛子。半生半熟。為末。每服二錢。薑湯下。未通再以茶服。一方加大黃等分。一方加生檳榔等分。大腸風秘結濇。牽牛子微炒。擣頭末一兩。桃仁去皮尖。麩炒半兩。為末。熟蜜丸梧子大。每湯服三十丸。水蠱脹滿白牽牛。黑牽牛。各取頭末二錢。大麥麪四兩。和作燒餅。臥時烙熟食之。以茶下。降氣為驗。諸水飲病張子和云。病水之人。如長川泛濫。非盃杓可取。必以神禹洪水之法治之。故名禹功散。用黑牽牛頭末四兩。茴香一兩。炒。為末。每服一二錢。以生薑自然汁調下。當轉下氣也。陰水陽水黑牽牛頭末三兩。大黃末三兩。陳米飯鍋焦一兩。為末。糊丸梧子大。每服五十丸。薑

湯下。欲利服百丸。水腫尿濇牽牛末。每服方寸匕。以小便利爲度。濕氣中滿足脛微腫

小便不利。氣急欬嗽。黑牽牛末一兩。厚朴制半兩。爲末。每服二錢。薑湯下。或臨時水丸。每棗湯下三十丸。水

氣浮腫氣促坐臥不得。用牽牛子二兩。微炒擣末。以烏牛尿浸一宿。平旦入葱白一握。煎十餘沸。空心

分二服。水從小便中出。脾濕腫滿方見海金沙下。風毒脚氣捻之沒指者。牽牛子擣末

蜜丸小豆大。每服五丸。生薑湯送下。取得小便利乃止。亦可吞之。其子黑色正如梂小核。小兒腫病

大小便不利。黑牽牛。白牽牛各二兩炒。取頭末并華水和。丸綠豆大。每服二十丸。蘿蔔子煎湯下。小兒

腹脹水氣流腫。膀胱實熱。小便赤濇。牽牛生研一錢。青皮湯空心下。一加木香減半。丸服。疳氣浮

腫常服自消。黑牽牛。白牽牛。各半生半炒。取末。陳皮青皮等分。爲末。糊丸綠豆大。每服。三歲兒。服二十丸。米

湯下。疳氣耳聾疳氣攻腎耳聾陰腫。牽牛末一錢。豬腰子半箇去膜。薄切摻入內。加少鹽。濕紙包煨。

空心食。小兒雀目牽牛子末。每以一錢。用羊肝一片。同麪作角子二箇。炙熟食。米飲下。風熱

赤眼白牽牛末。以葱白煑研丸綠豆大。每服五丸。葱湯下。服訖睡半時。**面上風刺**黑牽牛酒浸三宿爲末。先以薑汁擦面後用藥塗之。**面上粉刺**癟子如米粉。黑牽牛末。對人面脂藥中。日洗之。**面上雀斑**黑牽牛末。雞子清調。夜傅旦洗之。**馬脾風病**小兒急驚肺脹，喘滿胸高。氣急脇縮，鼻張悶亂，欬嗽煩渴，痰潮聲啞，俗名馬脾風。不急治死在旦夕。白牽牛半生半炒。黑牽牛半生半炒。大黃煨。檳榔各取末一錢。每服五分。蜜湯調下。痰盛加輕粉一字。名牛黃奪命散。**小兒夜啼**黑牽牛末一錢。水調傅臍上。即止。**臨月滑胎**牽牛子一兩。赤土少許研末。覺胎轉痛時。白榆皮煎湯下一錢。**小便血淋**牽牛子二兩。半生半炒爲末。每服二錢。薑湯下。良久熱茶服之。**腸風瀉血**牽牛五兩。牙皂三兩。水浸三日。去皂。以酒一升煑乾焙研末。蜜丸梧子大。每服七丸。空心酒下。日三服。下出黃物不妨。病減後。日服五丸。米飲下。**痔漏有蟲**黑白牽牛各一兩。炒爲末。以猪肉四兩。切碎炒熟。蘸末食盡。以白米飯三匙壓之。取下白蟲爲效。又方。白牽牛頭末四兩。沒藥一錢。爲細末。欲服藥時。先日勿夜飲。次早空心。將猪肉四兩。炙切片蘸末。細細嚼食。取下膿血爲効。量人加減。忌酒色油膩三日。

漏瘡水溢 乃腎虚也。牽牛末二錢半。入切開猪腎中。竹葉包定煨熟。空心食。温酒送下。借腎入腎。一縱一横。兩得其便。惡水既泄。不復淋瀝。

一切癰疽 發背無名腫毒。年少氣壯者用黑白牽牛各一合。布包搥碎。以好醋一盞。熬至八分。露一夜。次日五更温服。以大便出膿血爲妙。名濟世散。

濕熱頭痛 黑牽牛七粒。砂仁一粒。研末。井華水調汁。仰灌鼻中。待涎出即愈。

氣滯腰痛 牽牛不拘多少。以新瓦燒赤。安于上。自然一半生一半熟。不得撥動。取末一兩。入硫末二錢半。同研勻。分作三分。每分用白麪三匙。水和捍開。切作碁子。五更初以水一盞煮熟。連湯温下。痛即已。未住。隔日再作。予常有此疾。每發一服。痛即止。

鼓子花 綱目作旋花。又有旋葍、續筋根、天劍草、纏枝牡丹諸名。其花不作瓣狀。如軍中所吹鼓子。故有旋花鼓子之名。一種千葉者。色似粉紅牡丹。俗呼爲纏枝牡丹。凡藤蔓之屬。象人之筋。所以多治筋病。旋花根細如筋。可啖。故別錄言其久服不飢。予北上都門見車夫每載之云。暮歸煎服。可補損傷。則益氣續筋之説。尤可徵矣。性溫花根莖葉並甘滑微苦主治補勞損。益精氣續筋骨。合金瘡。利小便。主腹中寒熱邪氣。除面皯黑。久服不飢輕身。搗汁服。主丹熱毒。

【附方】被斫斷筋旋葍根搗汁瀝瘡中仍以滓傅之日三易。半月即斷筋便續。此方出蘇景中療如有劾者。祕精益髓太乙金鎖丹用五色龍骨五兩覆盆子五兩蓮花蕊四兩未開者陰乾鼓子花三兩。五月五日採之雞頭子仁一百顆並為末以金櫻子二百枚去毛木臼搗爛水七升煎濃汁。酒下三十丸服之至百日永不泄要泄以冷水調車前末半合服之忌葵菜。

凌霄花綱目作紫葳。又有陵苕茇華諸名。野生蔓纔數尺得木而上則高數丈。年久藤粗如杯自夏至秋開花一枝十餘朵大如牽牛花頭開五瓣赭黃色有細點秋深更赤八月結莢如豆莢長三寸許。其子輕薄如榆仁。其根長如兜鈴。秋後採陰乾。根同花。性微寒味酸花不可近鼻聞傷腦花上露入目令人昏曚。主治熱風。風癇。二便不利。腸中結實。酒齇。熱毒風刺風。婦人血膈遊風。崩中帶下。癥瘕血閉。寒熱羸瘦。養胎。産乳餘疾。奔血不定。淋瀝。

莖葉 花根同功。主治痿躄。益氣。喉痺熱痛。凉血生肌。熱風遊風。風疹。瘀血帶下。

附方 婦人血崩 凌霄花爲末。每酒服二錢。後服四物湯。

糞後下血 凌霄花浸酒頻飲之。

消渴飲水 凌霄花一兩。搗碎。水一盞半。煎一盞。分二服。

嬰兒不乳 百日內小兒無故口青不飲乳。用凌霄花、大藍葉、芒硝、大黃等分爲末。以羊髓和丸梧子大。每研一丸。以乳送下。便可喫乳。熱者可服。寒者勿服。昔有人休官後雲遊湖湘。修合此方。救危甚多。

久近風癇 凌霄花或根葉爲末。每服三錢。溫酒下。服畢解髮不住手梳。口噙冷水。溫則吐去。再噙再梳。至二十口乃止。如此四十九日絕根。百無所忌。

通身風痒　凌霄花爲末，酒服一錢。

大風癘疾　潔古家珍用凌霄花五錢，地龍焙、殭蠶炒、全蠍炒，各七箇，爲末。每服二錢，溫酒下。先倍藥湯浴過，服此出臭汗爲效。儒門事親加蟬蛻五品，各九箇，作一服。

鼻上酒皶　玉壺百一選方。用凌霄花、山梔子等分爲末，每茶服二錢，日二服，數日除根。臨川曾子仁用之有效。楊氏家藏方，用凌霄花半兩，硫黃一兩，胡桃四箇，膩粉一錢，研膏，生絹包揩。

走皮趨瘡　滿頰滿項，浸淫濕爛，延及兩耳，痒而出水，發歇不定，田野名悲羊瘡。用凌霄花并葉煎湯，日日洗之。

婦人陰瘡　紫葳爲末，用鯉魚腦或膽調搽。

耳卒聾閉　凌霄葉杵取自然汁滴之。

女經不行　凌霄花爲末，每服二錢，食前溫酒下。

薔薇花　綱目作營實、墻蘼。又有山刺、牛勒諸名。牛喜食之也。有野生、家栽二種。野生林塹間者，春苗嫩蕻，小兒掐去皮刺食之。既長則成叢似蔓，而莖硬多刺。小葉尖薄有細齒。四五月開花，四出，黃心，有白色、粉紅二者。結子成簇，生青熟紅。八月採之。根採無時。人家栽玩者莖粗葉大，蔓長數丈，花亦厚大，有白、黃、紅、紫數色。花最

山居本草卷五下　元

大者名佛見笑小者名木香皆香豔可愛不入藥蒸露名薔薇露子名營實性溫味酸主治上焦有熱好睡利關節療癰疽惡瘡結肉跌筋敗瘡熱氣陰蝕不瘳

附方 眼熱昏暗營實枸杞子地膚子各二兩為末每服三錢溫酒下

根 性冷味苦濇主治風熱濕熱縮小便止消渴瀉痢腹痛五臟客熱除邪逆氣熱毒風腸風瀉血治牙齒痛小兒疳蟲

附方 消渴尿多薔薇根一把水煎日服之 小便失禁薔薇根煮汁飲或為末酒服野生白花者更良 少小尿牀薔薇根五錢煎酒夜飲 小兒疳痢頻數用生薔薇根洗切煎濃汁細飲以愈為度 口咽痛痒語聲不出薔薇根皮射干一兩甘草炙半兩每服二錢水煎服之

口舌糜爛 薔薇根避風打去土，煮濃汁，溫含冷吐。冬用根皮，夏用枝葉。口瘡日久，延及胸中生瘡，三年已上不瘥者皆效。**小兒月蝕** 薔薇根四兩，地榆二錢，爲末，先以鹽湯洗過，傅之。**癰腫癤毒** 潰爛疼痛，用薔薇皮，更灸熨之，良。**筋骨毒痛** 因患楊梅瘡，服輕粉毒藥成者，野薔薇根白皮洗三斤，水酒十斤，煮一炷香，每日任飲，以愈爲度。邵筆峰雜興方，用刺薔薇根三錢，五加皮、木瓜、當歸、茯苓各二錢，以酒二盞，煎一盞，日服一次。**金瘡腫痛** 薔薇根燒灰，每白湯服方寸七，一日三服。**箭刺入肉** 膿囊不出，以薔薇根末摻之，服鼠撲，十日卽穿皮出也。**骨哽不出** 薔薇根末，水服方寸七，日三服。

月季花 又有月月紅、勝春、瘦客、鬪雪紅諸名，處處人家多栽插之，亦薔薇類也。青莖長蔓，硬刺，葉小于薔薇，而花深紅，千葉厚瓣，逐月開放，不結子也。**性溫，味甘。主治活血，消腫，傅毒。**

附方 **瘰癧未破** 用月季花頭二錢，沉香五錢，芫花炒三錢，碎剉，入大鯽魚腹中，就以魚腸封固

酒水各一盞，煮熟食之即愈。魚須安糞水內游死者方效。此是家傳方。活人多矣

木蓮 又有薜荔、木饅頭、鬼饅頭諸名。其藤延樹木垣墻而生。四時不凋，厚葉堅强，不花而實。實大如盃，似蓮蓬稍長。六七月實，內空而紅。八月後則滿腹細子。其味微濇，其殼虛輕，童兒及鳥皆食之

葉 性平味酸。主治背癰，乾末服之，下痢則愈。一老人年七十餘，患發背。村中無醫，急取木蓮葉爛研絞汁，和蜜飲數升，以渣傅之，遂愈。主風血，暖腰脚，治血淋痛濇，以葉一握，炙甘草一錢，日煎服之

藤汁 治白癜風、癧瘍風、惡瘡疥癬，塗之

實 性平味甘濇。主治壯陽固精，消腫散毒，止血下乳，治久痢腸痔，心痛陰㿉

附方 驚悸遺精 木饅頭炒、白牽牛等分，為末。每服二錢，用米飲調下。陰㿉囊腫 木蓮

節木饅頭燒研，酒服二一錢。又方：木饅頭子。

酒痢腸風

小茴香等分爲末。每空心酒服二錢，取效。黑散子，治風入臟，或食毒積熱，大便鮮血，疼痛肛出，或久患酒痢。木饅頭燒存性，椶櫚皮燒存性，烏梅去核，粉草炙，等分爲末。每服二錢，水一盞煎服。

腸風血下

大便更濇。木饅頭燒，枳殼炒，等分爲末。每服二錢，槐花酒下。

大腸脫下

木饅頭連皮子切，炒，茯苓，猪苓等分爲末。每服二錢，米飲下。亦治夢遺，名鎖陽方。

一切癰疽

初起不問發於何處，用木蓮四十九箇，指去毛研細，酒解開溫服。功與忍冬草相上下。陳上明方。

乳汁不通

木蓮二箇，猪前蹄一箇，爛煮食之，并飲汁盡。一日即通。無子婦人食之亦有乳也。

金銀花

綱目作忍冬。又有金銀藤、鴛鴦藤、鷺鷥藤、老翁鬚、左纏藤、金釵股、通靈草、蜜桶藤諸名。處處有之。附樹延蔓，莖微紫色，對節生葉，葉似木蓮，面青，有濇毛。三四月開花，花長寸許，一蒂兩花，二瓣，一大一小，如半邊狀，長蕊，黃白相映，氣甚芬芳。四月採花陰乾，藤葉不拘時採，陰乾。

性平，味甘微辛。主治

寒熱身腫。久服輕身長年。治腹脹滿。能止氣下。澼熱毒血痢水痢。濃煎服。又治飛尸。尸注。鬼擊。一切風濕氣濕氣及諸腫毒。癰疽。疥癬。楊梅。諸惡瘡。散熱解毒。

〔附方〕忍冬酒 治癰疽發背。不問發在何處。發眉發頤。或頭或項。或背或腰。或脇或乳。或手足。皆有奇效。鄉落之間。僻處之所。貧乏之中。藥材難得。但虔心服之。俟其疽破。仍以神異膏貼之。其效甚妙。用忍冬藤生取一把。以葉入沙盆研爛。入生餅子酒少許。稀稠得所。塗于四圍中。留一口洩氣。其藤只用五兩。木槌槌損。不可犯鐵。大甘草節。生用一兩。同入沙瓶內。以水二盌文武火。慢煎至一盌。入無灰好酒一大盌。再煎十數沸去滓。分爲三服。一日一夜喫盡。病勢重者。一日二劑服至大小腸通利。則藥力到。沈內翰云。如無生者。只用乾者。然力終不及生者效速。

忍冬圓 治消渴。愈後預防發癰疽。先宜服此。用忍冬草根莖花葉皆可不拘多少。入瓶內以無灰好酒浸。以糠火煨一宿。取出晒乾。入甘草少許。碾爲細末。以浸藥酒打麪糊丸梧子大每服五十丸。至百丸。湯酒任下。此藥不特治癰疽。大能止渴。

五痔諸瘻 方同上。

一切腫毒 不問已潰未潰。或初起發熱。用金銀花。俗名甜藤。採花連莖葉自然汁半盌。煎八分服之。以渣傅上。敗毒托裏。散氣和血。其功獨勝。

丁瘡便毒 方同上。

喉痺乳蛾 方同上。

敷腫拔毒 金銀藤大者。燒存性。葉焙乾爲末。各三錢。大黃焙爲末四錢。凡腫毒初發。以水酒調搽。四圍留心洩氣。

癰疽托裏 治癰疽發背。腸癰奶癰。無名腫毒。焮痛實熱。状類傷寒。不問老幼虛實服之。未成者内消。已成者即潰。忍冬葉。黃芪各五兩。當歸一兩。甘草八錢。爲細末。每服二錢。酒一盞半。煎一盞。隨病上下服。日再服。以渣傅之。

惡瘡不愈 左纏藤一把。搗爛。入雄黃五分。水二升。瓦罐煎之。以紙封七重。穿一孔。待氣出。以瘡對孔薰之。三時久。大出黃水。後用生肌藥敷之。取效甚良。

輕粉毒癰 方同上。

瘡久成漏 忍冬草浸酒。日日常飲之。

熱毒血痢 忍冬藤。濃煎飲。

五種尸注 飛尸者。遊走皮膚。洞穿臟腑。每發刺痛。變動不常也。遁尸者。附骨入肉。攻鑿血脈。每發不可見死尸。聞哀哭便作也。風尸者。淫躍四末。不知痛之所在。每發恍惚。得風雪便作也。沉尸者纏結臟腑。神引心脇。每發絞切。遇寒冷便作也。尸注者。舉身沉重。精神錯雜。常覺昏廢。每節氣至。則大作也。並是身中尸鬼。引接外邪。宜用忍冬莖葉剉數斛。煮取濃汁煎稠每服雞子大許。溫酒化下。一日二三服。

鬼擊身青 一作痛用金銀花一兩。水煎飲之。

脚氣作痛 筋骨引痛。鷺鷥藤。即金銀花爲末。每服二錢。熱酒調下。

中野菌毒 急採鴛鴦草啖之。即今忍冬草也。

口舌生瘡 赤梗蜜桶藤。高脚地。銅盤。馬蹄香等分以酒擣汁。雞毛刷上。取涎出。即愈也。

忍冬膏 治諸般腫痛。金刃傷瘡。惡瘡。用金銀藤四兩。吸鐵石三錢。香油一觔。熬枯去滓。入黃丹八兩。待熬至滴水不散。如常攤用。

菖蒲 又有昌陽。堯韭。水劍草諸名。凡五種。生于池澤。蒲葉肥高二三尺者。泥菖蒲。白菖也。生于溪澗。蒲葉瘦高二三尺者。水菖蒲。溪蓀也。生于水石之間。葉有劍脊。瘦根密節。高尺餘者。石菖蒲也。以砂栽之。每年至春剪洗。愈剪愈細。高四五寸。葉如韭。根如匙。柄粗者。亦石菖蒲也。甚則根長二三分。葉長寸許。謂之錢蒲。凡用須此三種。餘不入藥。性溫味辛。忌鐵器。寒暑不凋。經歲繁茂。受天地清陽之氣。而能上升。用入心經。以通神明。取味辛。利竅氣香能透心氣。主治氣閉胸膈。痰迷心竅。昏暗健忘。耳聾口噤。風寒濕痺。欬逆上氣。客忤癲癇。暫用此開發孔竅。使神氣昌。故名菖蒲。但心性喜斂而惡散。菖蒲遠志。皆屬辛散。心臟所忌。不可久用。及多用。小兒溫瘧。積熱不解。可作浴湯。散癰腫惡瘡。殺諸蟲。擣汁服。解巴豆大戟毒。又治下痢噤口。雖是脾虛。亦熱氣閼隔心胸所致。若用木香。恐其溫燥。若用山藥。恐其凝閉。惟參苓白朮散。加石菖蒲。粳米飲調下。甚妙。或用參苓。石蓮肉。少加菖蒲服。胸次一開。自然思食。

附方

服食法 甲子日。取菖蒲一寸九節者。陰乾百日。爲末。每酒服方寸匕。日三服。久服耳目聰明。

益智不忘。**健忘益智**七月七日。取菖蒲爲末。酒服方寸匕。飲酒不醉。好事者服而驗之。久服聰明。忌鐵器。**三十六風**有不治者。服之悉效。菖蒲薄切。日乾三觔。盛以絹袋。玄水一斛。即清酒也。懸浸之。密封一百日。視之如菜綠色。以一斗熟黍米納中。封十四日。取出日飲。**癲癇風疾**九節菖蒲不聞鷄犬聲者。去毛。水臼擣末。以黑豶猪心一箇批開。砂礶煮湯。調服三錢。日一服。**尸厥魘死**尸厥之病卒死脉猶動。聽其耳目中。如微語聲。股間暖者是也。魘死之病。臥忽不寤。勿以火照。但痛齧其踵。及足拇趾甲際。唾其面即甦。仍以菖蒲末。吹鼻中。桂末納舌下。并以菖蒲根汁灌之。**卒中客忤**菖蒲根擣汁含之立止。**除一切惡**端午日。切菖蒲。漬酒飲之。或加雄黄少許。**喉痺腫痛**菖蒲根嚼汁。燒鐵秤錘淬酒一杯飲之。**霍亂脹痛**生菖蒲剉四兩。水和擣汁。分溫四服。**諸積鼓脹**食積氣積。血積之類。石菖蒲八兩。剉。斑蝥四兩。去翅足。同炒黃。去斑蝥不用。以布袋盛。拽去蝥末。爲末。醋糊丸。梧子大。每服三五十丸。溫白湯下。治腫脹尤妙。或入香附末二錢。**肺損吐血**九節菖蒲末。白麪等分。每服三錢。新汲水下。一日一服。**解一切毒**石菖蒲白礬等分為末。新汲水下。**赤白帶下**石菖蒲。破故紙等分。炒為末。每服二錢。更以菖蒲浸酒。調服日一。**胎動半產**卒動不安或腰痛胎轉搶心下血不止。或日月未足而欲產。並以菖蒲根。搗汁一二升服之。**產後崩中**下血不止菖蒲一兩半。酒二盞。煎取一盞。去滓分三服。食前溫服。**耳卒聾閉**菖蒲根一寸。巴豆一粒去心。同搗作七丸。綿裹一丸。塞耳。日一換。一方。不用巴豆。用蓖麻仁。**病後耳聾**生菖蒲汁滴之。**蚤虱入耳**菖蒲末炒熟。袋盛枕之即愈。**諸般赤眼**攀睛雲翳。菖蒲擂自然汁。文武火熬作膏。日點之效。**眼瞼挑鍼**獨生菖蒲根。同鹽研傅。**飛絲入目**石菖蒲搥碎。左目塞右鼻。右目塞左鼻。百發百中。**瘡頭不瘥**菖蒲末油調傅之。日三夜二次。**癰疽發背**生菖蒲搗貼之。瘡乾者為末。水調塗之。**露岐便毒**生菖蒲根搗傅之。**熱毒濕瘡**有人遍身生瘡。痛而不痒。手足尤甚。粘着衣被。曉夕不得睡。有人教以菖蒲三斗。日乾為末。布席上臥之。仍以衣被覆之。既不粘衣。又復得睡。不五七日。其瘡如失。後以治人。應手神驗。**風癬有蟲**。菖蒲末五觔。酒漬釜中蒸之。使味出。先絕酒一日。每服一升。或半升。**陰汗濕痒**。石菖蒲。蛇牀子等分為末。日搽二三次。

〔葉〕**洗疥。大風瘡。**

水菖蒲 綱目作白昌。又有水宿莖蒲昌陽溪蓀蘭蓀諸名。有二種。一種根大而肥白。節踈者白昌也。古人以根為葅食。俗謂之泥菖蒲。一種根瘦而赤。節稍密者。溪蓀也。俗謂之水菖蒲。葉俱無劍脊。溪蓀氣味。勝似白昌。並可殺蟲。不堪服食。**性溫。味甘辛。主治風濕欬逆。去蟲。斷蚤虱。研末油調。塗疥瘙。**

水萍 處處地澤。止水中甚多。季春始生。或云楊花所化。一葉經宿即生數葉。葉下有微鬚。即其根也。一種背面皆綠者。一種面青背紫。赤若血者。謂之紫萍。入藥為良。七月採之。揀淨。以竹篩攤晒。下置水一盆映之。即易乾也。**性寒。味辛酸。主治暴熱身癢。下水氣。止消渴熱毒風**

熱熱狂𤺥腫毒湯火傷風瘮風濕麻痹脚氣打撲傷損目赤翳膜口舌生瘡吐血衄血癜風丹毒擣汁服主水腫利小便爲末酒服方寸匕治人中毒爲膏傅面䵟又治惡疾癘瘡遍身者濃煎汁浴半日多効

附方夾驚傷寒紫背浮萍一錢犀角屑半錢釣藤鈎三七箇爲末每服半錢蜜水調下連進三服出汗爲度

消渴飲水日至一石者浮萍擣汁服之又方用乾浮萍栝樓根等分爲末人乳汁和丸梧子大空腹飲服二十丸三年者數日愈

小便不利膀胱水氣流滯浮萍日乾爲末飲服方寸匕日二服

水氣洪腫小便不利浮萍日乾爲末每服方寸匕白湯下日二服

霍亂心煩蘆根炙一兩半水萍焙人參枇杷葉炙各一兩每服五錢入薤白四寸酒煎溫服

吐血不止紫背浮萍焙半兩黃芪炙二錢半爲末每服一錢薑蜜水調下

鼻衄不止浮萍末吹之

中水毒

病手足指冷至膝肘即是。以浮萍日乾爲末，飲服方寸七，良。大腸脫肛水聖散。用紫浮萍爲末，乾貼之。身上虛癢浮萍末一錢，以黃芩一錢同四物湯煎湯調下。風熱癮疹浮萍蒸過焙乾，牛蒡子酒煮晒乾炒，各一兩爲末。每薄荷湯服一二錢，日二次。風熱丹毒浮萍搗汁遍塗之。汗斑癜風端午日收紫背浮萍晒乾，每以四兩煎水浴，并以浮萍擦之。或入漢防已二錢亦可，甚効。少年面皰外臺用浮萍日挼盦之，并飲汁少許。普濟方用紫背浮萍四兩，防已一兩，煎濃汁洗之，仍以萍於斑點上熱擦，日三五次。物雖微末，其功甚大，不可小看。粉滓面䵟溝渠小萍爲末，日傅之。大風癘疾浮萍草三月採，淘三五次，窨三五日，焙爲末，不得見日。每服三錢，食前溫酒下。常持觀音聖號。忌猪魚鷄蒜。又方，七月七日取紫背浮萍日乾爲末，半升入好消風散五兩，每服五錢，水煎頻飲，仍以煎湯洗浴之。癍瘡入目浮萍陰乾爲末，以生羊子肝半箇同水半盞煮熟，搗爛絞汁，調末服。甚者不過一服，已傷者十服見效。弩肉攀睛青萍少許，研爛，入片腦少許，貼眼上，效。毒腫初

起水中萍子草擣傅之發背初起腫焮赤熱浮萍擣和鷄子清貼之楊梅瘡癬水萍煎汁浸洗半日數日一作燒烟去蚊五月取浮萍陰乾用之

慎火草綱目作景天又有戒火救火據火護火辟火火母之名人皆盆盛養于屋上云可辟火故有諸名亦可裁于石山上二月生苗脆莖微帶赤黃色高一二尺折之有汁葉淺綠色光澤柔厚狀似長匙頭夏開小白花結實如連喬而小中有黑子如栗其葉爆熟水淘可食性平味甘酸微苦主治大熱火瘡身熱煩邪惡氣寒熱風痺風疹惡痒熱狂赤眼頭疼遊風療金瘡止血女人帶下小兒丹毒及發熱煎水浴兒去煩熱驚氣

花治女人漏下赤白輕身明目

附方驚風煩熱慎火草煎水浴之小兒中風汗出中風一日頭項腰熱二日手足

不屈用慎火草乾者半兩麻黃丹參白朮二錢
半為末每服半錢漿水調服三四歲服一錢 嬰孺風
疹在皮膚不出及瘡毒取慎火苗葉五大兩和
鹽三大兩同研絞汁以熱手摩塗日再上之 熱毒丹
瘡千金用慎火草擣汁拭之日夜拭一二十遍一方入
苦酒擣泥塗之 楊氏產乳治烟火丹毒從兩股兩
脇起赤如火景天草真珠末
一兩擣如泥塗之乾則易 漆瘡作痒挼慎火草塗之 眼生花
管澀痛難開景天擣
汁日點三五次 產後陰脫慎火草一斤陰乾水五
升煮汁一升分四服
金絲荷葉綱目作虎耳又名石荷葉脚針草以能貼脚針
也生陰濕處亦可栽于石山上莖高五六寸有
細毛毛一莖一葉如荷蓋狀人呼為石荷葉葉大如
錢狀似初生小葵及虎之耳夏開小花淡紅色 性寒
味微苦辛主治瘟疫擂酒服生用吐利人熟用則止吐
利又治聤耳擣汁滴之痔瘡腫痛者陰乾燒烟桶中熏
之

石胡荽又有天胡荽。野園荽、雞腸草。鵞不食草諸名。生石縫及陰濕處小草也。高二三寸。冬月生苗。細莖小葉。宛如嫩胡荽。其氣辛熏。夏開細花黃色。結細子。極易繁衍。僻地則鋪滿也。性溫味辛。主治通鼻氣。利九竅。吐風痰。去目瞖。挼塞鼻中。瞖膜自落。療痔疾。解毒明目。散目赤腫。雲瞖。耳聾。頭痛腦酸。治痰瘧。齁鼻。鼻窒不通。塞鼻瘜自落。又散瘡腫。

附方 寒痰齁喘野園荽研汁和酒服。亦佳。嚏鼻去瞖碧雲散。治目赤腫脹。羞明昬眊。隱澀疼痛。眵泪風痒。鼻塞。頭痛腦酸。外瞖扳睛諸病。鵞不食草晒乾二錢。青黛、川芎各一錢。爲細末。噙水一口。每以米許嚏入鼻內。泪出爲度。一方。去青黛。貼目取瞖鵞不食草。擣汁熬膏一兩。爐甘石火煅。童便淬三次三錢。上等瓷器末一錢半。熊膽二錢。硇砂少許。爲極細末。和作膏。貼在瞖上。一夜取下。用黃連黃檗煎湯洗淨。看如有再貼。塞耳治瞖王璽集要詩云。赤眼之餘瞖忽生草中。鵞不食爲名。塞于鼻內頻頻換。三日之問復舊明。

牙疼嚙鼻 鵝不食草。綿裹，懷乾爲末。含水一口。隨左右嚙之。亦可擦塞。

一切腫毒 野園荽一把。穿山甲燒存性七分。當歸尾三錢。擂爛入酒一盞。絞汁服。以渣傅之。

溼毒脛瘡 磚縫中生。出野園荽。夏月採取，晒收爲末。每以五錢。汞粉五分。桐油調作隔紙膏。周圍縫定。以茶洗淨。縛上。膏藥黃水出。五六日愈。此吳竹卿方也。

脾寒瘧疾 石胡荽一把。杵汁半盞。入酒半盞。和服甚效。

痔瘡腫痛 石胡荽擣貼之。

螺靨草 又名鏡面草。蔓生石上。葉狀如螺靨。微帶赤色。面光如鏡。背有少毛。小草也。

治小便出血 一人年二十六。忽病小便後出血數點而不疼。如是一月。飲酒則甚。以此草汁一器入蜜水服二次即愈

吐血衄血齲齒痛。癰腫風疹。脚氣腫。擣爛傅之亦煮湯洗腫處。

附方 吐血衄血 鏡面草。水洗擂酒服。 牙齒䘌痛 乾坤生意。用鏡面草不拘多少。以水

缸下泥。同搗成膏。入香油二三點。研勻貼于痛處腮上。楊氏家藏方。用鏡面草半握。入麻油二點。鹽半捻。挼碎。左疼塞右耳。右疼塞左耳。以薄泥餅貼耳門。閉其氣。仍仄臥。泥耳一二時。去泥取草。放水中。看有蟲浮出。久者黑。次者褐。新者白。須于午前用之。徐克安一乳婢。苦此。不能食。用之出數蟲而安。

小兒頭瘡 鏡面草日乾爲末。和輕粉麻油傅之。立效。

手指歷毒 又指惡瘡。消毒止痛。鏡面草擣爛傅之。

蛇纏惡瘡 鏡面草。入鹽杵爛傅之。妙。

解鼠莽毒 鏡面草。自然汁。清油各一盃和服。即下毒。二五次。以肉粥補之。不可遲。

酸漿草 又有酸母。醋母。三葉酸。雀林草。赤孫施。諸名。苗高一二寸。叢生布地。極易繁衍。一枝三葉。一葉兩片。至晚自合帖。整整如一。四月開小黃花。結小角。長一二分。內有細子。冬月不凋。**性寒。味酸。主治解熱渴。小便諸淋。赤白帶下。同地錢地龍。治沙石淋。煎湯洗痔痛脫肛。甚效。殺諸小蟲。惡瘡。瘑瘻。湯火。蛇蝎傷**

並擣傅之。治婦人血結，用一搦，洗，煖酒服之。

附方 小便血淋 酸草擣汁，煎五苓散服之。俗名醋啾啾是也。 諸淋赤痛 三葉酸漿草，洗研取自然汁一合，酒一合，和勻，空心溫服，立通。 二便不通 酸草一大把，車前草一握，擣汁，入砂糖一錢，調服一盞。不通再服。 赤白帶下 三葉酸草，陰乾爲末，空心溫酒服三錢七。 痔瘡出血 雀林草一大握，水二升，煑一升服，日三次見効。 癬瘡作痒 雀兒草即酸母草，擦之數次愈。 蛇虺螫傷 酸草擣傅。 牙齒腫痛 酸漿草一把，洗淨，川椒四十九粒，去目，同擣爛，絹片裹定，如筯大，切成豆粒大，每以一塊塞痛處，即止。

地錦 又有地朕草、血竭、血見愁、血風草、雀兒臥單、獮猻頭草諸名。田野寺院及階砌間皆有之。小草也。就地而生，赤莖，黃花，黑子。斷莖有汁。 性平，味辛。主治通流血脈，亦可治氣。主心氣，女子陰疝血結，瘀癰腫惡瘡，金刃撲損出血，血痢下血崩中。能散血止血。利小便。

附方　臟毒赤白地錦草洗暴乾爲末。米飲服一錢立止。血痢不止地錦草晒研。每服二錢。空心米飲下。大腸瀉血血見愁少許。薑汁和擣。米飲服之。婦人血崩草血竭。嫩者蒸熟。以油鹽薑淹食之。飲酒一二盃送下。或陰乾爲末。薑酒調服一二錢。一服即止。生于磚縫井砌間。少在地上也。小便血淋血風草。井水擂服。三度即愈。金瘡出血不止血見愁草。研爛塗之。惡瘡見血方同上。瘡瘍刺骨草血竭。擣罨之自出。癰腫背瘡血見愁一兩。酸漿草半兩焙。當歸二錢半焙。乳香沒藥各一錢二分半。爲末。每服七錢。熱酒調下。如有生者。擂酒熱服。以渣傅之亦効。血見愁惟雄瘡用之。雌瘡不用。風瘡疥癩血見愁草。同滿江紅草擣末傅之。立効如神。夜間鷄眼割破出血。以血見愁草搗傅之妙。脾勞黃疸如聖丸。用草血竭。羊羯草。桔梗。蒼朮各一兩。甘草五錢。爲末。先以陳醋二碗。入鍋下皂礬四兩。煎熬良久。下藥末。再入白麪。不拘多少。和成一塊丸如小豆大。每服三五十丸。空腹醋湯下。一日二服。數日面色復舊也。

離鬲草生階庭溼處。高二三寸。苗葉似幕羃。東南方多。性寒。味辛。主治瘰癧丹毒。小兒無辜寒熱。大腹痞滿。痰飲膈上熱。生研汁服一合。當吐出宿物。去痽爲上。

仙人草生階庭間。高二三寸。葉細有雁齒。似離鬲草。南方多。主治小兒酢瘡。頭小而硬者。煑湯浴。幷擣傅。丹毒入腹者必危。可飲冷藥。及用此洗之。又挼汁滴目中。明目去瞖。

仙人掌草多生石上。貼壁而生。如人掌形。故名。葉細而長。春冬俱有。四時採之。性寒。味苦濇。主治腸痔瀉血。與甘草浸酒服。焙末油調摻小兒白禿瘡。

水苔綱目作陟釐。又有側梨。石髮。石衣。水衣。水綿。藫。音覃諸名。有水中石上生者。蒙茸如髮。有水污無石而自生者。纏牽如綿。性味皆同。性溫。味甘。主治心腹大寒。溫中消穀。强胃氣。止瀉痢。擣汁服。治天行熱病。心悶。擣塗赤遊丹毒。乾作脯食。止渴疾。禁食鹽汴京市中。苔菜尤美。

井中苔及萍藍廢井中多生苔萍。及磚土間。多生雜草菜藍。能解毒。在井中者尤佳。皆一類也。性大寒。味甘。主治漆瘡。熱瘡。水腫。井中藍。殺野葛巴豆諸毒。療湯火傷灼瘡。

船底苔水之精氣。漬船板木中。累見風日。久則變爲青色蓋因太陽晒之。中感陰陽之氣。故服之能分陰陽去邪熱。調臟腑。氣所感也。性冷。味甘。主治鼻洪。吐血淋疾。同炙甘草。豉汁濃煎湯呷之。解天行熱病。伏熱。頭目不清。神志昏塞。及諸大毒。以五兩和酥餅末一兩半。麪糊丸梧子大。每溫酒下五十丸。

〔附方〕小便五淋船底苔一團，雞子大，水煑飲。乳石發動小便淋瀝，心神悶亂，船底青苔半雞子大，煎汁溫服。日三四次。

地衣草又有仰天皮。掬天皮之名。乃陰溼地。被日晒起苔衣。如草狀者耳。性冷。味苦。主治明目。卒心痛。中惡。以人垢膩爲丸。服七粒。及主馬反花瘡。生油調傅。研末。新汲水服。治中暑。

〔附方〕身面丹腫如蛇狀者以雨滴階上苔痕水花。塗蛇頭上即愈。雀目夜昏七月七日，九月九日，取地衣草，陰乾爲末。酒服方寸匕。日三服。一月愈。陰上粟瘡取停水濕處乾卷皮爲末傅之。神效。

垣衣 又有垣嬴。天韭。鼠韭。昔邪諸名。乃磚墻城垣上苔衣也。三月三日採陰乾。 性冷。味酸。主治黃疸。心煩欬逆。血氣暴熱在腸胃。暴風口噤。金瘡內塞酒漬服之。擣汁服。止衄血。燒灰油和傅湯火傷。

屋苔 綱目作屋遊。又有屋衣。屋蘚。博邪諸名。此古屋瓦上苔衣也。八九月採陰乾。 性寒。味甘。主治止消渴。浮熱在皮膚。往來寒熱。利小腸膀胱氣。煎水入鹽漱口。治熱毒牙齦宣露。研末新汲水調服二錢。止鼻衄。又治小兒癎熱時氣煩悶。

瓦松 綱目作昨葉何草。又有屋花。向天草諸名。赤者名鐵脚婆羅門草。天王鐵塔草。生年久瓦屋上。高尺餘。遠望如小松栽。六七月採日乾。 性平。味酸。主治大腸下血。燒灰水服一錢。又塗諸瘡不斂。

【附方】小便沙淋 瓦松。即屋上無根草。煎濃湯。乘熱熏洗小腹。約兩時即通。通經破血 舊屋陰處瓦花。活者五兩。熬膏。當歸鬚。乾漆一兩。燒烟盡。當門子二錢爲末。棗肉和丸。梧子大。每服七十丸。紅花湯下。染烏髭髮 乾瓦松一觔半。生麻油二觔。同煎令焦爲末。另以生麻油浸塗。甚妙。頭風白屑 瓦松暴乾。燒灰淋汁。熱洗。不過六七次。牙齦腫痛 瓦花白礬等分。水煎漱之。立効。唇裂生瘡 瓦花生薑。入鹽少許。搗塗。湯火灼傷 瓦松。生柏葉同搗傅。乾者爲末。灸瘡不斂 瓦松陰乾爲末。先以槐枝葱白湯洗。後糝之。立效。惡瘡不斂 方同上。風狗咬傷 瓦松雄黃。研貼即不發。

石苔 綱目作烏韭。又有石髮。石衣。石花。石馬騣諸名。生岩石之陰不見日處。與卷柏相類。長三四寸。性寒。味甘。主治皮膚往來寒熱。利小腸膀胱氣。療黃疸金瘡內塞。

附方　腰脚風冷 石花浸酒飲之。婦人血崩 石花細茶焙爲末。舊漆碟燒存性。各一匙。以盞盛酒。放鍋內煮一滾。乃入藥末。露一宿。侵晨連藥再煮一滾。溫服。湯火傷灼 石花焙研傅之。

墻頭苔 綱目作土馬騣。垣衣生墻側。此生墻上故名。性寒。味甘酸。主治骨熱衄血。

附方　九竅出血 墻頭苔挼塞之。鼻衄不止 寸金散。用墻上土馬騣二錢半。石州黃藥子五錢爲末。新水服二錢。再服立止。二便不通 土馬騣水淘淨。瓦焙過切。每服二錢。水一盞煎服。耳上濕瘡 土馬騣井中苔等分爲末。燈盞內油和塗之。少年髮白 土馬騣。石馬騣。五倍子半夏各一兩。生薑二兩。胡桃十箇。膽礬半兩。爲末。搗作一塊。每以絹袋盛一彈子。用熱酒入少許。浸汁洗髮。一月神效。

卷柏 又名豹足。象形也。又名萬歲。長生不死草。言耐久也。生石上。紫色多鬚。春生苗。似柏葉而細。拳攣如豹足。

高三五寸。無花子。凡用以鹽水煮半日。再以井水煮晒乾焙用。性平。味辛。主治五臟邪氣。止欬逆脱肛。散淋結。風眩痿躄。暖水臟。生用破血。炙用止血。鎮心。通月經。治鬼疰腹痛。百邪鬼魅

〔附方〕大腸下血。用卷柏側柏棕櫚等分燒存性爲末。每服三錢。酒下。亦可飯丸服。遠年下血。卷柏地榆焙等分。每用一兩水一盌。煎數十沸。通口服。

玉柏。生石上。如松。高五六寸。紫花。人皆採置盆中。養數年不死。呼爲千年柏萬年松。性溫。味酸。主治益氣。止渴。

石松。此即玉柏之長者。名山皆有之。性溫。味苦辛。主治久患風痺。脚膝疼冷。皮膚不仁。氣力衰弱。去風血風瘙。浸酒飲良。

馬勃。又有馬屁勃馬氣灰菰牛屎菰諸名。生濕地及腐木上。夏秋採之。大如斗。小如升杓。紫色虛軟。狀如狗肺

彈之粉出韓文公所謂牛溲馬勃並用是也。性平。味辛。主治淸肺。散血熱。解毒。去膜以蜜拌揉。少以水調呷。治喉痺。咽痛。傅惡瘡。馬疥諸瘡。甚良。

附方 咽喉腫痛 嚥物不得。馬勃一分。蛇退皮一條。燒末。綿裹一錢。含嚥立瘥。走馬喉痺 馬屁勃。即灰菰。焰硝一兩。爲末。每吹一字。吐涎血即愈。聲失不出 馬窠勃。馬牙硝等分研末。沙糖和丸芡子大。噙之。久嗽不止 馬勃爲末。蜜丸梧子大。每服二十丸。白湯下即愈。魚骨哽咽 馬勃末。蜜丸彈子大。噙嚥之良。積熱吐血 馬屁勃爲末。沙糖丸如彈子大。每服半丸。冷水化下。妊娠吐衄不止 馬勃末。濃米飲服半錢。斑瘡入眼 馬屁勃。蛇皮各五錢。皂角子十四箇。爲末。入罐內鹽泥固濟。燒存性。研末。每溫酒服一錢。臁瘡不斂 葱鹽湯洗淨拭乾。馬勃末傅之。

白芷 又有白茝。音止。芳香。澤芬。苻蘺諸名。所在有之。吳越尤多。根長尺餘。粗細不等。白色。枝幹去地五寸以上春生葉相對。婆娑紫色。濶三指許。可合香。花白微黃。體仙神隱書言。種白芷能辟蛇。凡園圃中宜多種之。入伏後結子。立秋後苗枯。二月八月採晒乾。洗刮寸切。以石灰拌收。爲其易蛀。入藥微焙切。 根性溫。味辛。色白。氣香。俱屬於陽。入足陽明胃經。升頭面。通九竅。走肌肉。爲疏風要品。用治春分後熱病。助六神通解散奏功甚捷。療風寒頭痛。頭風侵目。頭風脇滿。頭眩目痒。肺熱鼻塞。胃熱齒痛。皮膚燥痒。皆利竅散邪之力也。因能走肌達表。佐活命飲。治諸癰腫。宣通毒氣。若瘡瘍無膿作癢。以此排膿。虛寒不起。以此升發。同大黃等分。名宣毒散。治一切腫毒。一服即消。一味爲末。三錢。井水調。治諸骨鯁。神效。但香燥耗血。辛散損氣。不宜久用。

附方

一切傷寒 神白散又名聖僧散治時行一切傷寒不問陰陽輕重老少男女孕婦皆可服之用白芷一兩生甘草半兩薑三片葱白三寸棗一枚豉五十粒水二碗煎服取汗不汗再服病至十餘日未得汗者皆可服之此藥可卜人之好惡也如煎得黑色或誤打翻即難愈如煎得黃色無不愈者煎時要至誠忌婦人雞犬見

一切風邪 方同上

風寒流涕 香白芷一兩荊芥穗一錢為末蠟茶點服二錢

小兒流涕 是風寒也白芷末葱白擣丸小豆大每茶下二十丸仍以白芷末薑汁調塗太陽穴乃食熱葱粥取汗

小兒身熱 白芷煮湯浴之取汗避風

頭面諸風 香白芷切以蘿蔔汁浸透日乾為末每服二錢白湯下或以嗃鼻

偏正頭風 百藥不治一服便可天下第一方也香白芷炒二兩五錢川芎炒甘草炒川烏頭半生半熟各一兩為末每服一錢細茶薄荷湯調下

頭風眩運 王定國病頭風痛至都梁求明醫楊介治之連進三丸即愈其方用白芷一味洗曬為末煉蜜丸彈子大每嚼一丸以茶清或荊芥湯化下遂命名都梁丸其藥治頭風眩運女人胎前產後傷風頭痛血風頭痛皆效

戴原禮要訣亦云頭痛挾熱項生磊塊者服之甚宜 **眉稜骨痛** 屬風熱與痰白芷片芩酒炒等分為
末每服二錢茶清調下 **風熱牙痛** 香白芷一錢硃砂五分為末蜜丸芡子大頻用擦牙此乃濠州
一村婦以醫人者盧州郭醫云絕勝他藥也或以白芷吳茱萸等分浸水漱涎 **一切眼疾** 白芷雄黃
為末煉蜜丸龍眼大硃砂為衣每服一丸食後茶下日二服名還睛丸 **口齒氣臭** 百一選方用香
白芷七錢為末食後井水服一錢濟生方用白芷川芎等分為末蜜丸芡子大日噙之亦良 **盜汗不**
止 太平白芷一兩辰砂半兩為末每服二錢溫酒下屢驗 **血風反胃** 香白芷一兩切片瓦炒黃
為末用豬血七片沸湯泡七次蘸末食之日一次 **腳氣腫痛** 白芷芥子等分為末薑汁和塗之效
婦人白帶 白芷四兩以石灰半斤淹三宿去灰切片炒研末酒服二錢日二服 **婦人難產**
白芷五錢水煎服之 **胎前產後** 烏金散治胎前產後虛損月經不調崩漏及橫生逆產用白芷百草
霜等分為末以沸湯入童子小便同醋調服二錢丹溪加滑石以芎歸湯調之亦良 **大便風秘** 香白

芷炒爲末。每服二錢。米飲入蜜少許。連進二服。**小便氣淋**結澀不通。白芷醋浸焙乾二兩爲末。煎木通甘草。酒調下一錢。連進二服。**鼻衄不止**就以所出血。調白芷末。塗山根。立止。**小便出血**白芷當歸等分爲末。米飲每服二錢。**腸風下血**香白芷爲末。每服二錢。米飲下。神效。**痔漏出血**。方同上。并煎湯熏洗。**痔瘡腫痛**先以皂角烟熏之。後以鵞膽汁調白芷末塗之。即消。**腫毒熱痛**醋調白芷末傅之。**乳癰初起**白芷貝母各二錢爲末。溫酒服之。**疔瘡初起**白芷一錢。生薑一兩。擂酒一盞。溫服取汗即散。此陳指揮方也。**癰疽赤腫**白芷大黃等分爲末。米飲服二錢。**小兒丹瘤**遊走入腹必死。初發急以截風散截之。白芷寒水石爲末。生葱汁調塗。**刀箭傷瘡**香白芷嚼爛塗之。**解砒石毒**白芷末。井水服二錢。**諸骨哽咽**白芷半夏等分爲末。水服一錢。即嘔出。**毒蛇傷螫**臨川有人被蝮傷。即昏死。一臂如股。少頃遍身皮脹。黃黑色。一道人以新汲水。調香白芷末一觔。灌之。覺臍中搰搰然。黃水自口出。腥穢逆人。良久消縮如故。云以麥門冬湯調尤妙。仍以末搽之。又經山寺僧爲蛇傷。一脚潰爛。百藥不愈。一遊僧以新水數洗淨腐敗。見白筋。挹乾以白芷末。入膽礬麝香少許摻之。惡水涌出。日日如此。一月平復。

葉 作浴湯。去尸蟲。丹毒。癮疹風瘙。可入合香。

附方 小兒身熱白芷苗苦參等分。煎漿水入鹽少許洗之。

芍藥

又有將離犁食餘容諸名。白者名金芍藥。赤者名木芍藥。鄭風詩云。伊其相謔。贈之以芍藥。時珍云。昔人言洛陽牡丹。揚州芍藥。甲天下。十月生芽。至春乃長。莖上三枝五葉。似牡丹而狹長。高一二尺。三四月開花。多紅白紫三色。其品凡三十餘種。有千葉單葉樓子之異。入藥宜單葉之根。氣味全厚。根之赤白。隨花之色也。

根 性生寒炒涼。味微苦略酸。（取白色粗大者佳。如細小者不堪用。伐肝用生。補肝行經。避中寒者。酒炒。入脾肺炒用。女人血藥以醋炒。）微苦。以能補陰。略酸。亦能收斂。因酸走肝。暫用之生肝。肝性欲散惡斂。又取酸以抑肝。故謂白芍能補復能瀉。專行血海。女人調經胎產。男子一切肝病。悉宜用之。調和血氣。其味苦酸性寒。本非脾經藥。炒用製去其性。脾氣散能收之。胃氣熱能斂之。主平熱嘔。止泄瀉。除脾虛腹痛。腸胃濕熱。以此瀉肝之邪。而緩中焦脾氣。難經所謂損其肝者緩其中。同炙甘草爲酸甘相合。成甲巳化土之義。調補脾陰。神妙良法取其色白屬在西方。若久咳者。藉此以收肺。又止痢疾。腹痛。爲肺金之氣鬱。在大腸。酸以收緩。苦以去垢。故丹溪治痢。每劑用至三四錢。大有功效。若純下血痢。又非其所宜也。其力不能通行滲泄。然主利水道者。取其酸斂能收諸濕，而益津液。使血脉順而小便自行。利水必用以益陰也。若痘瘡血不歸附者，用以斂血歸根。惟疹子忌之。凡失血後，及初産二十日內，肝臟空虛，不可以酸寒瀉肝，代新生之氣，亦禁用。

附 赤芍藥 內有花紋者佳。名金錢芍藥。 性寒，味苦帶酸。味苦能瀉，帶酸入肝。專瀉肝火，益肝藏血。用此清熱凉血，入洞然湯，治暴赤眼；入犀角湯，清吐衄血；入神仙活命飲，攻諸毒熱癰，以消解毒氣；入六一順氣湯，瀉大腸閉結，使血脉順下。以其能主降，善行血滯，調女人之經，消瘀通乳。以其性稟寒，能解熱煩，祛內停之濕，利水通便，較白芍味苦重但能瀉而無補。

附方服食法。安期生服鍊芍藥法。云芍藥有二種。救病用金芍藥。色白多脂肉。其木芍藥。色紫瘦多脈。若取審看。勿令差錯。凡采得淨洗去皮。以東流水煑百沸。陰乾停三日。又於木甑內蒸之。上覆以淨黃土。一日夜熟。出陰乾。擣末。以麥飲或酒服三錢。七日三服。滿三百日。可以登嶺絕穀不饑。

腹中虛痛白芍藥三錢。炙甘草一錢。夏月加黃芩五分。惡寒加肉桂一錢。冬月大寒。再加桂一錢。水二盞煎一半溫服。

風毒骨痛在髓中。芍藥二分。虎骨一兩炙為末。夾絹袋盛。酒三升漬五日。每服三合。日三服。

脚氣腫痛白芍藥六兩。甘草一兩為末。白湯點服。

消渴引飲白芍藥甘草等分為末。每用一錢。水煎服。日三服。鄂渚辛祐之患此九年。服藥止而復作。蘇朴授此方服之七日頓愈。古人處方。殆不可曉。不可以平易而忽之也。

小便五淋赤芍藥一兩。檳榔一個。麫裹煨為末。每服一錢。水一盞煎七分。空心服。

衄血不止赤芍藥為末。水服二錢。

衄血咯血白芍藥一兩。犀角末二錢半為末。新水服一錢七。止爲限。**血崩中下血**：小腹痛甚者，芍藥一兩炒黃色，柏葉六兩微炒，每服二兩，水一升煎六合，入酒五合，再煎七合，空心分爲兩服。亦可爲末，酒服二錢。**經水不止**：白芍藥、香附子、熟艾葉各一錢半，水煎服之。**血崩帶下**：赤芍藥、香附子等分爲末，每服二錢，鹽一捻，水一盞，煎七分，溫服，日二服，十服見效，名如神散。**赤白帶下**：年深月久不瘥者，取白芍藥三兩，并乾薑半兩，剉，熬令黃，搗末，空心水飲服二錢七，日再服。廣濟方只用芍藥炒黑，研末，酒服之。**金瘡血出**：白芍藥一兩，熬黃爲末，酒或米飲服二錢，漸加之，仍以末傳瘡上即止，良驗。**痘瘡脹痛**：白芍藥爲末，酒服半錢七。**朮**

舌腫滿塞口殺人：紅芍藥、甘草煎水熱漱。**魚骨哽咽**：白芍藥嚼細嚥汁。

牡丹：又有花王、木芍藥、百兩金諸名。群花品中，以牡丹第一，芍藥第二，故世謂牡丹爲花王，芍藥爲花相。歐陽修所載花譜凡三十餘種，閱之自詳。**根皮**：入藥惟取紅白單瓣者，以銅刀刮去骨，并粗皮，酒拌蒸，晒乾用。川丹皮內外俱紫，氣香甚，味重，治肝之有餘；亳州丹皮外紫內白，氣和味輕，治肝氣之不足。通取皮厚而粗大者佳。去心。酒洗用。丹皮與紫參。體色性味相同。世任丹皮遂棄紫參耳。今用絕少。故附載之。盛後湖嘗嘆世莫知用參者衆也。使之衆贊本臟。古人取五色參。各從本臟色。分配五行。以紫參益肝。丹參養心。人參健脾。沙參補肺。玄參滋腎。各爲主治也。忌性微凉。味微苦畧辛。鏈蒜胡荽。畏貝母大黄兎絲子。

天地之精。主羣花之首。發於冬而盛於春。特取其皮入肝。瀉陰中之火。因味苦則補陰。辛則散結。以此疏暢肝氣。使血凊和。所妙在微苦畧辛。味厚可降。故能降火而不推蕩。益血而不膩滯。若肝有餘則火盛血逆血熱妄行。以其微苦下行降火。兼以辛散陽。用治吐血衄血逆經。逐瘀。若肝不足則榮中血少熱氣鬱結。以其畧辛散結止痛。兼以苦益陰。用治牙疼腰痛赤淋白帶。以此凊熱疏鬱使陰不受火爍不患阻滯推陳致新滋陰養血爲調經產後必用要藥胎前忌之以能去血中之熱故痘瘡壯熱煩紅用爲良劑取其皮能降火散表以丹皮治無汗骨蒸地骨皮除有汗骨蒸大有殊功

附方癲疝偏墜 氣脹不能動者牡丹皮防風等分爲末酒服二錢甚效 婦人惡血攻聚上面多怒 牡丹皮半兩乾漆燒烟盡半兩水二鍾煎一鍾服 傷損瘀血 牡丹皮二兩蝱蟲二十一枚熬過同擣末每日溫酒服方寸匕血當化爲水下 金瘡內漏 牡丹皮爲末水服三指撮立尿出血也 下部生瘡 已決洞者牡丹末湯服方寸匕日三服 解中蠱毒 牡丹根擣末服一錢匕日三服

香附 又有雀頭香草附子水香稜水巴戟續根草地藾根水莎侯莎莎結諸名苗名莎草葉如老韭葉而硬光

澤有劍脊稜。五六月中，抽一莖三稜，中空，莖端復出數葉。開青花成穗如黍，中有細子。其根有鬚，鬚下結子一二枚，轉相延生，子上有黑毛。大者如羊棗，小者如黑豆，兩頭尖。處處沙泥田最多，農工厭之，呼爲鬧工草，以其多妨工也。采得火燎去毛，忌鐵器，以石白舂碎，童便浸透，日日换，酒醋鹽炒用。性溫而燥，味辛重，微苦。辛主散，苦主降，用以疏氣開鬱，非獨女人之聖藥也。但女性偏滯，多氣多鬱，尤宜疏散耳。因氣香燥，用童便製之，橫行胸臆間，解散痞悶。凡氣鬱客熱，藉以降下而舒暢也。因味辛散，乃用醋炒，佐入肝經，以理兩脇及小腹痛。凡血瘀經滯，藉以行氣而快滯也。若炒黑用，治淋瀝及崩漏，蓋因氣鬱，以此疏之，順其氣而血自止也。由血隨氣行，血藥中多用之。但氣實而血不大虛者爲宜。若氣虛甚者用之愈損其氣爍其血矣故血虛崩漏者又不可用。

苗及花 主治丈夫心肺中虛風。及客熱膀胱連脇下。時有氣妨皮膚瘙痒癮疹。飲食不多。日漸瘦損常有憂鬱心忪少氣等症並收苗花二十餘觔。剉細。以水二石五斗。煮一石五斗。斛中浸浴。令汗出五六度。其瘙痒即止四時常用。癮疹風永除煎飲散氣鬱利胸膈降痰熱

附方 服食法。唐玄宗天寶單方圖云。水香稜根。名莎結亦名草附子。說已見前。其味辛。微寒。無毒

凡丈夫心中客熱。膀胱間連脇下氣妨。常日憂愁不樂心忪少氣者。取根二大升。擣熬令香。以生絹袋盛。貯於三大斗無灰清酒中浸之。三月後浸一日。即堪服。十月後即七日。近暖處乃佳。每空腹溫飲一盞。日夜三四次

常令酒氣相續。以知爲度。若不飲酒，即取根十兩。加桂心五兩，蕪荑三兩。和搗爲散，以蜜和爲丸，擣一千杵。丸如梧子大。每空腹酒及薑蜜湯飲汁等下二十丸。日再服，漸加至三十丸。以瘥爲度。

交感丹 中年人精耗神衰，蓋由心血少，火不下降，腎氣憊，水不上升，致心腎隔絶，營衛不和。上則多驚，中則塞痞，飲食不下，下則虛冷遺精。愚醫徒知峻補下田，非惟不能生水滋陰，而反見衰悴。但服此方半年，屏去一切暖藥，絶嗜欲，然後習秘固泝流之術，其效不可殫述。俞通奉年五十一，遇鐵甕城申先生授此，服之老猶如少年，至八十五乃終也。因普示群生，同登壽域。香附子一觔，新水浸一宿，石上擦去毛，炒黄；伏神去皮木四兩。爲末，煉蜜丸彈子大。每服一丸，侵早細嚼，以降氣湯下。降氣湯用香附子如上法半兩，伏神二兩，炙甘草一兩半。爲末，點沸湯服前藥。

一品丸 治氣熱上攻，頭目昏眩，及治偏正頭風。大香附子去皮，水煮一時，搗晒焙研爲末，煉蜜丸彈子大。每服一丸，水一盞，煎八分服。女人醋湯煎之。

升降諸氣 治一切氣病，痞脹喘嗽，噎酸煩悶，虛痛走注。常服開胃消痰，散壅思食。早起山行，尤宜服之，去邪辟瘴。香附子炒四百兩，沉香十八兩，縮砂仁四十八兩。炙甘草一百二十兩爲末。每服一錢。入鹽少許。白湯點服。

一切氣疾

心腹脹滿噎塞噫氣吞酸痰逆嘔惡及宿酒不解。香附子一觔。縮砂仁八兩。甘草炙四兩爲末。每白湯入鹽點服。爲粗末煎服亦可。名快氣湯。

調中快氣

心腹刺痛。小烏沉湯。香附子擦去毛焙二十兩。烏藥十兩。甘草炒一兩。爲末。每服二錢。鹽湯隨時點服。

心脾氣痛

白飛霞方外奇方云。凡人胸膛軟處一點痛者。多因氣及寒起。以致終身。或子母相傳。俗名心氣痛。非也。乃胃脘有滯爾。惟此獨步散。治之甚妙。香附米醋浸略炒爲末。高良薑酒洗七次略炒爲末。俱各封收。因寒者薑二錢附一錢。因氣者附二錢薑一錢。因氣與寒者各等分。和勻。以熱米湯入薑汁一匙鹽一捻調下。立止。不過七八次除根。又王璆百一方云。內翰吳升夫人心痛欲死。服此即愈。類編云。梁混心脾痛數年不愈。供事穢跡佛夢傳此方。一服而愈。因名神授一七散。

心腹諸痛

艾附丸。治男女心氣痛。腹痛。少腹痛。血氣痛不可忍者。香附子三兩。蘄艾葉半兩。以醋湯同煮熟。去艾炒爲末。米醋糊丸梧子大。每白湯服五十丸。

停痰宿食

風氣上攻。胸膈不利。香附皂莢水浸。半夏各一兩。白礬末半兩。薑汁麪糊丸。梧子大。每服二三四十丸。薑湯隨時下。

元臟腹冷及開胃。香附子炒為末。每用二錢。薑鹽同煎服。

酒腫虛腫香附子、艾。米醋煮乾。焙研為末。米醋糊丸。服久之。取水從小便出。神效。

氣虛浮腫香附子一觔。童子小便浸三日。焙為末。糊丸。每米飲下四五十丸。日二。

老小痃癖往來疼痛。香附、南星等分為末。薑汁糊丸。梧子大。每薑湯下二三十丸。

癩疝脹痛及小腸氣。香附末二錢。以海藻一錢煎酒。空心調下。并食海藻。

腰痛揩牙香附子五兩。生薑二兩。取自然汁浸一宿。炒黃。為末。入青鹽二錢。擦牙數次。其痛即止。

血氣刺痛香附子炒一兩。荔枝核燒存性五錢。為末。每服二錢。米飲調下。

女人諸病瑞竹堂方。四製香附丸。治婦人女子經脉不調。兼諸病。大香附子。擦去毛。一觔。分作四分。四兩醇酒浸。四兩醇醋浸。四兩鹽水浸。四兩童子小便浸。春三、秋五、夏一、冬七日。淘洗淨。晒乾。搗爛。微焙。為末。醋頭麪糊丸。梧子大。每酒下七十丸。瘦人加澤蘭、赤茯苓末二兩。氣虛加四君子料。血虛加四物料。法生堂方。煮附濟陰丸。治婦人月經不調。久成癥積。一切風氣。用香附子一觔。分作四分。以童便、鹽水、酒、醋各浸三日。艾葉一觔，漿水浸過，醋糊和作餅，晒乾。晩蠶砂半觔，炒。莪茂四兩，酒浸。當歸四兩，酒浸。各焙爲末，醋糊丸梧子大。每服七十丸，米飲下，日二服。

醋附丸 治婦人室女一切經候不調，血氣刺痛，腹脇膨脹，心怔乏力，面色痿黄，頭運惡心，崩漏帶下，便血，癥瘕積聚，及婦人數墮胎，由氣不升降，服此尤妙。香附子，米醋浸半日，砂鍋煮乾，搗焙，石臼爲末，醋糊爲丸，醋湯下。

澹寮方 艾附丸 治同上。香附子一觔，熟艾四兩，醋煮。當歸酒浸二兩。爲末，如上丸服。

婦人氣盛 血衰，變生諸症，頭運腹滿，皆宜抑氣散主之。香附子四兩，炒。茯苓、甘草炙，各一兩。橘紅二兩。爲末。每服二錢，沸湯下。

下血血崩 血如山崩，或五色漏帶，並宜常服，滋血調氣，乃婦人之仙藥也。香附子去毛，炒焦爲末。極熱酒服二錢，立愈。昏迷甚者三錢，米飲下亦可。加椶灰。

赤白帶下 及血崩不止。香附子、赤芍藥等分，爲末。鹽一捻，水二盞，煎一盞，食前溫服。

安胎順氣 鐵罩散。香附子炒，爲末，濃煎紫蘇湯服一二錢。一加砂仁。

妊娠惡阻 胎氣不安，氣不升降，嘔吐酸水，起坐不便，飲食不進。二香散，用香附子二兩，藿香葉、甘草各二錢，爲末。每服二錢，沸湯入鹽調下。**臨產順胎**九月十月服此，永無驚恐。福胎飲，用香附子四兩，縮砂仁炒三兩，甘草炙一兩，爲末。每服二錢，米飲下。**產後狂言**血運煩渴不止。生香附子去毛，爲末。每服二錢，用薑棗水煎服之。**氣鬱吐血**丹溪用童子小便調香附末二錢服。澹寮方，治吐血不止。莎草根一兩，白茯苓半兩，爲末。每服二錢，陳粟米飲下。**肺破咯血**香附末一錢，米飲下，日二服。**小便尿血**香附子、新地榆等分，各煎湯。先服香附湯三五呷，後服地榆湯，至盡。未效再服。**小便血淋**痛不可忍。香附子、陳皮、赤茯苓等分，水煎服。**諸般下血**香附童子小便浸一日，搗碎，米醋拌焙爲末。每服二錢，米飲下。直指方，用香附以醋酒各半煮熟，焙，研爲末，黃秫米糊丸梧子大。每服四十丸，米飲下，日二服。戴原禮云：只以香附子末二錢，入百草霜、麝香各少許，同服之，效尤速也。**老小脫肛**香附子、荊芥穗等分爲末。每服一匙，水一大盞，煎十數沸，淋洗之。**偏正頭風**香附子炒一斤，烏頭炒一兩，甘草二兩，爲末，煉蜜丸彈子大。每服一丸，葱茶嚼下。**氣鬱頭痛**澹寮方，用香附子炒四兩，川芎藭二兩，爲末。每服二錢臘茶清調下。常服除根明目。華佗中藏經，加甘草一兩，石膏二錢半。**頭風睛痛**方同妊娠惡阻。

女人頭痛香附子末，茶服三錢，日三五服。**肝虛睛痛**冷淚羞明。補肝散用香附子一兩，夏枯草半兩，為末。每服一錢，茶清下。**耳卒聾閉**香附子，炒研末，蘿蔔子煎湯早夜各服二錢，忌鐵器。**聤耳出汁**香附末，以綿杖送入。蔡邦度知府常用有效。**諸般牙痛**香附艾葉煎湯漱之，仍以香附末擦之，去涎。**牢牙去風**益氣烏髭，治牙疼牙宣，乃鐵甕先生妙方也。香附子炒存性三兩，青鹽、生薑各半兩，為末，日擦。**消渴累年**不愈。莎草根一兩，白茯苓半兩，為末。每陳粟米飲服三錢，日二。**癰疽瘡瘍**曾孚先云：凡癰疽瘡瘍，皆因氣滯血凝而致，宜服諸香藥，引氣通血。常器之云：凡氣血聞香即行，聞臭即逆。瘡瘍皆由氣濇而血聚，最忌臭穢不潔，觸之毒必引蔓。陳正節公云：大凡疽疾，多因怒氣而得，但服香附子藥，進食寬氣，大有效也。獨勝散：用香附子去毛，以生薑汁淹一宿，焙乾碾為細末，無時以白湯服二錢。如瘡初作，以此代茶；瘡潰後，亦宜服之。或只以局方小烏沉湯，少用甘草，愈後服至半年尤妙蜈蚣咬傷嚼香附塗之立效。

瑞香處處有之。枝幹婆娑。柔條厚葉。四時不凋。冬春之交開花成簇。長三四分。如丁香狀。有黃白紫三色。有數種。攣枝者花紫香烈。根軟而香。根主治急喉風。用白花者。研水灌之。

茉莉又名柰花。原出波斯。移植南海。今滇廣人蓺蒔之。其性畏寒。不宜北土。弱莖繁枝。綠葉團尖。初夏開小白花。重瓣無蕊。秋盡乃止。不結實。有千葉者。紅色者。蔓生者。花皆夜開。芬香可愛。可合面脂。亦可熏茶。或蒸取液以代薔薇露。花蒸油取液作面脂頭澤長髮潤燥香肌。亦入茗湯。

根以酒磨一寸服則昏迷一日乃醒。二寸二日三寸三日。凡跌損骨節脫臼接骨者用此。則不知痛也。

山蘭一名幽蘭。生幽谷陰地。葉如麥冬而濶且韌。長及一二尺。四時常青。花黃綠色。亦有白玉色。中間瓣上有細紫點。春芳者爲春蘭。秋芳者爲秋蘭。黃山谷云。一幹一花爲蘭。一幹數花爲蕙。開時滿室盡香。清幽可愛。

〔葉〕能散久積沉鬱之氣。甚有功效。

木香今藥中所用者。皆從南番諸國船上來。人家園圃所植者。葢白薔薇也。藤生多刺。春開白花如小菊。清香可愛。采花升露。極香美。根性寒味苦濇。主治頭瘡白禿癰疽疥癬除風熱濕熱。

附〔廣木香〕諸方中氣不省閉目不語。如中風狀。南木香爲末。冬瓜子煎湯灌下三錢。痰盛者加竹瀝薑汁。氣脹懶食卽青木香丸。主陽衰諸不足。用崑崙青木香。六路訶子皮各二十兩。擣篩糖和丸。梧子大。每空腹酒下三十丸。日再。其效尤速。鄭駙馬去沙糖。用白蜜。加羚羊角十二兩。用藥不類古方。而云仲景。不知何從而得也。熱者用牛乳下。冷者用酒下。心氣刺痛青木香一兩。皂角炙一兩爲末。糊丸。梧子大。每湯服五十丸。甚效。一切走注氣痛不知。廣木香。溫水磨濃汁。入熱酒調服。內絞腹痛木香、乳香、沒藥、各五分。水煎服之。小腸疝氣青木香四兩。酒三觔煑過。每日飲三次。氣滯腰痛青木香。乳香。各二錢。酒浸。飯上蒸均。以酒調服。耳卒聾閉崑崙眞青木香一兩切。以苦酒浸一夜。入胡麻油一合。微火煎三上三下。以綿濾去滓。日滴三四次。以愈爲度耳。耳內作痛木香末。以葱黃染鵞脂蘸末深納入耳中。霍亂轉筋腹痛。木香末一錢木瓜汁一盞。入熱酒調服。一切下痢不拘丈夫婦人小兒。木香一塊方圓一寸。黃連半兩。二味用水半升。同煎乾。去黃連。薄切木香。焙乾爲末。分作三服。第一服橘皮湯下。二服陳米飲下。三服甘草湯下。此乃李景純所傳。有一婦人久痢將死。夢中觀音授此方。服之而愈也。香連丸方方見易簡方論。腸風下血木香黃連等分爲末。入肥豬大腸內。兩頭紮定。煑極爛。去藥食腸。或連藥搗爲丸服亦可。小便渾濁如精狀。木香沒藥當歸等分爲末。以刺棘心自然汁和丸。梧子大。每食前鹽湯下三十丸。小兒陰腫小兒陽明經風熱濕氣相搏。陰莖無故腫或痛縮。宜寬此一經自愈。廣木香枳殼麩炒二錢半。炙甘草二錢。水煎服。

小兒天行壯熱頭痛。木香六分。白檀香三分。爲末。天行清水和服。仍溫水調塗顖頂上。取瘥。發斑赤黑色。青木香一兩。水二升。煑一升服。一切癰疽瘡癧。疳瘻。惡瘡。下疰。膝瘡。潰後。外傷風寒。惡汁臭敗不斂。並主之。木香、黃連、檳榔等分。爲末。油調頻塗之。取效。惡蛇虺傷青木香不拘多少。煎水服。效不可述。腋臭陰濕凡腋下陰下濕臭。或作瘡。青木香以好醋浸。夾於腋下陰下。爲末傅之。牙齒疼痛青木香末。入麝香少許。揩牙。鹽湯漱之。

麥門冬秦名烏韭。齊名愛韭。楚名馬韭。越名羊韭。又有禹韭、禹餘糧、忍冬、忍凌、不死草、階前草諸名。園亭中多種于階前。以其長青翠也。浙江多種蒔。肥大入藥甚良。其法四月初。采根于黑壤肥沙地栽之。六月九月十一月。三次上糞及芸灌。夏至前一日取根。洗晒收用。子亦可種。其葉似韭而多縱文。且堅韌爲別。根性凉。味甘。取大而肥白者。滚水潤濕。抽去心。或以瓦焙軟。乘熱去心。若入丸散。須瓦焙熱。即於風中吹冷。如此三五次。即易燥。且不損藥力。色白體濡。主潤肺。味甘性凉。主清肺

益肺若氣上逆潤之清之肺氣得保若欬嗽連聲若客
熱虛勞若煩渴若促痿皆屬肺熱無不悉愈同生地令
心肺清則氣順結氣自釋治虛人元氣不運胸腹虛氣
痞滿及女人經水枯乳不下皆宜用之同黃芩扶金制
木治膨脹浮腫同山梔清金利水治支滿黃疸又取其
四時葉青凌冬不凋長生之物同小荷錢清養膽腑以
佐少陽生氣入固本丸以滋陰血使心火下降腎水上
升成坎離既濟心腎相交之義和車前地黃丸去濕痺
烏鬚髮久服輕身明目辟穀爲要藥

附方 麥門冬煎 補中益心悅顏色安神益氣令人肥健其力甚駛取新麥門冬根去心擣熟絞

汁和白蜜銀器中重湯煑攪不停手候如飴及成溫酒日日化服之。

消渴飲水 用上元坂橋麥門冬鮮肥者二大兩宣州黃連九節者二大兩去兩頭尖三五節小刀子調理去皮毛了吹去塵更以生布摩拭秤之搗末以肥大苦瓠汁浸麥門冬經宿然後去心即於臼中搗爛納黃連末和丸並手丸如梧子大食後飲下五十丸日再但服兩日其渴必定若重者即初服一百五十丸二日服一百二十丸三日一百丸四日八十丸五日五十丸合藥要天氣晴明之夜方浸藥須淨處禁婦人雞犬見之如覺可時只服二十五丸服訖覺虛即取白羊頭一枚治淨以水三大斗煑爛取汁一斗以汁細細飲之勿食肉勿入鹽不過三劑平復也。

勞氣欲絕 麥門冬一兩甘草炙二兩粇米半合棗二枚竹葉十五片水二升煎一升分三服。

虛勞客熱 麥門冬煎湯頻飲。

吐血衄血 諸方不效者麥門冬去心一觔擣取自然汁入蜜二合分作二服即止。

衄血不止 麥門冬去心生地黃各五錢水煎服立止。

齒縫出血 麥門冬煎湯漱之。

咽喉生瘡 脾肺虛熱上攻也麥門冬一兩黃連半兩為末煉蜜丸梧子大每服二十丸麥門冬

湯下。

乳汁不下 麥門冬去心焙爲末。每用三錢。酒磨犀角約一錢許。溫熱調下。不過二服便下。

下痢日渴 引飲無度。麥門冬去心三兩。烏梅肉二十箇細剉。以水一升。煑取七合。細細呷之。

金石藥發 麥門冬六兩。人參四兩。甘草炙二兩爲末。蜜丸梧子大。每服五十丸飲下。日再服。

男女血虛 麥門冬三觔。取汁熬成膏。生地黃三觔。取汁熬成膏等分。一處濾過。入蜜四之一。再熬成瓶收。每日白湯點服。忌鐵器。

淡竹葉 處處原野有之。春生苗高數寸。細莖綠葉。儼如小竹。其根一窠數十鬚。鬚上結子。如麥冬而堅硬。八九月抽莖。細小長穗。里人採根苗擣汁。和米作酒麴用。性寒味甘。去煩熱利小便清心。根名碎骨子。能催生墮胎。

迎春花 處處人家栽插之。叢生高者二三尺。方莖厚葉。如初生小椒葉。面青背淡。對節生小枝。一枝三葉。正月初卽開小花。黃色不結子。葉性平味苦濇。主治腫毒惡瘡。陰乾研末。

山居本草 卷五下

酒服二三錢。出汗便瘥。

鼠麴草 又有米麴。佛耳草。無心草。香茅。黃蒿。茸母諸名。荆楚歲時記云。三月三日取鼠麴汁。蜜和爲粉。謂之龍舌粄。粄音板。米餅也。以壓時氣。南人呼爲香茅。取花雜櫸皮染褐。至破猶鮮。汪機云。此草鄉人謂之黃蒿。二三月苗長尺許。葉似馬齒莧而細。有微白毛。花黃。土人採莖葉。和米粉擣作粑果食。原野間甚多。楚人呼爲米曲。北人呼爲茸母。故邵桂子甕天語云。北方寒食。採茸母草和粉食。宋徽宗詩云。茸母初生認禁烟者是也。

性溫味甘。微酸。勿過食。　主治調中益氣。溫肺止瀉。治寒嗽及痰壓時氣。主痺寒寒熱。止咳。雜米粉作粿食甜美。

附方　寒熱咳嗽　三奇散。治一切欬嗽。不問久近。晝夜無時。用佛耳草五十文。欵冬花二百文。熟地黃二兩。焙研末。每用二錢。於爐中燒之。以筒吸烟嚥下。有涎吐去。兩次便愈。神效。

石竹 綱目作瞿麥。又有蘧麥。大菊。大蘭。巨句麥。南天竺草諸名。處處有之。葉似初生小竹。而細窄。其莖纖細。有節。高尺餘。稍間開花。田野生者。花大如錢。紅紫色。人家栽者。花稍小。而嫵媚。有細白粉紅紫赤斑斕數色。俗呼洛陽錦。結小黑子。其嫩苗燥熟。水淘過可食。穗同使。令人氣噎。小便不禁。用時以董竹瀝浸一伏時漉晒。性寒。味苦。主治破血利竅。關格諸癃結五淋小便不通。逐膀胱邪逆。止霍亂。出刺決癰腫。明目去翳。破胎墮子。下血閉。月經不通。

〔葉〕主治痔瘻。并瀉血。作湯粥食。又治小兒蛔蟲。及丹石毒發。并眼目腫痛。及腫毒。搗傅。治浸淫瘡。并婦人陰瘡。

〔附方〕小便石淋宜破血。瞿麥子搗為末。酒服方寸匕。日三服。三日當下石。小便不利有水氣。括樓瞿麥丸主之。瞿麥二錢半。括樓根二兩。大雞子一箇。茯苓山芋各三兩。為末。蜜和丸。梧子大。一服三丸。日三。未知。益至七八九丸。以小便利。腹中溫。為知也。下焦結熱血出。或大小便出血。瞿麥穗一兩，甘草炙七錢五分，山卮子仁炒半兩，為末。每服七錢，連鬚葱頭七箇，燈心五十莖，生薑五片，水二盞，煎至七服，時時溫服。名立效散。

子死腹中 或產經數日不下，以瞿麥煑濃汁服之。

九竅出血 服藥不止者，南天竺草即瞿麥，拇指大一把，山卮子仁三十箇，生薑一塊，甘草炙半兩，燈草一小把，大棗五枚，水煎服。

目赤腫痛 浸淫等瘡，瞿麥炒黃為末，以鵞涎調塗眥頭，即開，或擣汁塗之。

眯目生翳 其物不出者，生膚翳者，瞿麥乾薑炮為末，井華水調服二錢，日二服。

魚臍疔瘡 瞿麥燒灰，和油傅之，甚佳。

咽喉骨硬 瞿麥為末，水服一寸七，日二。

竹木入肉 瞿麥為末，水服方寸七，或煑汁，日飲三次。

箭刀在肉 及咽喉胸膈諸隱處，不出，酒服瞿麥末方寸七，日三服。

剪金花 綱目作王不留行。又有禁宮花、金盞銀臺諸名。多生麥地中。苗高一二尺。三四月開小花，如鐸鈴狀，紅白色。結實如燈籠草子，殼有五稜，內包一實，大如豆。實內細子，大如菘子，生白熟黑，正圓如細珠可愛。

苗子 採得，拌濕蒸透，漿水浸一宿，焙乾用。

性平味苦。主治金瘡，止血逐痛除

風痺内塞。止心煩鼻衄。癰疽發背。癭乳遊風風疹。利小便。出竹木刺。婦人難產。經脉不匀。下乳汁。俗有川山甲。王不留。婦人服了乳長流之語。又一婦患淋。諸藥不效。用十餘葉。煎湯服。即愈。

附方　鼻衄不止　剪金花連莖葉陰乾。濃煎汁溫服立效

糞後下血　王不留行。末水服一錢。

金瘡亾血　王不留行散。治身被刀斧傷。亾血。用王不留行十分。八月八日採之。蒴藋細葉十分。七月七日採之。桑東南根白皮十分。八月三日採之。川椒三分。甘草十分。黃芩乾薑芍藥厚朴各二分。以前三味燒存性。後六味爲散合之。每大瘡飲服方寸匕。小瘡但粉之。產後亦可服。

婦人乳少　因氣鬱者。湧泉散。王不留行。穿山甲。炮。龍骨。瞿麥穗。麥門冬等分爲末。每服一錢。熱酒調下。後食猪蹄羮。仍以木梳梳乳。一日三次。

頭風白屑　王不留行。香白芷等分爲末。乾糝一夜。篦去。

癰疽諸瘡　王不留行湯。治癰疽妬乳。月蝕白禿。及面上久瘡。去蟲止痛用王不留行。東南桃枝。東引茱萸根皮。各五兩。蛇牀子

一牡荆子。苦竹葉。蒺藜子。各三升。大麻子一升。以水二斗半。煑取一斗。頻頻洗之。

誤吞鐵石骨刺不下。危急者。王不留行。黃蘗等分為末。湯浸蒸餅丸。彈子大。青黛為衣。線穿掛風處。用一丸。冷水化灌之。

竹木鍼刺在肉中不出。疼痛。以王不留行為末。熟水方寸匕。兼以根傅即出。

疔腫初起。王不留行子為末。蟾酥丸黍米大。每服一丸。酒下。汗出即愈。

剪春羅　又名剪紅羅。二月生苗。高尺餘。柔莖綠葉。葉對生抱莖。入夏開花。深紅色。大如錢。六瓣。周迴如剪成可愛。人家多種為玩。又有剪紅紗。亦同類也。

性寒。味甘。治火帶瘡遶腰生者。採花或葉。搗爛。蜜塗之。為末亦可。

長春花　綱目作金盞草。又有杏葉草。長春菊諸名。周憲王曰。花苗高四五寸。葉似初生萵苣葉。厚而狹。抱莖而生。莖柔脆。莖頭開花。大如指頭。金黃色。狀如盞子。四時不絕。其葉味酸。煠熟水浸過。油鹽拌食。

性寒。味酸。治痔瘡下血。久不止。

馬鞭草 又有龍牙草。鳳頸草諸名。下地甚多。春月生苗。方莖。葉似益母。對生。夏秋開細紫花。作穗如車前穗。其子細。根白而小。苗葉。性凉味苦。主治金瘡。行血活血。下部䘌瘡。癥瘕血瘕。久瘧殺蟲。搗爛煎取汁。熬如飴。每空心酒服一匕。治婦人血氣肚脹。月候不勻。通月經。搗塗癰腫及蠼螋尿瘡。男子陰腫。

〔附方〕瘧痰寒熱 馬鞭草搗汁五合。酒二合。分二服。 鼓脹煩渴 身乾黑瘦。馬鞭草細剉。曝乾。勿見火。以酒或水同煮。至味出。去滓。溫服。以六月中旬雷鳴時採者有效。 大腹水脹 馬鞭草。鼠尾草。各十斤。水一石。煮取五斗。去滓再煎。令稠。以粉和丸。大豆大。每服二三丸。加至五六丸。其效如神。 男子陰腫 大如升。核痛。人所不能治者。馬鞭草搗塗之。 婦人疝痛 名小腸氣。馬鞭草一兩。酒煎滾服。以湯浴身。取汗甚妙。 婦人經閉 結成瘕塊。肋脹大欲死者。馬鞭草根苗五斤。剉細。水五斗。煎至一斗。去滓熬成膏。每服半匙。熱酒化下。日二服。**酒積下血** 馬鞭草灰四錢。白芷灰一錢。蒸餅丸梧子大。每米飲下五十丸。**魚肉癥瘕** 凡食魚鱠。及生肉。在胸膈不化。成癥瘕。馬鞭草搗汁。服一升即消。**馬喉痹風** 躁腫連頰。吐血數者。馬鞭草一握。勿見風。截去兩頭。搗汁飲之。良。**乳癰腫痛** 馬鞭草一握。酒一碗。生薑一塊。擂汁服。渣傅之。**白癩風瘡** 馬鞭草為末。每服一錢。食前荊芥薄荷湯下。日三服。忌鐵器。**人疥馬疥** 馬鞭草不犯鐵器。搗自然汁半盞飲盡。十日內愈神效。**赤白下痢** 龍牙草五錢。陳茶一撮。水煎服。神效。**發背癰毒** 痛不可忍。龍牙草搗汁飲之。以滓傅患處。**楊梅惡瘡** 馬鞭草煎湯。先薰後洗。氣到便爽。痛腫隨減。

（根）性溫味辛澁。主治赤白下痢。初起。焙搗羅末。每米飲服一錢匕。

光明草 綱目作狗尾草。一名莠。莠而不實。故名。惡莠之亂苗。即此也。原野垣墻多生之。苗葉似粟而小。其穗亦似粟黄白色而不實。採莖筒盛，以治目疾。莖主治疣目，貫髮穿之，即乾滅也。凡赤眼拳毛倒睫者，翻轉目瞼，以一二莖蘸水戛去惡血，甚良。

旱蓮草　綱目作鱧腸。又有墨菜、蓮子草、金陵草、墨煙草、墨頭草、猢猻頭、豬牙草諸名。有二種：一種苗似旋覆而花白細者，是鱧腸；一種花黄紫而結房如蓮房者，是小蓮翹也，見連翹下。性平，味甘酸。主治益腎陰，烏鬚髮，止血排膿，通大小腸，除痔漏臟毒，傅一切瘡疥、蠶瘑、血痢，針灸瘡發洪血不可止者，傅之立止。塗眉髮，生速而繁。

〔附方〕金陵煎　益髭髮，變白爲黑。金陵草一秤，六月以後收採，揀青嫩無泥土者，不用洗，摘去黄葉，擣爛，新布絞取汁，以紗絹濾過，入通油器鉢盛之，日中煎五日。又取生薑一觔，絞汁，白蜜一觔，合和，日中煎以柳木篦攪勿停手。待如稀餳。藥乃成矣。每日及午後。各服一匙。以溫酒一盞化下。如欲作丸。日中再煎。令可丸。大如梧子。每服三十丸。及時多合爲佳。其效甚速。

烏鬚固齒　攝生妙用方。七月取旱蓮草。連根一觔。用無灰酒洗淨。青鹽四兩。淹三宿。同汁入油鍋中炒存性。研末。日用擦牙。連津嚥之。又法。旱蓮取汁。同鹽煉乾。研末擦牙。奉親養老書。旱蓮散。烏髭固牙。溫尉云。納合相公用此方。年七十。鬚髮不白。懇求始得。後遇張經。始傳分兩也。旱蓮草一兩半。麻姑餅三兩。升麻。青鹽各三兩半。訶子連核二十個。皂角三挺。晚蠶沙二兩。爲末。薄醋麪糊丸。彈子大。曬乾。入泥瓶中。火煨令烟出。存性。取出研末。日用揩牙。

偏正頭痛　鱧腸草汁滴鼻中。

一切眼疾　翳膜遮障。涼腦。治頭痛。能生髮。五月五日。平旦合之。蓮子草一握。藍葉一握。油一觔。同浸蜜封四十九日。每臥時。以鐵匙點藥。摩頂上四十九遍。久久甚佳。

繫臂截瘧　旱蓮草搥爛。男左女右。置寸口上。以古文錢壓定。帛繫住良久。起小泡。謂之天灸。其瘧即止。甚效。

小便溺血　金陵草。一名墨頭草。車前草。各等分。杵取自然汁。每空心服三盃。愈乃止。

腸風臟毒　下血不止。

旱蓮子草瓦上焙研末每服二錢米飲下

痔漏瘡發旱蓮草一把連根鬚洗淨用石臼擣如泥以極熱酒一盞衝人取汁飲之滓傅患處重者不過三服即安太僕少卿王鳴鳳患此策杖方能移步服之得瘥累治有效

疔瘡惡腫五月五日收旱蓮草陰乾仍露一夜收遇疾時嚼一葉貼上外以消毒膏護之二三日疔脫

風牙疼痛猢猻頭草入鹽少許于掌心揉擦即止

藍

凡五種各有主治惟藍實專取蓼藍者蓼藍葉如蓼五六月開花成穗細小淺紅色子亦如蓼歲可三刈故先王禁之菘藍葉如白菜馬藍葉如苦蕒即郭璞所謂大葉冬藍俗中所謂板藍者二藍花子並如蓼藍吳藍長莖如蒿而花白吳人種之木藍長莖如决明高者三四尺分枝布葉葉如槐葉七月開淡紅花結角長寸許纍纍如小豆角其子亦如馬蹄决明子而微小迥異諸藍而作澱則一也別有甘藍可食已見菜部

蓼藍實性寒味甘苦主治填骨髓明耳目利五臟調六腑通關節治經絡中結氣使人健少睡益心力療毒腫解諸

毒。殺蠱蚑音其，小兒鬼也。疰鬼蠱毒。

【蓼藍葉汁】性味俱同上。主治殺百藥毒。解狼毒。射罔毒。汁塗五心。止煩悶。療蜂蠆毒。斑蝥芫青樗雞毒。硃砂砒石毒。如不得生藍汁，以青布漬汁亦善。

【馬藍】治婦人敗血。連根焙擣下篩。酒服一錢匕。

【吳藍】主治殺蠱降火。止嘔吐。有病嘔吐。服玉壺丸不効。用藍汁入口卽定。此降火之功也。寒熱頭痛赤眼。天行熱狂風疹。除煩止渴。鼻衄吐血。排膿。金瘡血悶。遊風熱毒。腫毒。丁瘡。婦人產後血運。小兒壯熱。殺疳。解毒藥毒箭。金石藥毒。狼毒射罔毒。毒刺蠱蛇傷。有被斑蜘蛛咬。頭上一宿咬處有二道赤色。細如箸。繞項上。從胸前下至心經兩宿頭面腫痛大如斗，肚漸腫，幾致不救，以藍汁一甌，入雄黃、麝香少許，點咬處，兩月悉平，作小瘡而愈。

附方

小兒赤痢 搗青藍汁二升，分四服。

小兒中蠱 下血欲死，搗青藍汁頻服之。

陰陽易病 傷寒初愈，交合陰陽，必病拘急，手足拳，小腹急熱，頭不能舉，名陰陽易。當汗之。滿四日難治。藍一把，雄鼠屎三七枚，水煎服，取汗。

驚癇發熱 乾藍、凝水石等分，為末，水調傅頭上。

上氣欬嗽 呷呀息氣，喉中作聲，唾粘，以藍葉水浸搗汁一升，空腹頓服。須臾以杏仁研汁，煮粥食之。一兩日將息，依前法更服，吐痰盡方瘥。

飛血赤目 熱痛，乾藍葉切二升，車前草半兩，淡竹葉切三握，水四升，煎二升，去滓，溫洗，冷即再煖，以瘥為度。

腹中鱉癥 藍葉一升，搗，以水三升絞汁，服一升，日二次。

應聲蟲病 腹中有物作聲，隨人語言，名應聲蟲病。用板藍汁一盞，分五服效。

卒中水毒 搗藍青汁，傅頭身令匝。

服藥過劑 煩悶，及中毒煩悶欲死，搗藍汁服數升。

卒自縊死 以藍汁灌之。

毒箭傷人 藍青搗飲，并傅之。如無藍，以青布漬汁飲。

唇邊生瘡 連年不瘥。

以八月藍葉一觔搗汁洗之，不過三度瘥。齒䘌腫痛紫藍燒灰傅之，日五度。白頭禿瘡糞藍煎汁頻洗。天泡熱瘡藍葉搗傅之良。瘡疹不快板藍根一兩，甘草一分，為末，每服半錢或一錢，取雄雞冠血三二點，同溫酒少許調下。

附〔藍澱〕亦作淀，俗作靛。掘地作坑，以藍浸水一宿，入石灰攪至千下，澄去水，則青黑色，亦可乾收，用染青藍。其攪浮沫掠出陰乾，謂之淀花，即青黛，見下。性寒。味苦辛。主治止血殺蟲。治噎膈一傖病噎數年，臨終謂其徒曰：吾死後可開吾胸喉，視有何物。若我如此，徒如其言，果有一物，形似魚，有兩頭，肉鱗。一人以淀投之，即化為水。後以治噎多效。解諸毒。傅熱瘡。小兒禿瘡。熱腫。

〔附方〕

- 時行熱毒心神煩躁，用藍淀一匙，新汲水一盞調服。
- 小兒熱丹用藍淀傅之。
- 口鼻急疳數日欲死，以藍澱傅之，令遍，日十度，夜四度。
- 誤吞水蛭青靛調水飲，即瀉出。

附 **青黛** 即靛花。一名青蛤粉。時珍曰：波斯青黛，亦是外國靛花，既不可得，則中國靛花亦可用。若乾靛充，須去石灰。

性寒，味鹹。主治瀉肝，散五臟鬱火，解熱，消食積，去熱煩，吐血，咯血，解諸藥毒，小兒諸熱，驚癇，發熱，天行頭痛，寒熱，併水研服之。亦磨傅熱瘡惡腫，金瘡下血，蛇犬等毒，解疳熱，殺惡蟲，丹熱，和水服之。同雞子白、大黃末傅瘡癰、蛇虺螫毒，療斑瘡、陰瘡。有一婦人，患臍下腹上，下連二陰，遍生濕瘡，狀如馬爪瘡，他處並無。痒痛甚，二便澀，出黃水，食減，面腫。作惡瘡治，用鰻魚、松脂、黃丹塗之，熱痛更甚。問其人，嗜酒，喜食魚蟹、動風等物。急令洗去前藥，以馬齒莧四兩杵爛，入青黛一兩，研勻塗之，即時痛痒俱減，仍以八正散，日三服之，分散客熱，藥乾即上。如此二日減半，二十日全愈。此蓋中下焦蓄風熱毒氣也。若不出，當作腸癰內痔，仍須戒酒色厚味。

山居本草卷五下　三

附方。心口熱痛 蒿汁調青黛一錢服之。內熱吐血 青黛二錢，新汲水下。肺熱咯血 青餅子：用青黛一兩，杏仁以牡蠣粉炒過一兩，研勻，黃蠟化和，作三十餅子。每服一餅，以乾柿半箇夾定，濕紙裹煨香，嚼，食粥飲送下。日三服。小兒驚癇 青黛量大小，水研服之。小兒夜啼 方同上。小兒疳痢 宮氣方歌云：孩兒雜病變成疳，不問強羸女與男。煩熱毛焦鼻口燥，皮膚枯槁四肢癱。腹中時時更下痢，青黃赤白一般般。眼澀面黃鼻孔赤，穀道開張不可看。此方便是青黛散，孩兒百病服之安。耳疳出汁 青黛、黃蘗末乾摻。爛弦風眼 青黛、黃連泡湯日洗。產後發狂 四物湯加青黛，水煎服。傷寒赤斑 青黛二錢，水研服。豌豆瘡毒 未成膿者，波斯青黛一棗許，水研服。瘰癧未穿 靛花、馬齒莧同搗，日日塗傅取效。諸毒蟲傷 青黛、雄黃等分，研末，新汲水服二錢。

三白草 生田澤畔。二月生苗，高二三尺。莖如蓼，葉如青葙。四月其巔三葉面上，三次變白色，餘葉仍青。俗云一葉白食小麥。二葉白食梅杏。三葉白食黍子。五月開花成穗。如蓼花狀。色白微香。結細子。根長白。虛軟有節鬚。狀如泥菖蒲根。性寒。味甘辛。主治水腫脚氣。利大小便。消痰破癖。除積聚。消丁腫。搗絞汁服令吐。除瘧及胸膈熱痰小兒痞滿。根療脚氣。風毒脛腫。搗酒服。又煎湯洗癖瘡

虎杖 又有苦杖。斑杖。諸名。時珍曰。莖似紅蓼。葉圓似杏。枝黃似柳。花狀似菊。色似桃花。合而觀之。未常不同也。

根 採得細剉。用葉包一夜。晒乾用。性微溫。味甘微苦。暑月以根同甘草煎為飲。色如琥珀。甚甘美。瓶置井中。令冷如氷。人呼為冷飲子。極解暑毒其汁染米作糜糕。益美。搗末浸酒常服。破女子經脉不通。腹內積聚。有孕勿服。主治通經破血。去瘕瘀。除大熱煩躁。止渴利小便。壓一切丹熱毒。漬酒服。主暴瘕風在骨節間。及血瘀。煮作酒服之。產後血運。惡血不下。心腹脹滿血痛

及墜撲昏悶。研末酒服之。并主瘡癤排膿。破風毒結氣。燒灰貼諸惡瘡。焙研煉蜜爲丸。陳米飲服。治腸痔下血。

附方 小便五淋 虎杖爲末。每服二錢。用飯飲下。月水不利 虎杖三兩。凌霄花、沒藥一兩。爲末。熱酒每服一錢。又方治月經不通。腹大如甕。氣短欲死。虎杖一觔。去頭曝乾。切。土瓜根汁。牛膝汁二斗。水一斛浸虎杖一宿。煎取二斗。入二汁同煎如餳。每酒服一合。日再夜一。宿血當下。時疫流毒 攻手足。腫痛欲斷。用虎杖根剉。煮汁漬之。腹中暴癥 硬如石。痛刺。不治。百日內死。取虎杖根。勿令影臨水上。可得石餘。洗乾搗末。稌米五升。炊飯納入攪之。好酒五斗漬之。封。候藥消飯浮。可飲一升半。勿食鮭魚及鹽。但取一斗乾者。薄酒浸飲。從少起。日三。服亦佳。癥當下也。此方治癥。大勝諸藥也。氣奔怪病 人忽遍身皮底。混混如波浪聲。痒不可忍。抓之血出不能解。謂之氣奔。以苦杖、人參、青鹽、細辛各一兩。作一服。水煎細飲盡便愈。消渴引飲 虎杖燒過。海浮石。烏賊魚骨。丹砂等分爲末。渴時以麥門冬湯服二錢。日三次。忌酒色魚麪鮓醬生冷。

萹蓄 又有粉節草。道生草。諸名處處有之。春中布地生道旁。苗似石竹。葉細綠如竹。三月開細紅花如蓼藍花。爐火家燒煉灰用。 性平。味苦。主治霍亂黃疸。利小便。瘙浸淫疥瘙疽痔。殺三蟲。女子陰蝕。煑汁飲小兒。去蚘蟲。

【附方】熱淋澁痛 萹蓄煎湯頻飲。 熱黃疸疾 萹蓄搗汁。頓服一升。多年者日再服之。 霍亂吐利 萹蓄入豉汁中。下五味煑羹食。 丹石衝眼 服丹石人。毒發衝眼腫痛。萹蓄根一握。洗搗汁服之。 蚘咬心痛 食療治小兒蚘咬心痛。面青口中沫出臨死者。取萹蓄十斤。剉。以水一石煎至一斗。去滓。煎如餳。隔宿勿食。空心服一升。蟲即下也。仍常煑汁作飯食。海上歌云。心頭急痛不能當。我有仙人海上方。萹蓄醋煎通口嚥。管教時刻便安康。 蟲食下部 蟲狀如蝸牛。食下部作痒。取萹蓄一把。水二升。煑熟。五歲兒。空腹服三五合。 痔瘡腫痛 萹蓄搗汁服一升。一二服未瘥。再服。亦取汁和麪作餺飥煮食。日三次。**惡瘡痂痒**作痛。蓄擣封。痂落即瘥。

穀精草 又有戴星草。文星草。諸名。收穀後荒田中生之。一科叢生。葉似嫩穀秧。抽細莖。高四五寸。莖頭有小白花。點點如亂星。九月採花陰乾。**花性溫味辛**可結水銀成砂子。**主治明目退翳。痘後生翳。去頭風痛。止血。療喉痺。齒疼。諸瘡疥。**

附方

腦痛眉痛 穀精草二錢。地龍三錢。乳香一錢。為末。每用半錢。燒煙筒中。隨左右熏鼻。

鼻衄不止 穀精草為末。熟麪湯服二錢。

目中翳膜 穀精草防風等分為末。米飲服之。甚效。

痘後目翳 隱澀淚出。久而不退。用穀精草為末。以柿或猪肝片蘸食。一方。加蛤粉等分。同入猪肝內。煮熟。日食之。又方見夜明砂。

小兒雀盲 至晚忽不見物。用羯羊肺一具。不用水洗。竹刀剖開。入穀精草一撮。瓦罐煮熟。日食之。屢效。忌鐵器。如不肯食。炙熟擣作丸。綠豆大。每服三十丸。茶下。

小兒中暑 吐泄煩渴。穀精草燒存性。用器覆之。放冷為末。每冷米飲服半錢

半邊蓮 小草。生陰濕埁塹邊。就地細梗引蔓。節節而生細葉。秋開小花淡紅紫色。止有半邊。如蓮花狀。故名。又名急解索。性平。味辛。主治蛇虺傷。搗汁飲。以滓圍塗之。又治寒齁氣喘。及瘧疾寒熱。同雄黃各二錢。搗泥。盌內覆之。待色青。以飯丸梧子大。每服九丸。空心鹽湯下。

紫花地丁 又有箭頭草。獨行虎。羊角子。諸名。處處有之。葉似柳而微細。夏開紫花結角。平地生者起莖。溝壑邊生者起蔓。性寒。味苦辛。主治一切癰疽發背。疔腫瘰癧。無名腫毒惡瘡。

【附方】黃疸內熱 地丁末。酒服三錢。稻芒粘咽 不得出者。箭頭草嚼嚥下。癰疽惡瘡 紫花地丁連根同蒼耳葉等分。搗爛酒一鍾攪汁服。癰疽發背 無名諸腫。貼之如神。紫花地丁草。三伏時收。以白麪和成。鹽醋浸一夜貼之。昔有一尼發背。夢得此方。數日而痊。一切惡瘡紫花地丁根。日乾。以鑵盛燒烟對瘡熏之。出黃水。取盡即愈。

瘰癧丁瘡 發背諸腫。紫花地丁根。去粗皮。同白蒺藜爲末。油和塗。神效。

丁瘡腫毒 千金方。用紫花地丁草擣汁服。雖極者亦效。楊氏方。用紫花地丁草。葱頭。生蜜。共擣貼之。若瘤瘡加新黑牛屎。

喉痺腫痛 箭頭草葉。入醬少許研膏。點入取吐。

山居本草卷六目錄

水火土金石部

磨刀水　浸藍水

洗手足水　洗兒湯

碧海水附食鹽　鹽膽水

附諸水有毒

陽火陰火　炭火桴炭火白炭火

蘆火竹火　艾火

神針火　燈火

燈花　燭燼

黃土鑄鐘黃土　白土

甘土　赤土

東壁土　太陽土附錄諸執日壬日戊日及神后土

道中熱土　十字街上土

車輦土　市門土

戶限下土　千步峰

鞋底下土　柱下土

牀脚下土　桑根下土

胡燕窠土　百舌窠中土

土蜂窠　蜣螂轉丸

鼠壤土　鼢鼠壤土

屋內墻下蟲塵土　蟻蛭土

白蟻泥　蚯蚓泥
螺螄泥　白蟬泥
糞坑底泥　田中泥
井底泥　彈丸泥
伏龍肝　土墼
銷金銀鍋　砂鍋
白甆器　烏古瓦
古磚　煙膠
墨　斧臍墨
百草霜　梁上塵

古文錢　銅弩牙

諸銅器 銅熨斗 匙柄 秤錘　鐵 熱鐵 生鐵

鋼鐵 鐵粉 針砂　鐵屑

鐵精　鐵華粉

鐵鏽　鐵爇

鐵漿　諸鐵器 鐵杵 斧 刀 秤錘 刀環 銃

鋸 犁 針 車帖 鏃 馬銜 甲 鎖 馬鐙 釘 鉔

雄黃 熏黃　石膏

滑石　石灰

水中白石　河砂

杓上砂　硫黄

礬石　湯瓶内鹼

山居本草卷六

新安程履新德基甫述　曾孫　彥輔近垣甫
彥弼台垣甫

水火土金石部

人非水火不生活不可一日缺者也第水有雨露霜雪河海井泉流止寒溫氣之所鍾既異甘淡鹹苦味之所入不同是以昔人分別九州水土以辨人之美惡壽夭蓋水爲萬化之源土爲萬物之母飲資於水食資於土飲食者人之命脉也而營衛賴之故曰水去則營竭穀去則衛亡然則水之性味尤慎疾衛生者之所宜潛心

也昔太古燧人氏上觀下察鑽木取火教民熟食使無腹疾堯命祝融以掌火政周官司烜氏以燧取明火於日鑑取明水於月以供祭祀司爟氏掌火之政令四時變國火以救時疾曲禮云聖王用水火金木飲食必時則古先聖王之於火政天人之間用心亦切矣而後世慢之何哉至於土者五行之主坤之體也具五色而以黃爲正色具五味而以甘爲正味是以禹貢辨九州之土色周官辨十有二壤之土性蓋其爲德至柔而剛至靜有常兼五行生萬物而不與其能坤之德其至矣哉在人則脾胃應之故諸土入藥皆取其裨助戊己之功

也。若夫金銀雖山居罕有，然銅青鐵鏽亦可治病。姑述數種，以備五行之全耳。且金本土生，石亦同類。礬石雄黃，山居所需，聊以附之。大約此書多宗本草綱目所載。然綱目以食鹽列在石部。愚意鹽本鹹水煎成，宜列水部爲當，因移入之。以上所述皆尋常日用之物，第不可日用而不知其故耳。格物君子又豈僅知而已哉。

雨水 地氣升爲雲，天氣降爲雨。雨暘時若，人物咸受其福澤焉。 立春雨水，夫妻各飲一杯，還房當令有子。宜煎補中益氣及發散藥。

液雨水 立冬後十日爲入液，至小雪爲出液。得雨謂之液雨，亦曰藥雨。百蟲飲此皆伏蟄，至來春雷鳴起蟄乃出也。 主治殺百蟲。宜煎殺蟲消積之藥。

〔潦水〕久雨驟雨。皆謂之潦。宜煎調脾胃去濕熱之藥。

〔神水〕五月五日午時有雨。急伐竹竿中。必有神水。瀝取爲藥。性寒。味甘。主治心腹積聚。及蟲病。和獺肝爲丸服。又飲之清熱化痰定驚安神。

〔附上池水〕綱目作半天河此竹籬頭水。及空樹穴中水也。戰國策云。長桑君飲扁鵲以上池之水。洞見臟腑。注云。上池水。半天河也。然别有法。性微寒。味甘。主治鬼疰。狂邪氣惡毒。洗諸瘡。主蠱毒。殺鬼精。恍惚妄語。與飲之。勿令知之槐樹間者。主諸風及惡瘡。風瘙疥痒。

附方　辟禳時疫半天河水飲之　身體白駁取樹木孔中水洗之搗桂末唾和傅之日再上。

露水 露者陰氣之液，夜氣著物而施潤澤也。秋令繁時，以槃收取，煎如飴，服令人延年不飢。禀肅殺之氣，宜煎潤肺殺祟之藥，及調瘡癬蟲癩諸散。

百草頭上露 未晞時收取，愈百疾，止消渴，令人身輕不飢。八月朔日收取，磨墨點太陽穴，止頭痛；點膏肓穴，治勞瘵，謂之天灸。

百花上露 令人好顏色。

栢葉上露、菖蒲上露 並能明目，旦旦洗之。

韭葉上露 去白癜風，旦旦塗之。凌霄花上露，入目損目。凡秋露春雨着草，人素有瘡及破傷者，觸犯之，瘡頓不痒痛，乃中風及毒水，身必反張似角弓之狀，急以鹽豉和麵作盌子，於瘡上灸

一百壯。出惡水數
升。知痛痒乃瘥。

冬霜 陰盛則露凝爲霜。霜能殺物。露能滋物。性隨時異也。乾象占云。天氣下降而爲露。冷風薄之而成霜。霜所以殺萬物消禳診。當降而不降。當殺物而不殺物。皆政弛而慢也。不當降而降。不當殺物而殺物。皆政急而殘也。秋霜不用。冬時方收。以雞羽掃之。瓶中密封陰處。久亦不壞。性寒。味甘。食之解酒熱傷寒鼻塞。酒後諸熱面赤。和蚌粉傅暑沸瘡及腋下赤腫。

(附方)寒熱瘧疾。秋後霜一錢半。熱酒服之。

臘雪 雪。洗也。洗除瘴癘蟲蝗也。雪花六出。陰之成數也。冬至後第三戊爲臘。臘前三雪。大宜菜麥。又殺蟲蝗。密封陰處。久亦不壞。酒几筵可逐蠅。淹藏果食不蛀。春雪不中用。性冷。味甘。解一切毒。治天行時氣溫疫。小兒熱癇狂啼。大人丹石發動。酒後暴熱黃疸，仍小溫服之。洗目退赤，煎茶煑粥，解熱止渴。抹痱亦良。宜煎傷寒、火暍之藥。

流水 流水者，大而江河，小而溪澗是也。其外動而性靜，其質柔而氣剛，與湖澤陂塘之止水不同。然江河之水濁，而溪澗之水清，復有不同焉。觀濁水、流水之魚，與清水、止水之魚，性色迥別；淬劍染帛，色各不同；煮粥烹茶，味亦有異。則其入藥，豈可無辨乎。

千里水　東流水　甘爛水 一名勞水，即揚泛水，以流水二斗，將杓高揚千萬遍，有沸珠相逐是也。 性平，味甘。主治病後虛弱，揚之萬遍，煑藥禁神最驗。主五勞七傷、腎虛脾弱、陽盛陰虛，目不能瞑，及霍亂吐利、傷寒後欲作奔豚。

逆流水 洄瀾倒旋之水也。 主治中風卒厥、頭風瘧疾、咽喉諸病，宣吐痰飲。

附方目不得瞑 乃陽氣盛。不得入於陰。陰氣虛。故目不得瞑。治法飲以半夏湯。用流水千里外者八升。揚之萬遍。取其清五升煮之。炊葦薪火。置秫米一升。半夏五合。徐炊令竭爲一升。去滓飲汁一小盃。日三飲。以知爲度。詳半夏下。

汗後奔豚 茯苓桂枝湯。治發汗後臍下悸。欲作奔豚者。茯苓一兩。炙甘草二錢半。桂枝三錢。大棗二枚。以甘爛水二升。煮茯苓減半服之。日再。

服藥過劑 煩悶。東流水飲一二升。良。

井泉水

凡井以黑鉛爲底。能清水散結。人飲之無疾。入丹砂鎮之。令人多壽。新汲療病利人。平旦第一汲爲井華水。尤佳。凡井水有從遠地脉來者爲上。有從近處江湖滲來者次之。其城市近溝渠。污水雜入者成鹹。用須煎滾。停一時候。澄清用之。否則氣味俱惡。不堪用。雨後水渾。須擂入桃杏仁澄之。時珍曰。井之水一也。有數名焉。及酌而傾曰倒流。出甃未放曰無根。無時初出曰新汲。將旦首汲曰井華。夫一井之水。而功用不同。豈可烹煑之間。將行藥勢。獨不擇夫水哉。昔有患小溲閉者。衆不能療。張子和易之以長川之急流。煎前藥。一飲立

渺北望千里水則意盡以爲去

井華水性平。味甘。主治酒後熱痢，洗目中膚翳。治人大驚，九竅四肢指岐皆出血，以水噀面。和硃砂服，令人好顏色，鎮心安神。治口臭，堪鍊諸藥石。投酒醋，令不腐。宜煎補陰藥及一切痰火血氣藥。

新汲水主治消渴及胃熱痢熱淋，小便赤澁，却邪調中，下熱氣，並宜飲之。射癰腫，令散，洗漆瘡。治墜損腸出，冷噴其身面，則腸自入也。又解閉口椒毒，下魚骨哽，解馬刀毒，解砒石、烏喙、燒酒、煤炭毒，治熱悶昏瞀煩渴。

附方

九竅出血 方見上

衄血不止 葉氏用新汲水，隨左右洗足，即止，累用有效。一方用冷水噀面。一方冷水浸紙貼顖上，以熨斗熨之，立止。一方用冷水一瓶，淋射頂上及啞門上。

或以濕紙貼之。**金瘡出血**不止。冷水浸之。即止。**犬咬血出**以水洗至血止。綿裹之。**蠍蠆螫傷**以水浸故布榻之。暖即止。**馬汗入瘡**或馬毛入瘡腫入腹殺人。以冷水浸之。頻易水。仍飲好酒立差。**魚骨哽咽**取水一盃。合口向水張口取水氣。哽當自下。**中砒石毒**多飲新汲井水。得吐利佳。**中烏啄毒**方同上。**中蒙汗毒**飲冷水即安。**中煤炭毒**一時運倒。不救殺人。急以清水灌之。**服藥過劑**卒嘔不已。飲新汲水一升。**燒酒醉死**急以新汲水浸其髮。外以故帛浸濕貼其胸膈。仍細細灌之。至甦乃已。神效。**飲酒齒痛**井水頻含漱之。**破傷風病**用火命婦人。取無根水一盞。入百草霜調捏作餅。放患處。三五換如神。此蒔亞香方也。**墜損腸出**方見主治下。**眼睛突出**一二寸者。以新汲水灌漬睛中。數易之。自入。**時行火眼**患人每日於井上視井。旋匝三遍。能洩火氣。**心悶汗出**不識人。新汲水和蜜飲之甚效。**嘔吐陽厥**卒死者。飲新汲水三升佳。**霍亂吐瀉**勿食熱物。飲冷水一盌。仍以水一盆浸兩足。立止。

厭禳瘟疫 臘旦除夜，以小豆、川椒各七七粒，投井中。勿令人知，能却瘟疫。又法：元旦以大麻子三七粒，投井中。

口氣臭惡 正旦含井華水，吐棄側下。數度即瘥也。

心腹冷痛 男子病，令女人取水一盃飲之。女人病，令男子取水一盃飲之。

寒熱注病 有婦人病經年，世謂寒熱注病。十一月華佗令坐石槽中，平旦用冷水灌，云當至百。始灌七十，冷顫欲死，灌者懼欲止，佗不許。灌至八十，熱氣乃蒸出，囂囂然高二三尺。滿百灌，乃使然火溫牀，厚覆而臥，良久冷汗出，以粉撲之而愈。

火病惡寒 將軍房伯玉服五石散十許劑，更患冷疾，夏月常復云衣絲。嗣伯診之曰：乃伏熱也，須以水發之，非冬月不可。十一月冰雪大盛時，令伯玉解衣坐石上，取新汲冷水從頭澆之，盡二十斛，口噤氣絕，家人啼哭請止。嗣伯執撾諫者，又盡水百斛，伯玉始能動，背上彭彭有氣，俄而起坐，云熱不可忍，乞冷飲，嗣伯以水一升飲之，遂愈。自爾常發熱，冬月猶單衣衫，體更肥壯。

丁毒瘡疥 凡手指及諸處有瘡起，發痒，身熱惡寒，或麻木。此極毒之瘡也。急用針刺破，擠去惡血，候血盡，口嚼涼水吮之，水溫再換，吮至痛痒皆住即愈，此妙法也。

婦人將産井華水服半升不作運。初生不啼取冷水灌之外以葱白莖細鞭之即啼。

温泉俗曰作温湯又名沸泉有處甚多多作硫黄氣故主諸瘡浴之襲人肌膚惟新安黄山是硃砂泉水微紅色可煮茗長安驪山是礬石泉不堪作氣也。性熱味辛。此係硫黄泉言之硃砂泉性平味甘。主治諸風筋骨攣縮及肌皮頑痺手足不遂無眉髮疥癬諸疾在皮膚骨節者入浴浴訖當大虚憊可隨病與藥及飲食補養非有病人勿輕入。硃砂泉可常浴。

阿井泉在山東兖州府陽穀縣即古東阿縣也古說濟水伏流地中今歷下凡發地下皆是流水東阿亦濟水所鍾取井水煮膠謂之阿膠其性趨下清而且重故能治逆上之痰也陸羽烹茶辨天下之水性美惡煎藥者反不知擇此豈不戾哉。性平味甘鹹。主治下膈疏痰止吐。

節氣水一年二十四節氣一節主半月水之氣味隨之變遷此乃天地之氣候相感又非疆域之限也月令

通纂云正月初一至十二日止一日主一月每旦以瓦瓶秤水視其輕重重則雨多輕則雨少觀此雖一日之內尚且不同況一月乎

立春清明二節貯水謂之神水宜浸造諸風脾胃虛損諸丹丸散及藥酒久留不壞 寒露冬至小寒大寒四節及臘日水宜浸造滋補五臟及痰火積聚蟲毒諸丹丸并煮釀藥酒與雪水同功 立秋日五更井華水長幼各飲一盃能却瘧痢百病 重午日午時水宜造瘧痢瘡瘍金瘡百蟲蠱毒諸丸 惟小滿芒種白露三節內水並有毒不宜釀造亦易敗壞飲之亦生脾胃疾

山岩泉水 此山岩土石間所出泉流為溪澗者也爾雅云水正出曰檻泉懸出曰沃泉反出曰氿泉其泉源遠清冷或山有玉石美草木者為良其山有黑土毒石惡草者不可用陸羽云凡瀑涌漱湍之水飲之令人

有頭疾。性冷。味甘。主治霍亂煩悶嘔吐。腹空轉筋。恐人腹。宜多服之名曰洗腸。勿令腹空。空則更服。人皆懼此。然常試之有効。但身冷力弱者。防致臟寒。宜慎之。

地漿又名土漿。此掘黃土地作坎。深三尺。以新汲水沃入攪濁。少頃取清用之。性平。味甘。解中毒。煩悶。及一切魚肉果菜藥物諸菌毒。楓上菌食之令人笑不休。飲此即解。療霍亂及中暍卒死者。飲一升效。

附方　熱渴煩悶。地漿一盞飲之。乾霍亂病。不吐不利。脹痛欲死。地漿三五盞。服即愈。大忌米湯。服藥過劑。悶亂者。地漿飲之。閉口椒毒。吐白沫。身冷欲死者。地漿飲之。中野芋毒。土漿飲之。黃鱨魚毒。食此魚。犯荊芥。能害人。服地漿解之。中砒霜毒。地漿調鉛粉。服之立解。

熱湯又有百沸湯。麻沸湯。太和湯諸名。須百沸者佳。若半沸者飲之。反傷元氣作脹。熱湯漱口損齒病目。人勿以熱湯洗欲凍僵人。勿以熱湯濯足。能脫指節。銅器煎湯服。損人聲音。性平。味甘。主治助陽氣。行經絡。熨霍亂轉筋入腹及客忤死。熱湯能通經絡。患風冷氣痹人。以湯淋腳至膝上。厚覆取汗周身。雖別有藥。亦假陽氣而行爾。四時暴泄痢。四肢冷。臍腹疼。深湯中坐浸至腹上。頻頻作之。生陽諸藥。無速于此。虛人宜[illegible]。治寒濕加艾煎湯。治風虛加五枝或五加皮煎湯淋洗。覺効更速也。張從正曰。凡傷寒傷風傷食傷酒。初起無藥。便飲太和湯盌許。以手揉肚。覺恍惚。再飲再揉。至無所容。探吐。汗出則已。虀水同功。

附方傷寒初起取熱湯飲之。候吐則止。初感風寒頭痛憎寒者。用水七盌燒鍋令赤。投水於內。取起。再燒再投。如此七次。名沸湯。乘熱飲一盌。以衣被覆頭取汗。神效。忤惡卒死銅器或瓦器盛熱湯。隔衣熨其腹上。冷即易。立愈。霍亂轉筋以器盛湯熨之。仍令蹋器使足底熱。徹冷則易。

暑月暍死 以熱湯徐徐灌之。小舉其頭，令湯入腹即甦。

火眼赤爛 緊閉目，以熱湯沃之，湯冷即止。頻沃取安。妙在閉目。或加薄荷、防風、荆芥，煎湯沃之亦妙。

金瘡血出 不止，以故布蘸熱湯盦之。

代指腫痛 麻沸湯漬之，即安。

癰腫初起 以熱湯頻沃之，即散也。

凍瘡不瘥 熱湯洗之。

馬汗入瘡 腫痛欲死，沸湯溫洗，即瘥。

蠍蠆螫傷 溫溫湯漬之，數易，至旦愈。

蛇繞不解 熱湯淋之，即脫。

生熟湯 又名陰陽水。以新汲水、百沸湯各半盞，合一盞和勻，故曰生熟。今人謂之陰陽水。

性平。味甘鹹。主治調中消食。 凡飲瘧及宿食毒惡之物，臚脹欲作霍亂者，即以鹽投湯中，進一二升，令吐盡痰食，便愈。

凡霍亂及嘔吐不能納食及藥，危甚者，先飲數口即定。

凡大醉及食瓜果過度者，以湯浸身浴之即解。

虀水乃作黃虀菜水也。凡傷風寒。與酒食。初起無藥。如熱湯法。飲之探吐。吐諸痰飲宿食。風寒初起得汗則已。

漿水漿，酢也。炊粟米熱投冷水中。浸五六日。味酢。生白花。類漿。故名。若浸至敗者。害人。勿用。味酢性微溫。味甘酸。不可同李食。令人霍亂吐利。妊婦勿食。醉後飲之失音。主治調中引氣。宜和强力。通關開胃。止渴。霍亂瀉利。消宿食。宜作粥。薄暮啜之。解煩去睡。調理臟腑。煎令酸。止嘔噦。利小便。

附方霍亂吐下酸漿水煎乾薑屑呷之。過食脯腊筋痛悶絕。漿水煮粥。入少鷹屎和食。滑胎易產酸漿水和水少許。頓服。手指腫痛漿水入少鹽熱漬之。冷即易之。面上黑子每夜以煖漿水洗面。以布揩赤。用白檀香磨汁塗之。骨哽在咽磁石火煅。醋淬。陳橘紅焙。多年漿水脚炒。等分爲末。別以漿水脚和丸芡子大。每含嚥一丸。

甑氣水蒸飯回津也。以器承取，沐頭長毛髮，令黑潤，朝朝用梳摩小兒頭，久覺有益也。

附方小兒諸瘡遍身或面上生瘡，爛成孔臼，如大人楊梅瘡。用蒸糯米時甑蓬四邊滴下氣水，以盤承取，掃瘡上，不數日即效。百藥不效者，用之神妙。

磨刀水洗手則生癬。性寒，味鹹。主治利小便，消熱腫。

附方小便不通磨刀交股水一盞，服之效。肛門腫痛欲作痔瘡，急取屠刀磨水服，甚效。盤腸生產腸乾不上者，以磨刀水少潤腸，煎好磁石一盃溫服，自然收上，乃扁鵲方也。蛇咬毒攻入腹，以兩刀於水中相摩，飲其汁。耳中卒痛磨刀鐵漿，滴入即愈。

浸藍水做靛水也。藍水、染布水，皆取藍及石灰能殺蟲解毒。昔有人因醉飲田中水，誤吞水蛭，胸腹脹痛，面黃，遍醫不効。因宿店中，渴甚，夜飲此水，大瀉數行。平旦視之，水蛭無數，其病頓愈。性寒，味苦辛主治除熱解毒。殺蟲。治誤吞水蛭成積。脹痛黃瘦。飲之取下則愈。

桑布水。療咽喉病及噎疾。溫服一鍾良。

洗手足水。主治病後勞復。或因梳頭。或食物復發。取一合飲之効。

洗兒湯。主治胎衣不下。服一盞。勿令本婦知之。

碧海水 東方朔十洲記云。夜行海中。撥之有火星者。鹹水也。色既碧。故曰碧海。時珍曰。海乃百川之會。天地四方。皆海水相通。而地在其中。其味鹹。其色黑。水行之正也。性溫。味鹹。有毒。主治煑浴。去風瘙瘡癬。飲一合。吐下宿食臚脹。

附

食鹽 又名鹺。音嵯。時珍曰。黃帝之臣宿沙氏。初煑海水爲鹽。本經大鹽。即今解池顆鹽也。別錄重出食鹽。今併爲一。其品甚多。海鹽取海鹵煎鍊而成。今遼冀山東兩淮浙閩廣南所出是也。井鹽取井鹵煎鍊而成。今四川雲南所出是也。池鹽出河東安邑。西夏靈州。今惟解州種之。即顆鹽是也。上供國課。下濟民用。其利溥哉。凡鹽或以礬消灰石細砂之類雜之。用時須以水化。澄去脚渣。煎鍊白色乃良。性寒。味鹹。多食傷肺。作咳。令人失色。膚黑。損筋力。主治助水臟。堅筋骨。滋五味。調和臟腑。止心腹卒痛。霍亂心痛。明目。止風淚邪氣。除腸胃結熱。喘逆。胸中病。治金瘡。療疝氣。消宿物。殺鬼蠱邪疰毒氣。下部䘌瘡。一切蟲傷。瘡腫。火灼傷。長肉。補皮膚。解毒。凉血潤燥。定痛。止痒。吐一切時氣傷寒。寒熱風熱痰癖。宿食停飲。關格諸病。空心揩牙齒。吐水洗目。夜見小字。用一大匙熬令黃。入童便一升。合和溫服。治乾霍亂。不吐利。冷汗出。氣欲絶者。灌之。少頃吐下。即愈。

附方

鍊鹽黑丸 崔中丞鍊鹽黑丸方。鹽末一升，納粗瓷瓶中。實築泥頭。初以塘火燒，漸漸加炭火。勿令瓶破。候赤徹，鹽如水汁，即去火。待凝，破瓶取出。豉一升熬煎。桃仁一兩和麩炒熟。巴豆二兩去心膜，紙中炒。令油出。須生熟得所。熟即少力。生又損人。四物擣勻。入蜜和丸梧子大。每服三丸。平旦時服。天行時氣，豉汁及茶下。心痛，酒下。入口便止。血痢，飲下。初變水痢後便止。鬼瘧，茶飲下。骨蒸，蜜湯下。忌久冷漿水。合藥久則稍加之。凡服藥後，吐利勿怪。吐利若多，服黃連汁止之。或遇殺藥人，藥久不動者，更服一兩丸。藥後忌口二三日。其藥臘月合之，瓷瓶蜜封。勿令洩氣。一劑可救百人。或在道途，或在村落，無藥可求。但用此藥，即敵大黃、朴消數兩。曾用有效。小兒女子不可服。被攪作也。

卒中尸遁 其狀腹脹急衝心，或塊起，或牽腰脊者是。服鹽湯取吐。

尸疰鬼疰 下部蝕瘡，炒鹽布裹，坐熨之。

鬼擊中惡 鹽一盞，水二盞，和服。以冷水噀之，即甦。

中惡心痛 或連腰臍。鹽如雞子大，青布裹，燒赤，納酒中，頓服。當吐惡物愈。

中風腹痛 鹽半斤，熬水乾，著口中。飲熱湯二斤，得吐愈。

脫陽虛證 四肢厥冷，不省人事，或小

腹緊痛冷汗氣喘炒鹽熨臍下氣海取煖。心腹脹堅痛悶欲死鹽五合水一升。煎服吐下即定。不吐
更服。腹脹氣滿黑鹽酒服六銖神効。酒肉過多脹滿不快。用鹽花擦牙。溫水漱下二三次。
卽如湯沃雪也。乾霍亂病上不得吐下不得利。一法用鹽一大匙熬令黄。童子小便一升。合和溫服。
少頃吐下卽愈也。霍亂腹痛炒鹽一包熨其心腹。令氣透。又以一包熨其背。霍亂轉筋
欲死氣絶。腹有煖氣者。以鹽塡臍中。灸鹽上七壯。卽甦。肝虛轉筋肝臟氣虛風冷摶于筋。遍體轉
筋入腹不可忍者。用熱湯三斗。入鹽半觔。稍熱漬之。一切脚氣鹽三升蒸熱分裹。近壁以脚踏之。令
脚心熱。又和槐白皮蒸之尤良。夜夜用之。脚氣疼痛每夜用鹽擦腿膝至足甲。淹少時。以熱湯泡洗。
有一人病此曾用驗。胸中痰飲傷寒熱病瘧疾須吐者。並以鹽湯吐之。病後脇脹天行
病後。兩脇脹滿。熬鹽熨之。妊娠心痛不可忍鹽燒赤。酒服一撮。妊婦逆生鹽摩產婦腹。幷
塗兒足底。仍急爪搔之。婦人陰痛青布裹鹽熨之。小兒疝氣幷內弔腎氣以葛袋盛鹽

于戶上懸之艾母用手撚料盡即愈小兒不尿安鹽于臍中以艾灸之小便不通濕紙包白鹽燒過吹少許入孔中立通氣淋臍痛鹽和醋服之二便不通鹽和苦酒傅一臍中乾即易仍以鹽汁灌肛內并內用紙裹鹽投水中飲之即通也漏精白濁雪白鹽一兩并築緊固濟煅一日出火毒白茯苓山藥各一兩為末棗肉和蜜丸梧子大每棗湯下三十丸蓋甘以濟鹹脾腎兩得也下痢肛痛不可忍者熬鹽包坐熨之血痢不止白鹽紙包燒研調粥喫三四次即止也中蠱吐血或下血如肝鹽一升苦酒一升煎化頓服得吐即愈方支太醫方也金瘡血出甚多若血冷則殺人宜炒鹽三撮酒調服之金瘡中風煎鹽令熱以匙抄瀝却水熬熱瀉瘡上冷更着一日勿住取瘥大效小兒撮口鹽頭搗貼臍上灸之病笑不休滄鹽煅赤研入河水煎沸啜之探吐熱痰數升即愈素問曰神有餘笑不休神心火也火得風則焰笑之象也一婦病此半年張子和用此方遂愈飲酒不醉凡飲酒先食鹽一匕則后飲必倍明目堅齒去翳大利

老眼。海鹽以百沸湯泡散清汁，於銀石器內熬取雪白鹽花，新瓦器盛。每早揩牙漱水，以大指甲點水洗目，閉坐良久，乃洗面，名洞視千里法，極神妙。

風熱牙痛 一槐枝煎濃湯二盌，入鹽一觔，煮乾炒研，日用揩牙，以水洗目。

齒䶦齒動 鹽半兩，皂莢兩挺，同燒赤研，夜夜揩齒，一月後並瘥，其齒牢固。

齒齦宣露 每旦噙鹽熱水含百遍，五日後齒即牢。

齒疼出血 每旦鹽末厚封齗上，有汁瀝盡乃臥。其汁出時叩齒勿住，不過十夜，疼血皆止。忌猪魚油菜等。極驗。

喉中生肉 綿裹筯頭拄鹽揩之，日五六度。

帝鍾喉風 垂長半寸，煅食鹽頻點之即消。

風病耳鳴 鹽五升蒸熱，以耳枕之，冷復易之。

耳卒疼痛 方同上。

目中淚出 鹽點目中，冷水洗數次瘥。

目中浮瞖 遮睛，白鹽生研少許，頻點屢效，小兒亦宜。

小兒目瞖 或來或去，漸大侵睛，雪白鹽少許，燈心蘸點，日三五次，不痛不礙，屢用有効。

塵物眯目 以少鹽并豉置水中，視之立出。

酒皶赤鼻 白鹽常擦之，妙。

口鼻急疳 蝕爛腐臭，斗子鹽、白麪等分為末，每以吹之。

面上惡瘡 五色者，鹽湯浸

緜搨瘡上，六度即瘥。五體如蟲行風熱也。鹽一斗，水一石，煎湯浴之。三四次，亦療一切風氣。瘡癬痛痒初生者，嚼鹽頻擦之妙。手足心毒風氣毒腫，鹽末椒末等分，酢和傅之，立瘥。手足疣目鹽傅上，以舌舐之。不過三度瘥。熱病生䘌下部有瘡，熬鹽熨之，不過三次。一切漏瘡故布裹鹽燒赤，為末，每服一錢。臁瘡經年鹽中黑泥，晒研搽之。蠼螋尿瘡鹽湯浸緜搨瘡上。蜈蚣咬人嚼鹽塗之，或鹽湯浸之妙。蚯蚓咬毒形如大風，眉鬚皆落，惟濃煎鹽湯，浸身數遍即愈。浙西軍將張韶病此，每夕蚯蚓鳴于體，一僧用此方而安。蚓畏鹽也。蜂蠆螫叮嚼鹽塗之。解黃蠅毒烏蒙山峽多小黃蠅，生毒蛇鱗中，齧人初無所覺，漸痒為瘡，勿搔，但以冷水沃之。擦鹽少許，即不為瘡。毒蛇傷螫嚼鹽塗之，灸三壯，仍嚼鹽塗之。虱出怪病臥席渾身虱出，約至五升，隨至血肉俱壞，每宿漸多，痛痒不可言狀，惟喫水臥牀，晝夜號哭，舌尖出血不止，身齒俱黑，唇動鼻開，但飲鹽醋湯，十數日即安。解狠毒毒鹽汁飲之。藥箭毒氣鹽貼瘡上，灸三十壯良。

救溺水死　以大甕臥之後足放高用鹽擦臍中待水自流出切勿倒提出水。

潰癱作痒　以鹽摩其四圍即止

鹽膽水　即鹵水。乃鹽初熟槽中瀝下黑汁也。味鹹苦不堪食。今人用此收豆腐。六畜飲一合當時死人亦然。凡瘡有血者不可塗之能爛肌肉　性溫味鹹苦有大毒。主治蝕䘌疥癬瘻疾蟲咬及馬牛爲蟲蝕毒蟲入肉生子。又灌痰厥不省取吐良。

附諸水有毒　井水沸溢不可飲。但于三十步內取青石一塊投之即止　古井眢井不可入有毒殺人。夏月陰氣在下尤忌之。但以鷄毛投之盤旋而舞不下者必有毒也。以熱醋數十投之則可入古塚亦然　陰地流泉有毒。二八月行人飲之成瘴瘧損脚力　澤中停水五六月有魚鱉精人飲

之成瘕病　水中有赤脉不可斷之。沙河中水飲之令人瘖。花瓶水飲之殺人臘梅尤甚。炊湯洗面令人無顏色洗體令人成癬洗脚令人疼痛生瘡。銅器上汗入食中令人生疽發惡瘡　冷水沐頭熱泔沐頭並成頭風女人尤忌。水經宿面上有五色者有毒不可洗手。時病後浴冷水損心胞。盛暑浴冷水成傷寒。汗後入冷水成骨痺。産後洗浴成痓風多死　酒中飲冷水成手顫。酒後飲茶水成酒癖　飲水便睡成水癖。小兒就瓢及瓶飲水令語訥。夏月遠行勿以冷水濯足。冬月遠行勿以熱湯濯足。

陽火陰火 李時珍曰：五行皆一，惟火有二。二者，陽火陰火也。其綱凡三，其目凡十有二。所謂三者，天火也，地火也，人火也。所謂十有二者，天之火四，地之火五，人之火三也。試申言之：天之陽火二，太陽真火也，星精飛火也。天之陰火二，龍火也，雷火也。地之陽火三，鑽木之火也，擊石之火也，戛金之火也。地之陰火二，石油之火也，水中之火也。人之陽火一，丙丁君火也。人之陰火二，命門相火也，三昧之火也。合而言之，陽火六，陰火亦六，共十二焉。諸陽火遇草則焫，得木而燔，可以濕伏，可以水滅。諸陰火不焚草木而流金石，得濕愈焰，遇水益熾，以水折之，則光焰詣天，物窮方止；以火逐之，以灰撲之，則灼性自消，光焰自滅。故人之善反於身者，上體於天而下驗於物，則君火相火、正治從治之理，思過半矣。

炭火 燒木為炭。木久則腐，而炭入土久不腐者，經火煉過也。磚瓦亦然。古人冬至、夏至前二日，垂土炭于衡兩端輕重令匀。陰氣至則土重陽氣至則炭重也。爍炭火。宜煆煉一切金石藥。

烰炭火宜烹煎焙炙百藥丸散。 白炭。治誤吞金銀銅錢在腹燒紅急爲末。煎湯呷之。甚者刮末三錢井水調服未効再服。又解水銀輕粉毒。帶火炭納水底能取水銀出也。上立炭帶之辟邪惡鬼氣。除夜立之戶內。亦辟邪惡。

附方 卒然咽噎炭末蜜丸。含嚥。 白虎風痛日夜走注百節如齧。炭灰五升。蚯蚓屎一升。紅花七捻。和熬以醋拌之。用故布包二包。更互熨痛處。取効。 久近腸風下血。用緊炭三錢。枳殼燒存性五錢。爲末。每服三錢。五更米飲下。一服。天明再服。當日見効。忌油膩毒物。 湯火灼瘡炭末香油調塗。 白癩頭瘡白炭燒紅。投沸湯中。溫洗之。取効。 陰囊濕痒麩炭紫蘇葉末撲之。

蘆火竹火宜煎一切滋補藥。時珍曰。凡服湯藥。雖品物專精。修治如法。而煎藥者鹵莽造次。水擇欠良。火候失度。則藥亦無功。觀夫茶味之美惡。飯味之甘餲。皆係于水火烹飪之得失。即可推矣。是以煎藥須用小心老成人。以深罐密封。新水活火。先武後文。如法服之。未有不効者。火用陳蘆枯竹。取其不强不損藥力也。桑柴火。取其能助藥力。煎煉膏子所必用已見桑下。烰炭取其力慢。櫟炭取其力緊。溫養用糠者。取其暖緩而能使藥力勻偏也。

艾火主治灸百病。詳針灸家。若灸諸風冷疾。入硫黃末少許。尤良。

神針火五月五日。取東引桃枝。爲木針。如鷄子大。長五六寸。乾之。用時以綿紙三五層襯于患處。將針蘸麻油點着。吹滅。乘熱針之。又有雷火針法。用熟蘄艾末二兩。乳香沒藥穿山甲硫黃雄黃川烏草烏桃樹皮末各一錢。麝香五分。爲末。拌艾。以厚紙裁成條。鋪藥艾于內緊捲如指大。長三四寸。收貯瓶內。埋地中七七日。取出用時于燈火上點着吹滅隔紙十層乘熱針于患處。熱氣直入病處。其效更速。藥忌冷水。主治心腹冷痛。風寒濕痺。附骨陰疽。凡在筋骨隱痛者。針之。火氣直達病所。甚効。又有火針。須知穴者用之。差則無功。故不敢載。

燈火 惟麻油。蘇子油。點者能明目治病。其菜油豆油。桐油棉花子油。魚油禽獸油。石腦油。諸燈烟。皆能損目。亦不治病也。主治小兒驚風昏迷搐搦竄視諸病。又治頭風脹痛。視頭太陽絡脉盛處。以燈心蘸麻油點燈焠之。良。外痔腫痛者。亦焠之。油能去風解毒。火能通經也。小兒初生。因冒風寒欲絕者。勿斷臍。急烘絮包之。將胎衣烘熱。用燈炷於臍下。往來燎之。煖氣入腹內。氣回自甦。又燒銅匙柄熨烙眼弦內。去風退赤。甚妙。

附方攪腸沙痛 陰陽腹痛，手足冷，但身上有紅點，以燈草蘸油點火焠於點上。**小兒諸驚** 仰向後者，燈火焠其顖門、兩眉際之上下。眼翻不下者，焠其臍之上下。不省人事者，焠其手足心、心之上下。手拳不開，口往上者，焠其頂心、兩手心。撮口出白沫者，焠其口上下、手足心。**百蟲咬傷** 以燈火熏之，出水妙。**楊梅毒瘡** 方廣心法附餘：用鉛汞結砂、銀硃各二錢，白花蛇一錢，爲末，作紙撚七條。初日用三條，自後日用一條。香油點燈，于烘爐中放被內蓋臥，勿透風。須食飽，口含椒茶，熱則吐去再含。**神燈熏法** 用銀硃二錢，孩兒茶、龍掛香、皂角子各一錢，爲末，以紙卷作燈心大，長三寸。每用一條，安燈盞內，香油浸點，置水桶中，以被圍坐，用鼻吸烟嚥之，口含冷茶，熱則吐去。日熏二次，三日後口中破皮，以陳醬水漱之。**神燈照法** 治楊梅瘡年久破爛坑陷者。用銀硃、水粉、線香各三錢，乳香、沒藥各五分，片腦二分，爲末，以紙卷作撚，浸油點燈照瘡，日二次，七日見效。須先服通聖散數帖，臨時口含椒茶，以防毒氣入齒也。**年深疥癬** 遍身延蔓者，硫黃、艾葉研勻，作撚浸油點燈，于被中熏之，以油塗口鼻耳目，露之。

燈花昔陸賈言燈花爆而百事喜。漢書藝文志有占燈花術，則燈花固靈物也。錢乙用治夜啼，其亦取此義乎。明順王孫嗜燈花，但聞其氣，即哭索不已。時珍診之曰：此癖也。以殺蟲治癖之藥丸服，一料而愈。**傅金瘡，止血生肉。小兒邪熱在心，夜啼不止，以二三顆燈心湯調，抹乳吮之。**

燭燼惟蜜蠟、桕油燭可用，蟲蠟、牛油俱不可用。**主治丁腫，同胡麻、針砂等分為末，和醋傅之。治九漏，同陰乾馬齒莧等分為末，以泔水洗淨，和臘猪脂傅之，日三上。**

黃土土以黃為正色。凡用當去上惡物，勿令入客水。土氣久觸，令人面黃。掘土犯地脈，令人上氣身腫。掘土犯神殺，令人生腫毒。按錢乙傳云：皇子病瘛瘲，國醫未能治。長公主舉乙入，進黃土湯而愈。神宗召見，問狀，乙對曰：以土勝水，水得其平，則風自退爾。上悅，擢太醫丞。又夷堅志云：吳少師得疾，數月消瘦，每日飲食入咽，如萬蟲攢攻，且癢且痛，皆以爲勞瘵。明醫張銳診之，令明旦勿食，遣卒詣十里外取行路土，至則以溫酒二升攪之，投藥百粒飲之，覺痛幾不堪，及登溷，下馬蝗千餘，宛轉其半已困死。吳亦憊甚，調理三日乃安。因言夏月出師，渠渴飲澗水一盃，似有物入咽，遂得此病。銳曰：蟲入人藏，勢必孳生，飢則聚嚼精血，飽則散處臟腑，苟知殺之而不能掃蕩，終爲患也。故請公俟腹誘之，蟲久不得土味，又喜酒，故乘飢畢集，一洗而空之耳。公喜，厚謝之，以禮送歸。

性平，味甘。主治瀉痢冷熱赤白，腹內熱毒絞結痛下血。取乾土水煮三五沸，絞去渣，暖服一二升。又解諸藥毒、中肉毒、合口椒毒、野菌毒。

附方

小兒喫土：用乾黃土一塊研末。濃煎黃連湯調下。

烏紗驚風：小兒驚風遍身都烏者，急推向下，將黃土一盌搗末，入久醋一鍾，炒熱包定熨之，引下至足，刺破爲妙。

卒患心痛：畫地作王字，撮取中央土，水和一升服良。

目卒無見：黃土攪水中，澄清洗之。

牛馬肉毒

及肝毒。取好土三升水煮滴三升。服即愈。一方入頭髮寸截和之。髮皆貫肝而出也。**肉痔痛腫**潮陽黃土黃連末皮消各一兩。用豬膽汁同研如泥。每日旋丸棗大。納入肛內過一夜。隨大便去之。內服烏梅黃連二味丸藥。**癲撲欲死**一切傷損從高墜下。及木石所迮落馬撲車。瘀血凝滯氣絕欲死者亦活。用淨土五升蒸熱。以故布重裹。作二包更互熨之。勿大熱恐破肉。取痛止則已。神效之方。**杖瘡未破**乾黃土末童尿入鷄子清調塗刷上。乾即上。隨以熱水洗去復刷復洗數十次。以紫轉紅爲度。仍刷兩胯以防血攻陰也。**湯火傷灼**醋調黃土塗之。**蜈蚣螫傷**畫地作王字內取土摻之即愈。**蜂蠆叮螫**及身取地上土傅之。或入醋調。**蠼螋尿瘡**畫地作蠼螋形以刀細取腹中土。唾和塗之。再塗即愈。孫真人云余得此疾。經五六日不愈。或教此法。遂瘳。乃知萬物相感。莫曉其由也。

鑄鏵黃土治卒心痛疰忤惡氣。溫酒服一錢。

鑄鏵鉏孔中黃土治陰囊濕痒。及陰汗。細末撲之。

白土 綱目作白堊，音惡。又有白善泥、白土粉、畫粉諸名。時珍曰：處處有之，用燒白甆器坯者。凡使勿用色青并底白者。搗篩末，以鹽湯飛過，晒乾用。或燒過用，勿久用。性溫，味微苦辛。主治鼻洪、吐血、痔瘻、泄精、男子水臟冷、女子子宮寒、寒熱癥瘕、月閉積聚、陰腫痛、漏下無子、血結、澀腸止痢。合王瓜等分為末，湯點二錢服，治頭痛。

〔附方〕衄血不止：白土末五錢，井華水調服，二服除根。水泄不化，日夜不止：白堊煅，乾薑炮，各一兩，楮葉生研二兩，為末，麴丸綠豆大，每米飲下二十丸。翻胃吐食，男婦皆治：白善土煅赤，以米醋一升淬之，再煅再淬，醋乾為度，取一兩研，乾薑二錢半炮，為末，每服一錢，調下，服至一斛以上為妙。卒暴欬嗽：白善土粉、白礬一兩，為末，薑汁糊丸梧子大，臨臥薑湯服二十丸。風赤爛眼，倒睫拳毛：華佗方用白土一兩，銅青一錢，為末，每以半錢泡湯洗。乾坤生意加焇消半兩，為末，湯泡杏仁許和丸皂子大每用凉水送一丸洗眼小兒熱丹白土一分。寒水石半兩爲末。新水調塗。痱子瘙痒舊屋梁上刮赤白堊末傅之。代指腫痛猪膏和白善土傅之。臁瘡不乾白善土煅研末生油調搽。

甘土出土底。澄取之。洗膩服如灰水。和塗衣去油垢。治草藥及諸菌毒。熱湯調末服之。

赤土性溫味甘。主湯火傷研末塗之。

附方牙宣疳䘌赤土荊芥葉同研揩之。日三次。風疹瘙痒甚不能忍者。赤土研末。空心溫酒服一錢。身面印文刺破。以醋調赤土傅之。乾又易以黑滅爲度。

東壁土此屋之東壁上土也。常先見日。得太陽真火烘炙。故能溫中治病。時珍曰昔一女忽嗜河中污泥。日食數盌。玉田隱者。以壁間敗土調水飲之。遂愈。土治霍亂煩悶凡脾胃濕。多霍亂吐瀉者。以東壁上新汲水攪化澄清服之即止。除濕瘡。點目去瞖。止瀉痢下部瘡。脫肛。療小兒風臍。摩乾濕二癬。極效。同蜆殼爲末傅豌豆瘡。

〔附方〕急心痛五十年陳壁土。枯礬二錢爲末。蜜丸。艾湯服。霍亂煩悶向陽壁土。煑汁服。藥毒煩悶欲死者東壁土。調水三升。頓飲之。解烏頭毒不拘川烏。草烏毒用多年陳壁土泡湯服之。冷水亦可。六畜肉毒東壁土末。水服一錢即安。目中翳膜陳壁土細末。日點之。淚出佳。肛門凸出故屋東壁上土一升研末。以長皂莢挹末粉之。仍炙皂莢。更互熨之。痱子瘙痒乾壁土末傅之。隨手愈。耳瘡唇瘡東壁土和胡粉傅之。癧破經年膿水不絕。用百年茅屋廚中壁土爲末。入輕粉調傅。半月即乾愈。諸般惡瘡拔毒散。東墻上土。大黃等分爲末。用無根井華水調搽。乾即上。發背癰癤多年烟熏壁土。黃蘗。等分爲末。薑汁拌。調攤貼。

之。更以茅香湯調服一錢匕。

太陽土。人家動土犯禁。主小兒病氣喘。但按九宮看太陽在何宮。取其土煎湯飲之。喘即定。

附錄執日天星上土。取和葱草柏葉。以塗門戶方一尺。令盜賊不來。

執日六癸上土 抱朴子云。常以執日。取六癸上土。市南門土。歲破土。月建土。合作人着朱鳥地上。辟盜。

二月上壬日土 泥屋之四角。宜蠶。

清明日戊上土 同向毛作泥塗房戶內孔穴。蛇鼠諸蟲永不入。

神后土 正月起申。順行十二辰是也。逐月旦日取泥屋之四角。及塞鼠穴。一年鼠皆絕迹。此李處士禁鼠法也。

道中熱土。夏月暍死。以土積心口。少冷即易。氣通則甦。亦可以熱土圍臍旁。令人尿臍中。仍以熱土。大蒜等分。搗水去渣灌之即活。

十字街上土主治頭面黃爛瘡同竈下土等分傅之。

車輦土主治惡瘡出黃水汁取鹽車邊脂角上土塗之。行人暍死取車輪土五錢水調澄清服一盞即甦。又小兒初生無膚色赤因受胎未得土氣者取車輦土研傅之。三日後生膚。

市門上土（為市之處門柵土也）主治婦人易産入月帶之産時酒服一錢。

戸限下土（限即門閫也）主治産後腹痛熱酒服一錢又治吹奶和雄黃雀糞暖酒服方寸匕。

千步峰此人家行步地上高起土也乃人往來鞋底沾積而成者按家言人家有此主興旺主治便毒初發用生薑蘸醋磨泥塗之

鞋底下土適他方不伏水土刮下和水服即止

柱下土主治腹痛暴卒水服方寸匕胞衣不下取宅中柱下土研末雞子清和服之

牀脚下土主治猘犬咬和水傅之灸七壯

桑根下土主治中惡風惡水而肉腫者水和傅上灸二三十壯熱氣透入即平

胡燕窠土同屎作湯浴小兒去驚邪主治風瘙癮疹及惡刺瘡浸淫瘑瘡遍身至心者死並水和傅之三兩日瘥

治口吻白禿諸瘡

附方濕瘑疥瘡胡燕窠大者用抱子處土爲末以淡鹽湯洗拭乾傅之日一上。黃水肥瘡燕窠土一分麝香半分研傅之。浸淫濕瘡發於心下者不早治殺人用胡燕窠中土研末水和傅之。口角爛瘡燕窠泥傅之良。白禿頭瘡百年屋下燕窠泥蠐螬窠研末剃後麻油調搽。蠼螋尿瘡燕身汁出以燕窠中土和豬脂苦酒傅之。瘭疽惡瘡着手足肩背累累如赤豆出汁剃痂以温醋米泔洗淨用胡燕窠土和百日男兒屎傅之。皮膚中毒名癥疰用醋和燕窠土傅之。風瘙癮疹胡燕窠土水和傅之。小兒丹毒向陽燕窠土爲末雞子白和傅。一切惡瘡燕窠內外泥糞研細油調搽一加黃蘗末。

百舌窠中土主治蚯蚓及諸惡蟲咬瘡醋調傅之。

土蜂窠又名蠮螉窠即細腰蜂也性平味甘主治癰腫風頭下腫乳蛾

小兒霍亂吐瀉。炙研。乳汁服一錢。醋調塗腫毒。蜂蠆毒。
蜘蛛咬。又治婦人難産。
附方女人難産土蜂兒窠。水泡湯飲之。取時逢單是男。雙是女。最驗。腫毒焮痛陳藏器木草。用醋和泥蜂窠塗之。直指加川烏頭等分。云未結則散。已結則破也。丁瘡腫痛土蜂窠煅蛇皮燒等分。酒服一錢。咽喉乳蛾土蜂窠一個爲末。先用楮葉擦破病人舌。令血出。以醋和末。用翎點之。令痰涎出爲效。後用竹根擂水服。數日取利。手足發指毒痛不可忍。用壁間泥蜂窠爲末。入乳香少許研勻。以醋調塗。乾即以醋潤之。蠼螋尿瘡蠨蛸窠。水調傅之。
蟯蜋轉丸又名土消。乃蟯蜋所推丸也。藏在土中。掘地得之。正圓如人捻作。彌久者佳。性寒。味鹹。苦。湯淋絞汁服。療傷寒時氣。黃疸煩熱。及霍亂吐瀉。燒存性。酒服。治項癭。塗一切瘻瘡。

鼠壤土（柔而無塊曰壤。）主治中風。筋骨不隨。冷痹骨節疼。手足拘急。風掣痛。偏枯死肌。多收曝乾。蒸熱。袋盛更互熨之。小兒尿和。塗丁腫。

鼢鼠壤土（此是田中尖嘴小鼠也。陰穿地中。不能見日。）主治鬼疰氣痛。秫米泔汁。和作餅。燒熱。綿裹熨之。又主腫毒。和醋傅之立效。治孕婦腹內鐘鳴。研末二錢。麝香湯下即止。

屋內壖下蟲塵土（壖音軟。河邊地。及垣下地。皆謂之軟。）主治惡瘡久不乾。油調傅之。

蟻蛭土（又名蟻封垤。音迭。高起也。封。聚土也。）主治狐刺瘡。取七粒。和醋搽。又死胎在腹。及胞衣不下。炒三升。囊盛搨心下。自出也。

白蟻泥主治惡瘡腫毒用松木上者同黃丹各炒黑研和香油塗之取愈乃止

蚯蚓泥又名蚓螻六一泥即蚯蚓穴上土也性寒味甘酸主治赤白久熱痢取一升炒烟盡沃汁半升濾淨飲之小兒陰囊忽虛熱腫痛以生甘草汁入輕粉末調塗之以鹽研傳瘡去熱毒及蛇犬傷狂犬傷出犬毛神效

附方斷截熱瘧邵氏青囊方用五月五日午時取蚓糞糞以麪和丸梧子大硃砂爲衣每服三丸無根水下忌生冷即止效或加菖蒲末獨頭蒜同丸皆傷寒譫語蚯蚓屎涼水調服小便不通蚯蚓糞朴硝等分水和傳臍下即通小兒吐乳取田中地龍糞一兩研末空心以米湯服半錢不過二三服效小兒卵腫地龍糞以薄荷汁和塗之婦人吹乳用韭地中蚯蚓糞研

細篩過，米醋調厚傅，乾則換，三次即愈。涼水調亦可。**時行腮腫** 柏葉汁調蚯蚓泥塗之。**一切丹毒** 水和蚰蜒泥傅之。**脚心腫痛** 因久行久立致者，以水和蚯蚓糞厚傅，一夕即愈。**耳後月蝕** 燒蚯蚓糞，猪脂和傅。**聤耳出水** 成瘡，蚯蚓糞爲末傅之，并吹入。**齒齗宣露** 蚯蚓泥水和，成團煅赤研末，臘猪脂調傅之，日三。**咽喉骨哽** 五月五日午時非畦中面東勿語取蚯蚓泥藏之。每用少許擦喉外，其骨自消。名六一泥。**蜈蚣螫傷** 蚯蚓泥傅之效。**金瘡困頓** 蚯蚓泥末，水服方寸匕，日三服。**解射罔毒** 蚯蚓屎末，井水服二方寸匕。**吐血不止** 石榴根下地龍糞研末，新汲水服三錢。**反胃轉食** 地龍糞一兩，木香三錢，大黃七錢，爲末，每服五錢，無根水調服，忌煎煿酒醋椒薑熱物，一二服，其效如神。**燕窩生瘡** 韭地蚰蟮屎，米泔水和，煅過，入百草霜等分研末，香油調塗之。**小兒頭熱** 鼻塞不通，濕地龍糞捻餅貼顖上，日數易之。**足臁爛瘡** 韭地蚯蚓泥乾研，入輕粉，清油調傅。**外腎生瘡** 蚯蚓泥二分，綠豆粉一分，水研塗之，乾又上之。

螺螄泥。性凉。主反胃吐食。取螺螄一斗。水浸取泥。泥晒乾用每服一錢。火酒調下。

白鱓泥。主治火帶瘡。水洗取泥。炒研。香油調傅。

糞坑底泥。主治發背。諸惡瘡。陰乾爲末。新水調傅。其痛立止。

附方 丁腫 糞下土。蟬蜕。全蠍。等分。搗作錢大餅。香油煎滚。温服。以滓傅瘡四圍。丁自出也。

田中泥。主治馬蝗入人耳。取一盤枕耳邊。聞氣自出。人悮吞馬蝗入腹者。酒和一二升服。當利出。

井底泥。主治妊娠熱病。取傅心下及丹田。可護胎氣。塗湯火瘡。

附方頭風熱痛井底泥和大黃芒硝末傅之。胎衣不下井底泥一鷄子大，井華水服，即下。臥忽不寤勿以火照，但痛嚙其踵及足拇趾甲際，而多唾其面，以井底泥塗其目，令人垂頭入井中，呼其姓名，便甦也。小兒熱癤井底泥傅其四圍。蜈蚣螫人井底泥頻傅之。

彈丸土。主婦人難產，熱酒服一錢。

伏龍肝又名竈心土。此竈中對釜月下黃土也。須十年積久，火氣結如肝色者良。取得研細，以水飛過用。按賽濟曆作竈忌日云：伏龍在，不可移作，則伏龍者乃竈神也。後漢書言陰子方臘日晨炊而竈神見形。註云：宜市買猪肝泥竈，令婦孝，則伏龍肝之名義，又取此也。臨安陳與言：砌竈時，納猪肝一具于上，俟其月久，與土為一，乃用之，始與名符，蓋本于此。性熱，味辛。主治心痛狂顛，風邪蠱毒，友

胃中惡，吐血，衄血，止欬逆，血腸風，尿血，洩精，妊娠護胎，

催生下胞，崩中帶下，小兒夜啼，臍瘡，重舌，風噤，卒魘，諸

瘡，醋磨塗癰腫毒氣。

附方　卒中惡氣伏龍肝末一雞子大，水服取吐。魘寐暴絕竈心對鍋底土，研末，水服二錢，更吹入鼻。中風口噤不語，心煩恍惚，手足不隨，或腹中痛滿，或時絕而復甦。伏龍肝末五升，水八升，攪澄清，灌之。狂顛謬亂不識人。伏龍肝末，水服方寸七，日三服。小兒夜啼伏龍肝末二錢，硃砂一錢，麝香少許，爲末，蜜丸綠豆大，每服五丸，桃符湯下。小兒重舌釜下土和苦酒塗之。重舌腫木伏龍肝末，牛蒡汁調塗之。冷熱心痛伏龍肝末方寸七，熱以水，冷以酒服。反胃吐食竈中土，年久者，爲末，米飲服三錢，經驗。卒然欬嗽釜月土一分，豉七分，搗丸梧桐子大，每飲下四十丸。吐血衄血伏龍肝末半斤，新汲水一升，淘汁和蜜服。吐血瀉血心腹痛，伏龍肝、地壚土、多年烟壁土等分，每服五錢，水二盌煎一盌，澄清，空心服，白粥補之。婦人血漏伏龍肝半兩，阿膠、蠶沙炒，各一兩，爲末，每空肚酒服二三錢，以知爲度。赤白帶下久月黃疸六脉微濇。伏龍肝炒。令烟盡。棕櫚灰。屋梁上塵炒烟盡等分為末。入龍腦麝香各少許。每服三錢。溫酒或淡醋湯下。一年者半月可安。**産後血氣**攻心痛惡物不下。用竈中心土研末酒服二錢。瀉出惡物立效。**妊娠熱病**伏龍肝末一雞子許。水調服之。仍以水和塗臍方寸。乾又上。**子死腹中**母氣欲絕。伏龍肝末三錢。水調下。**橫生逆産**竈中心對鍋底土細研。每服一錢。酒調。仍搽母臍中。**胞衣不下**竈下土一寸。醋調納臍中。續服甘草湯三四合。**中諸蠱毒**伏龍肝末一雞子大。水服取吐。**六畜肉毒**方同上。**陰冷發悶**冷氣入腹。腫滿殺人。釜月下土。和雞子白傅之。**男陰卒腫**方同上。**諸腋狐臭**伏龍肝末頻傅之。**聤耳出汁**綿裹伏龍肝末塞之。日三易。**小兒臍瘡**伏龍肝末傅之良。**小兒丹毒**多年竈下黃土末。和屋漏水傅之。新汲水亦可。雞子白或油亦可。乾即易之。**小兒熱癤**釜下土。生椒末。臘豬等分。醋和塗之。久爛竈內黃土年久者。研細末。黃藥。黃丹。赤石脂。輕粉末等分。清油調入油絹中貼之。勿動。數日愈。縱癢忍之良。發背欲死伏龍肝末酒調厚傅之乾即易平乃止。一切癰腫伏龍肝以蒜和作泥貼之乾再易。或鷄子黃和亦可。杖瘡腫痛釜月下上爲末油和塗之卧羊皮上頻塗。灸瘡腫痛竈中黃上末。煑汁淋之

土墼音急。又名煤赭。此是燒不成窑中。流結土渣也。輕虛而色赭。主治婦人鼈瘕。及頭上諸瘡。凡人生瘰核。如指大。紅腫者。爲末以菜子油調搽其腫即消。或出膿以膏藥貼之

附方白禿臘梨灰窑内燒過紅土墼四兩。白草霜一兩。雄黃一兩。膽礬六錢。榆皮三錢。輕粉一錢爲末。猪膽汁調。剃頭後搽之。百發百中。神方也。

銷金銀鍋又名甘鍋。人收甆器柹。碓舂爲末。篩澄取粉呼爲滓粉。用膠水和劑作鍋。以銷金銀者。主治偏墜疝氣。研末熱酒調服二錢。又主棘剌痔湯火瘡

研末。入輕粉少許。傅之。鍋上黶爛肉。

砂鍋沙土埏埴燒成者。主治消積塊黃腫。用年久者。研末。水飛過作丸。每酒服五錢。

白瓷器此以白土爲坯。坯燒成者。古人以代白堊用。今饒州者亦良。主治婦人帶下白崩。止嘔吐。破血止血。水磨。塗瘡滅瘢。研末。傅癰腫。可代針。又點目去瞖。

附方鼻衄不止定州白瓷細末。吹少許立止。吐血不止正色白瓷器末二錢。皂莢子仁煎湯下。連服二服即愈。小便淋痛眞定瓷器。煅研二兩。生熟地黃末。各一兩。每用二錢。木通煎湯服。一切鰕齁處州瓷器爲末。發時用二錢。以手指點津液。蘸藥點舌下。嚥之即効也。目生翳膜用細料白瓷器一箇。大火煅過。研末。紙篩。加雄黃二分。爲末。早晚各點少許。不可多用。半爲

脊骸出翳膜爲妙。昔紅用人退末熟四角。即愈

身面白丹 白瓷瓦末，和猪脂塗之。

赤黑丹疥 或痒或爛。不急治遍身即死。白瓷末猪脂和塗之。

湯火傷灼 多能鄱事。用青瓷盌片爲末。水飛過。和桐油傳數次瘥。活幼口議。用景德鎮瓷器打碎埋竈內炭火鋪上。一夜取出。去火毒爲末。入黃丹少許。傳之。立愈。

烏古瓦 夏桀始以泥坏燒作瓦碑。**性寒。味甘淡。取屋上年深者良。以水煮及漬汁飲。止消渴。解人心中大熱。止小便。治折傷。接骨。研末塗湯火傷。**

附方

暑月暍死 屋上兩畔瓦。熱熨心頭。冷即易之。

折傷筋骨 秘傳神效散。治跌僕傷損。骨折骨碎筋斷痛不可忍。此藥極能理傷續斷。累用累驗。用路上牆脚下往來人便溺處。久碎瓦片一塊洗淨火煅。米醋淬五次。黃色爲度。刀刮細末。每服三錢好酒調下。在上食前。在下食後。不可以輕易而賤之。誠

神方也。湯火傷灼取多年屋上吻獸爲末，油和塗之，立效。灸牙痛法取土底年深既古且潤三角瓦一塊，令三姓童子候星初出時，指第一星下火于瓦上灸之。唇吻生瘡新瓦爲末，生油調塗。瘢痕凸起熱瓦頻熨之。蜂蠆螫傷瓦礱其上，唾二七遍，置瓦於故處。

古磚主治噦氣。水煑汁服之。久下白痢虛寒者，秋月小腹多冷者，並燒熱布裹坐之，令熱氣入腹良。又治婦人五色帶下，以麪作煎餅七箇，安于燒赤黃磚上，以黃瓜樓傳麪上，安布兩重，令患者坐之，令藥氣入腹熏之，當有蟲出如蠶子，不過三五度瘥。

附方 寒濕脚氣磚燒紅，以陳臭米泔水淬之，乘熱布包三塊，用膝夾住，綿被覆之，三五次愈。赤眼腫痛新磚浸糞池中，年久取放陰處生花，刷下，入腦子和點之。甓主濕瘡甘以斷磚坐之。能生濕氣。

煙膠 乃熏消牛皮竈上。及燒瓦窑上黑土也。主治頭瘡白禿。疥瘡風癬。癢痛流水。取牛皮竈岸爲末。麻油調塗。或和輕粉少許。

【附方】牛皮血癬 烟膠三錢。寒水石二錢。白礬二錢。花椒一錢半爲末。臘猪脂調搽。消渴引飲 瓦窑突上黑煤。乾似鐵屎者。半斤爲末。入生薑四兩同搗。絹袋盛水五升。浸汁每飲五合。胞衣不下 竈突後黑土。三指撮五更酒下。

墨 又有烏金陳玄玄香烏玉玦諸名。古者以黑土爲墨。故字從黑土。造法甚多。今以新安有燕脂水片。頂烟造成年久者良。餘勿用。主治止血生肌膚。利小便。通月經。合金瘡。治癰腫止血痢。治産後血暈崩中卒下血。醋磨服之。小兒客忤。搗篩溫水服之。又眯目。物芒入目。點摩瞳子上。

附方吐血不止金墨磨汁，同萊菔汁飲，或生地黃汁亦可。衄血不止眩冒欲死。濃墨汁滴入鼻中。熱病衄血出數升者。取好墨為末，鷄子白丸梧子大。用生地黃汁下一二十丸，少頃再服。仍以葱汁磨墨，滴入鼻內即止。大小便血好墨細末二錢，阿膠化湯調服。熱多者尤相宜。卒淋不通好墨燒一兩為末。每服一字，溫水服之。赤白帶下敞墨丸。用乾薑、好墨各五兩，為末，醋糊和丸梧子大。每服三四十丸，米飲下。日夜六七服，愈。崩中漏下青黃赤白，使人無子。好墨一錢，水服。日二服。墮胎血溢不止。墨三兩，火燒，醋淬三次，出火毒。沒藥一兩，為末。每服二錢，醋湯下。婦人難產墨一寸，燒之，水服立瘥。胎死腹中新汲水磨金墨服之。胞衣不出痛引腰脊。好墨溫酒服二錢。癰腫發背醋磨濃墨塗四圍，中以豬膽汁塗之。乾又上，一夜即消。客忤中惡多於道間門外得之，令人心腹絞痛脹滿，氣冲心胸。不即治，殺人。搗墨水和服二錢。飛絲入目磨濃墨點之。即出。塵物入目方同上。產後血暈心悶氣絕。以丈夫小便。研濃墨一升服。

釜臍墨 又有釜月中墨。鐺墨。釜炲鍋底墨諸名。古方治傷寒用之。**主治中惡蠱毒吐血血運以酒或水溫服二錢消食積舌腫喉痺口瘡陽毒發狂亦塗金瘡止血生肌**

附方卒心氣痛 鐺墨二錢。熱小便調下。**中惡心痛** 鐺墨五錢。鹽一錢。研勻。熱水一盞調下。**轉筋入腹** 釜底墨末。和酒服一錢。**霍亂吐下** 鍋底墨煤半錢竈額上墨半錢百沸湯一盞急攪數千下以盤覆之。通口服一二口。立止。**吐血咯血** 鍋底墨炒過研細井華水服二錢。連進三服。**婦人逆產** 以手中指取釜下墨。交畫兒足下。即順。**產血不下** 鍋底墨烟。熱酒服二錢。**舌卒腫大** 如猪脬狀滿口。不治殺人。釜墨和酒塗之。**鼻氣壅塞** 水服釜墨一錢。神效。**鼻中息肉** 方同上。三五日愈。**聤耳膿血** 月下灰。吹滿耳。深入無苦。即自出。

山居本草卷六　完

小兒口瘡釜底墨時時搽之。手撲瘡腫作膿用鍋臍墨研細清油調搽。

百草霜又有竈突墨竈額墨諸名此乃竈額及烟爐中墨烟也其質輕細故謂之霜。性溫味辛。

主治消化積滯。入下食藥中用。止上下諸血。婦人崩中帶下。胎前產後諸病。傷寒陽毒發狂。黃疸瘧痢。噎膈咽喉口舌一切諸瘡。

附方 衄血不止百草霜末吹之立止也。衄血吐血劉長春經驗方。治吐血及傷酒食醉飽低頭掬損肺臟。吐血汗血。口鼻妄行。但聲未失者。用鄉外人家百草霜末。糯米湯服二錢。一方百草霜五錢。槐花末二兩。每服二錢。茅根湯下。齒縫出血百草霜末摻之立止。婦人崩中百草霜二錢。狗膽汁拌勻。分作二服。當歸酒下。胎動下血或胎已死。百草霜二錢。椶灰一錢。伏龍肝五錢。為末。每服一二錢。白湯入酒及童尿調下。胎前產後逆生橫生。瘦胎。產前產後虛損。月候不調。崩中

百草霜白芷等分爲末。每服二錢。童子小便醋各少許。調勻熱湯化服。不過二服

婦人白帶 百草霜一兩。香金墨半兩。研末。每服三錢。豬肝一葉批開入藥在內。紙裹煨熟。細嚼溫酒送下。

臟毒下血 百草霜五錢。以米湯調露一夜。次早空心服。

暴作瀉痢 百草霜末。米飲調下二錢。

一切痢下 初起一服如神。名鐵刷丸。百草霜三錢。金墨一錢半。夏七分。巴豆煑十四粒。研勻。黃蠟三錢。同香油化開。和成劑。量大小。每服三五丸。或四五十丸。薑湯下。

小兒積痢 駐車丸。用百草霜二錢。巴豆煨去油一錢。研勻。以飛羅麪糊和丸綠豆大。每服三五丸。赤痢甘草湯下。白痢米飲下。紅白薑湯下。

挾熱下痢 膿血。竈突中墨黃連各一兩。爲末。每酒下二錢。日二服。

寒熱瘧疾 方見鉛丹下。

魘寐卒死 鍋底墨。水灌二錢。并吹鼻。

尸厥不醒 脈動如故。竈突墨彈丸。漿水和飲。仍針百會足大趾中趾甲側。

咽中結塊 不通水食。危困欲死。百草霜蜜和丸芡子大。每新汲水化一丸。灌下。甚者不過二丸。名百竈丸。

鼻瘡膿臭 百草霜末。冷水服二錢。

白禿頭瘡 百草霜和猪脂塗之。

頭

山居本草卷六　三十

瘡諸瘡以醋湯洗淨百草霜入膩粉少許生油調塗立愈。瘭疽出汁着手足肩背累累如
米。用竈突墨竈屋塵釜下土研勻水一斗煑三沸取汁洗日三四度。

梁上塵倒掛塵名烏龍尾又名烟珠凡用燒令烟盡篩取末入藥。性平味苦辛主治腹
痛噎膈中惡鼻衄牙宣食積止金瘡血出小兒軟瘡。

【附方】翻胃吐食梁上塵黑驢尿調服之。霍亂吐利屋下倒掛塵滾湯泡澄清服即
止。小便不通梁上塵二指撮水服之。大腸脫肛烏龍尾即梁上塵同鼠屎燒烟于桶
內坐上熏之數次即不脫也。喉痺乳蛾烏龍尾枯礬猪牙皂莢以鹽炒黃等分為末或吹或點皆
妙。牙疼嚙鼻壁上掃土用鹽炒過為末隨左右嚙鼻。鼻中息肉梁塵吹之。夜臥
魘死勿用火照急取梁塵納鼻中即活。卒自縊死梁上塵如豆大各納一筒中四人同時極
力吹兩耳及鼻中即活。經血不止烏龍尾炒烟盡荊芥穗各半兩為末每服二錢茶下。婦人

胎動十月未足欲産梁上塵竈突墨等分酒服方寸匕橫生逆産梁上塵酒服方寸匕。婦人妬乳醋和梁上塵塗之。石癰不膿梁上塵灰葵根莖灰等分用醋和傅之發背腫痛梁内倒吊塵爲末以生葱極爛心同搗膏傅之留頂一日一換乾則以水潤之無名惡瘡梁上倒塵二條韭地蚯蚓泥少許生蜜和捻作餅如錢大陰乾用蜜水調頻傅之小兒頭瘡浸淫成片梁上塵和油瓶下滓以皂莢湯洗後塗之小兒赤丹屋塵和臘猪脂傅之老嗽不止故茅屋上塵年久着烟火者和石黄款冬花婦人月經衣帶為末水和塗茅上待乾入竹筒中燒烟吸藥無不瘥也。

門臼塵主治止金瘡出血又諸般毒瘡切蒜蘸擦至出汗即消。

寡婦牀頭塵土治耳上月割瘡和油塗之。

瓷甌中白灰燒時相隔以灰為泥然後燒之但為瓷裹有灰收之備用治游腫醋磨傳之

香爐灰治跌撲金刃傷損罨之止血生肌

鍛竈灰此乃鍛鐵竈中灰兼得鐵力故也治癥瘕堅積去邪惡氣

附方產後陰脫鐵爐中紫塵羊脂二味和勻布裹炙熱熨推納上

冬灰乃冬月竈中所燒薪柴之灰也今人以灰淋汁取鹻浣衣發麪令皙治瘡蝕惡肉浸藍靛染青色性溫味辛治去黑子疣息肉疽蝕疥瘙煮豆食大下水腫醋和熱灰熨心腹冷氣痛及氣血絞痛冷即易治犬咬熱灰傅之又治溺死凍死蝕諸癰疽惡肉

附方人溺水死用竈中灰一石埋之從頭至足惟露七孔良久即甦墮水凍死只有

徵氣者勿以火炙用布袋盛鹽熱灰放在心頭冷即換待眼開以溫酒與之

陰冷疼悶 冷氣入腹脹滿殺人醋和熱灰熨之

湯火傷灼 餅爐中灰麻油調傅不得着水仍避風

犬咬傷人 苦酒和灰傅之或熱湯和之

石鹼 又有灰鹼花鹼諸名出山東濟寧諸處凝淀如石貨之四方浣衣發麪人旋用之

治濕熱止心痛消痰磨積塊去食滯殺齒蟲去目瞖治噎膈反胃同石灰爛肌肉潰癰疽瘰癧去瘀肉點痣黶疣贅痔核神效洗滌垢膩量虛實用過服損人

附方

多年反胃 方見鉛下

消積破氣 石鹼三錢山查三兩阿魏五錢半夏皂莢水製過一兩為末以阿魏化醋煮糊丸服

一切目疾 白鹼揀去黑碎者厚紙七層包掛風處四十九日取研極細日日點之

拳毛倒睫 用刀微劃動以藥泥眼胞上睫自起也石鹼一錢石灰一錢醋調塗

之蟲牙疼痛花鹼填孔內立止。痣靨疣贅花鹼礦灰以小麥稈灰汁煎二味令乾等分爲末。以針刺破。水調點之。三日三上。即去。須新合乃效。

金

又有黃芽太眞之名。山居雖少有。縱有亦無所用之。其備五行之全。姑載之云然。百鍊不改。亦足以見剛正之氣。性最堅久。沉重是可取也。有山金、沙金二種。其色七青八黃九紫十赤。以赤爲足色。和銀者性柔。試石則色青。和銅者性硬。試石則有聲。寶貨辨疑云。馬蹄金象馬蹄。難得。橄欖金出荊湖嶺南。胯子金象帶胯。出湖南北。瓜子金大如瓜子。麩金如麩片。出湖南及高麗。沙金細如沙屑。出蜀中。葉子金出雲南。餘載寶藏論。金有

性平。味辛。生者有毒。熟者無毒。必須烹煉煅屑或爲箔。方可用。如中金毒者。惟鷓鴣肉可解。性惡錫。畏水銀。得餘甘子則體柔。時珍曰。洗金以鹽。駱駝、驢馬脂皆能柔金。遇鉛則碎。翡翠石能屑金。亦物性相制也。主治鎮精神。堅骨髓。通利五臟邪氣。破冷氣。除風。療小兒驚傷五臟。風癇失志。鎮心安魂魄。治癲癇

風熱上氣咳嗽傷寒肺損吐血骨蒸勞極作渴並以箔入丸散服。

附方　風眼爛弦　金鐶燒紅掠上下瞼肉日數次甚妙　牙齒風痛　火燒金釵針之立止　輕粉破口　凡水腫及瘡病服輕粉後口瘡齦爛金器煑汁頻頻含漱能殺粉毒以愈爲度　水銀入耳　能蝕人腦以金枕耳邊則自出也　水銀入肉　令人筋攣惟以金物熨之水銀當出蝕金候金白色是也頻用取効此北齊徐王方也

銀

又有白金黍之名　閩浙荆湖饒信廣滇貴州交趾日本諸處山中皆產銀有礦中錬出者有砂土中錬出者有鉛中錬出者其生銀俗稱銀笋銀芽又曰出山銀管子曰上有鉛下有銀地鏡圖云山有葱下有銀銀之氣入夜正白流散在地其精變爲白雄鷄　餘載寶藏論

銀屑　入藥只用銀箔易細　性平味辛主治安五臟定心神止驚悸除邪氣定志去驚癇治小兒

癲疾狂走。銀箔堅骨。鎮心明目。去風熱癲癇。入丸散用。

附方 妊娠腰痛 如折者。銀一兩。水三升。煎一升。服之。胎動欲墮 痛不可忍。銀五兩。苧根二兩。清酒一盞。水一大盞。煎一盞。溫服。胎熱橫悶 生銀五兩。葱白三寸。阿膠炒半兩。水一盞。煎服。亦可入糯米作粥食。風牙疼痛 紋銀一兩。燒紅。淬燒酒一盞。熱漱飲之。立止。口鼻疳䘌 穿唇透頰。銀箔一兩。水三升。銅器煎一升。日洗三四次。神效。身面赤疵 常以銀揩令熱。久久自消。

銅

又有赤銅紅銅赤金諸名。時珍曰。銅有赤銅。白銅。青銅。赤銅山川黃雲貴諸處。山中土人。穴山採礦鍊取之。白銅出雲南。青銅出南番。惟赤銅為用最多。且可入藥。人以爐甘石鍊為黃銅。砒石鍊為白銅。雜錫鍊為響銅。山海經言出銅之山四百六十七。餘載寶藏論。

赤銅屑 又有銅落銅末銅花銅粉銅砂諸名。即打銅落下屑也。或以紅銅火煅水淬。亦自落下。以水淘淨。用好酒入砂鍋內炒。見火星。取研末用。性平。味苦。微毒。蒼木粉銅。牛脂巴豆軟銅。薊勝翻銅。慈石乳香啞銅。物相制也。主治明目踈風眼接骨。定州崔務墜馬折足，取銅末和酒服之遂痊。銲藺療女人血氣及心痛。

治賊風反折。熬使極熱，投酒中。服五合，日三。或以五觔燒赤，納二斗酒中，百遍。如上服之。又主腋臭，以醋和麥飯袋盛，先刺腋下脉，去血，封之，神效。同五倍子能染鬚髮。

附方 腋下狐臭 崔氏方。用清水洗淨，又用清酢漿洗淨，微揩破，取銅屑和酢熱揩之，甚驗。

自然銅 又名石髓鉛。其色青黄如銅，不從礦鍊，故名。以火煅醋淬七次，研細水飛過用。性平，味辛。

主治消瘀血，排膿，續筋骨折傷，散血止痛，破積聚，治産後血邪，安心，止驚悸，以酒磨服。

附方 心氣刺痛 自然銅，火煅，醋淬九次，研末，醋調一字服，即止。 項下氣癭 自然銅貯水甕中。遂日飲食皆用此水。其瘻自消。或火燒烟氣。久久吸之。亦可。暑濕癱瘓四肢不能動。自然銅燒紅。酒浸一夜。川烏頭炮。五靈脂。蒼朮。酒浸。各一兩。當歸二錢。酒浸。爲末。酒糊丸梧子大。每服七丸。酒下。覺四肢麻木卽止。

銅青一名銅綠。乃銅之精華也。時珍曰。近時人以醋制銅生綠。取收晒乾。淘洗用之。性平。味酸。微毒。主治明目。去膚赤息肉。風爛眼淚出。吐風痰。合金瘡止血。治婦人血氣心痛。殺蟲。除惡瘡疳瘡。

附方 風痰卒中碧林丹。治痰涎潮盛。卒中不語。及一身風癱。用生綠二兩。乳細。水化去石。慢火熬乾。取辰日辰時。辰位上修合。再研入麝香一分。糯米粉糊和丸彈子大。陰乾。卒中者每丸作二服。薄荷酒研下。餘風朱砂酒化下。吐出青碧涎。瀉下惡物。大效。治小兒用綠雲丹。銅綠不計多少。研粉。醋麪糊丸芡子大。每薄荷酒化服一丸。須臾吐涎如膠。神效。爛弦風眼銅青水調塗盌底。以艾熏乾。刮下塗爛處。亦髮禿落油磨銅錢末。塗之即生。面黶黑痣以草劃破銅綠末傅之。三日勿洗水。自落。厚者再上之。走馬牙疳銅青枯礬等分。研傅之。又方人中白一錢。銅綠三分。研傅之。楊梅毒瘡銅綠醋煑研末。燒酒調搽。極痛出水。次日即乾。或加白礬等分研摻。臁瘡頑癬銅綠七分研。黃蠟一兩化熬。以厚紙拖過表裏。別以紙隔貼之。出水妙。亦治楊梅瘡。及蟲咬。腸風痔瘻方見密陀僧下。諸蛇螫傷銅綠傅之。百蟲入耳生油調銅綠滴入。頭上生虱銅青明礬末摻之。

鉛

又有青金黑錫金。公水中金諸名。有銀坑處皆有之生山穴石間。乃五金之祖。以其能伏五金而死八石也。雌黃乃金之苗。而中有鉛氣。是黃金之祖矣。銀坑有鉛。是白金之祖矣。信鉛雜銅。是赤金之祖矣。與錫同氣。是青金之祖矣。硃砂伏于鉛而死于硫。硫戀于鉛而伏于硇鐵戀于磁而死于鉛。雄戀于鉛而死于玉。故其變化最多。一變而成胡粉。再變而成黃丹。三變而成密陀僧。四變而為白霜也。凡用以鐵銚溶化。瀉瓦上濾去渣脚。如此數次收用。其黑錫灰則以鉛沙取黑灰白錫灰不入藥。性寒味甘。主治鎮心安神。治傷寒毒氣反胃嘔噦蹷痰去噎膈消渴風癇瘿瘤鬼氣疰忤。消瘰癧癰腫明目固齒烏鬚髮治實女殺蟲解金石毒。錯為末。和青木香傅瘡腫惡毒蛇蝎所咬炙熨之。

黑錫灰主治積聚殺蟲同檳榔末等分。五更米飲服。

附方 烏鬚明目 黑鉛半斤鍋內鎔汁。旋入桑條灰柳木攪成沙篩末每早揩牙以水漱口洗目。能固牙。明目黑鬚髮。

揩牙烏髭 黑鉛消化以不蛀皂莢寸切投入炒成炭入鹽少許研勻日用揩牙。摘去白髭黑者更不白也。又方黑錫一觔炒灰埋地中五日入升麻細辛訶子同炒黑。日用揩牙。百日效。

牙齒動搖方同上

烏鬚鉛梳 鉛十兩錫三兩婆羅得三箇針砂熟地黃半兩茜根胡桃

皮一兩。沒石子、訶棃勒皮。硫黃。石榴皮。葱石皂礬烏麻油各二錢半爲末。先化鉛錫。入末一半。柳木攪勻。傾入梳模子。印成修齒。餘末。同水煮梳。三日三夜。水耗加之。取出。故帛重包五日。每以熟皮襯手。梳一百下。須先以皂莢水洗淨拭乾。

腎臟氣發 攻心面黑欲死。及諸氣奔豚喘急 鉛二兩。石亭脂二兩。木香一兩。麝香一錢。先化鉛炒乾。入亭脂急炒。焰起以醋噴之。傾入地坑內。覆住待冷。取研粟飯丸芡子大。每用二丸熱酒化服。取汗。或下或通氣。即愈。如大便不通。再用一丸。人玄明粉五分服。

婦人血氣 冷痛攻心。方同上。

風癇吐沫 反目抽掣。久患者。黑鉛、水銀結炒。南星炮各一兩。爲末。糯飯丸菉豆大。一歲一丸。乳汁下。

反胃噦逆 黑鉛化汁。以柳木槌研成粉。一兩入米醋一升。砂鍋熬膏。入蒸餅末少許。擣丸小豆大。每服一丸。薑湯下。

多年反胃 不止。紫背鉛二兩。石亭脂二兩。鹽鹵汁五兩。燒鉛以鹵汁淬盡。與亭脂同炒。焰起挑于水上。焰止研勻。蒸餅和丸梧子大。每服二十丸。煎石蓮乾柹湯下。

消渴煩悶 黑鉛水銀等分。結如泥。常含豆許吞津。

寸白蟲病 先食猪肉一片。乃以沙糖水調黑鉛灰四錢。五更服之蟲盡下。食白粥一日。許學士病嘈雜，服此下二蟲。一寸斷。一長二尺五寸。節節有斑文也。

水腫浮滿 烏錫五兩。皂莢一挺，炙。酒二斗煑六沸。頻服。至小便出二三升即消。

小便不通 黑鉛錯末一兩。生薑半兩。燈心一握。井水煎服。先以炒蔥貼臍。

卒然欬嗽 爐中鉛屑、桂心、皂莢等分，為末。蜜丸梧子大。每飲下十五丸。忌蔥。

瘰癧結核 鉛三兩，鐵器炒取黑灰，醋和塗上。故帛貼之。頻換，去惡汁。如此半月。不痛不破，內消為水而愈。

癰疽發背 黑鉛一觔，甘草三兩，微炙。瓶盛酒一斗，浸甘草。乃鎔鉛投酒中。如此九度。去滓飲酒。醉臥即愈。

金石藥毒 黑鉛一觔，鎔化投酒一升。如此十餘次。待酒至半升，頓飲。

取輕粉毒 出山黑鉛五觔。打壺一把。盛燒酒十五觔，納土茯苓半觔，乳香三錢。封固。重湯煑一日夜。埋土中。出火毒。每日早晚任性飲數盃。後用瓦盆接小便。自有粉出為驗。服至筋骨不痛乃止。

解砒霜毒 煩躁如狂。心腹疼痛。四肢厥冷。命在須臾。黑鉛四兩，磨水一盞灌之。

解硫黃毒 黑錫煎湯服即解。

鉛霜又名鉛白霜。以鉛打成錢，穿成串。瓦盆盛生醋，以串橫盆中，離醋二寸，仍以瓦盆覆之，置陰處，候生霜刷下，仍合住。性冷，味甘酸。塗木瓜則失酸，金克木也。主治消痰，止驚悸，解酒毒，去胸膈煩悶，中風痰實，止渴，去膈熱涎塞，吐逆，鎮驚去怯，烏鬚髮。

附方

小兒驚熱 心肺積熱，夜臥多驚。鉛霜、牛黃各半分，鐵粉一分，研勻。每服一字，竹瀝調下。

驚風癇疾 喉閉牙緊。鉛白霜一字，蟾酥少許，為末，烏梅肉蘸藥於齦上揩之，仍吹通關藥，良久便開。

消渴煩熱 鉛白霜、枯白礬等分，為末，蜜丸梧子大，綿裹含化嚥汁。又方：鉛白霜一兩，根黃、消石各一兩，為末。每冷水服一錢。

喉痺腫痛 鉛白霜、甘草半兩，青黛一兩，為末，醋糊丸芡子大。每含嚥一丸，立效。

懸癰腫痛 鉛白霜一分，甘草半生半炙一分，為末，綿裹含嚥。

口瘡齦爛 氣臭血出，不拘大人小兒。鉛白霜、銅綠各二錢，白礬豆許，為末，掃之。

鼻衄不止 鉛白霜末，新汲水服一字。

痔

瘡腫痛鉛白霜。白片腦各半字。津調塗之。隨手見效。室女經閉恍惚煩熱。鉛霜半兩。生地黄汁一合。調下。日三服。梳髮令黑鉛霜包梳。日日梳之。勝於染者。

胡粉綱目作粉錫。又有官粉。定粉。水粉。白粉。光粉。瓦粉。鉛粉。鉛華。解錫諸名。金陵杭州製者尤多。韶州者爲部粉。辰州者爲辰粉。辰粉帶青爲佳。性寒味甘辛能制硫黄。又雌黄得胡粉而失色。胡粉得雌黄而色黑。蓋相惡也。入酒中去酸味。收蟹不沙。主治食復勞復。墜痰消脹。止泄痢。久積痢。積聚不消。療嘔逆。去鱉瘕。止小便利。墮胎。治疥癬惡瘡。伏尸。毒螫。殺三蟲。除狐臭。黑鬚髮。炒焦止小兒疳痢。

〔附方〕勞復食復欲死者。水服胡粉少許。小兒脾泄不止。紅棗二十箇去核。將官粉入內。以陰陽瓦焙乾。去棗研粉。每服三分。米湯下。赤白痢下頻數。腸痛。定粉一兩。雞子清和。炙焦爲末。冷水服一錢。小兒無辜瘡下痢赤白。胡粉熟蒸。蒸令色變以飲服半錢。小兒腹脹胡粉鹽熬色變以摩腹上。腹皮青色不速治須臾死。方同上。小兒夜啼水服胡粉三豆大。日三服。身熱多汗胡粉半斤。雷丸四兩。爲末粉身。婦人心痛急者好官粉爲末。葱汁和丸小豆大。每服七丸。黃酒送下卽止。粉能殺蟲。葱能殺氣故也。寸白蚘蟲胡粉炒燥。方寸匕入肉臛中。空心服大效。服藥過劑悶亂者。水和胡粉服之。鼻衄不止胡粉炒黑。醋服一錢卽止。齒縫出血胡粉半兩。麝香半錢。爲末。臥時揩牙。墜撲瘀血從高落下。瘀血搶心。面青氣短欲死。胡粉一錢。水和服卽安。折傷接骨官粉硼砂等分爲末。每服一錢。蘇木湯調下。仍頻飲蘇木湯大效。杖瘡腫痛水粉一兩。赤石脂生一錢。水銀一分。以麻油杵成膏。攤油紙貼之。肉消者塡滿緊縛。抓傷面皮香油調鉛粉搽之。一夕愈。食梅牙齼韶粉揩之。染白鬚髮胡粉石灰等分。水和塗之。以油紙包。烘令溫煖。候末燥。間洗去。以油潤之。黑如漆也。腋下胡臭胡粉常粉之。或以胡粉三合和牛脂煎稠塗之。陰股常濕胡粉粉之。乾濕癬瘡方同上。黃水膿瘡官粉煆黃松香各三錢黃丹一錢飛礬二錢爲末。香油二兩熬膏傅之。小兒耳瘡月蝕胡粉和土塗之。小兒疳瘡熬胡粉猪脂和塗。小兒舌瘡胡粉和猪䯒骨中髓日三傅之。燕口吻瘡胡粉炒一分。黃連半兩爲末傅之。痘瘡瘢痕或凸或凹。韶粉一兩。輕粉一定。和研猪脂調傅。妬精陰瘡鈆粉二錢。銀杏仁七箇。銅銚內炒至杏黃。去杏取粉。出火毒。研搽效。反花惡瘡胡粉一兩。臙脂一兩。爲末。鹽湯洗淨傅之。日五次。瘡似蜂窠愈而復發胡粉硃砂等分爲末。蜜和塗之。血風臁瘡孫氏集效方。用官粉四兩。水調入碗內。以蘄州艾葉燒煙熏乾。入乳香少許。同研。香油調作隔紙膏。反覆貼之。楊氏簡便方。用官粉炒過。桐油調作隔紙膏貼之。小兒丹毒醋和胡粉。從外至內傅之良。湯火燒瘡胡粉羊髓和塗之。瘡傷水濕胡粉炭灰等分。脂和塗孔上。水即出也。蠼螋尿瘡酢和胡粉塗之良。諸蛇螫傷胡粉和大蒜搗塗。誤吞金銀及錢。胡粉一兩。豬脂調分再服。令消烊出也。三年目瞖胡粉塗之。口中乾燥煩渴無津。雄豬膽五枚。酒煑皮爛入定粉一兩。研勻丸芡子大。每含化一丸嚥汁。腹中癥瘕胡粉黍米淋汁溫服大効。接骨續筋止痛活血。定粉當歸各一錢。硼砂一錢半。爲末。每服一錢。蘇木煎湯調下。仍頻飲湯。發背惡瘡諸癰疽。好光粉二兩。眞麻油三兩。慢火熬。以柳枝急攪。至滴水成珠。入白膠末少許。入器。水浸兩日。油紙攤貼。名神應膏。

黃丹綱目作鉛丹。又有丹粉朱粉諸名。以土硫黃消石鹽醋炒鉛而成。用時須以水漂淨。微炒用之。性寒。味辛鹹。主治鎮心安神。止吐血及欬。治瘧及久積吐逆及胃驚癇瘨疾。除熱下氣。墜痰殺蟲。去怯除忤惡。止痢明目。止小便。除毒熱臍攣。金瘡血溢驚悸狂走消渴。煎膏用。止痛生肌。傳瘡長肉。及湯火瘡染鬚。

附方消渴煩亂 黃丹新汲水服一錢，以蕎麥粥壓之。**吐逆不止** 碧霞丹用北黃丹四兩，米醋半升煎乾，炭火三秤，就銚內煅紅，冷定爲末，粟米飯丸梧子大，每服七丸，醋湯下。**伏暑霍亂** 水浸丹，見木部巴豆下。**小兒吐逆** 不止，宜此清鎭燒針丸，用黃丹研末，小棗肉和丸芡子大，每以一丸，針簽於燈上燒過，研細，乳汁調下。一加硃砂、枯礬等分。**反胃氣逆** 胃虛，鉛丹二兩，白礬二兩，生石亭脂半兩，以丹礬研勻，入坩鍋內，以炭半秤煅赤，更養一夜，出毒兩日，入亭脂同研，粟米飯和丸綠豆大，每日米飲下十五丸。**泄瀉下痢** 赤白，用棗肉擣爛，入黃丹、白礬各皂子大，粳米飯一團，和丸彈子大，鐵線穿於燈上燒過，爲末，米飲服之。**赤白痢下** 黃丹炒紫，黃連炒等分爲末，以糊丸麻子大，每服五十丸，生薑甘草湯下。**妊娠下痢** 疼痛，用烏雞卵一箇，開孔去白留黃，入鉛丹五錢，攪勻，泥裹煨乾，研末，每服二錢，米飲下。一服愈是男，二服愈是女。**吐血咯血** 欬血，黃丹新汲水服一錢。**寒熱瘧疾** 體虛汗多者，黃丹、百草霜等分爲末，發日空心米飲服三錢，不過二服愈，或澁丸，或蒜丸，皆效。肘後方。

用飛炒黄丹一兩，恒山末三兩，蜜丸梧子大。每服五十丸，温酒下。平旦及未發將發時，各一服，無不効。普濟方。端午日，用黄丹炒二兩，獨蒜一百箇，搗丸梧子大。每服九丸，空心長流水面東下。二三發後，乃用神効，亦治痢疾。三因方。用黄丹炒，建茶等分爲末，温酒服二錢。又方，黄丹飛焙，麪糊丸芡子大，每棗子一枚，去核包一丸，紙裹煨熟食之。**温瘧不止** 黄丹炒半兩，青蒿童尿浸二兩，爲末，每服二錢，寒多酒服，熱多茶服。**小兒瘴瘧** 壯熱不寒。黄丹二錢，蜜水和服，冷者酒服。名鬼哭丹。**風癇發止** 驅風散。用鉛丹二兩，白礬二兩爲末，用三角磚相鬭，以七疊紙鋪磚上，鋪丹於紙上，礬鋪丹上，以十斤柳木柴燒過爲度，取研。每服二錢，温酒下。**客忤中惡** 道間門外得之，令人心腹刺痛，氣衝心胸脹滿，不治害人。眞丹方寸七，蜜三合，和灌之。**一切目疾** 瞖障治，只障不治。蜂蜜半斤，銅鍋熬起紫色塊，入飛過眞黄丹二兩，水一盌，再煉至水氣盡，以細生絹鋪薄紙一層，濾淨，瓶封埋地内三七，每日點眼七次，藥貼則洗之。一方入訶子肉四箇。**赤眼痛** 黄丹蜂蜜調貼太陽穴，立効。**赤目及瞖** 鉛丹、白礬等分，爲末點之。又

山居本草卷六

方鉛丹烏賊骨等分合研白蜜蒸點之。

眼生珠管　鉛丹半兩鯉魚膽汁和如膏日點三五次。

痘疹生瞖　黃丹輕粉等分為末吹少許入耳內左患吹右右患吹左。

小兒重舌　黃丹一豆大安舌下。

小兒口瘡　糜爛黃丹一錢生蜜一兩相和蒸黑每以鷄毛蘸搽甚効。

腋下胡臭　黃丹入輕粉唾調頻掺之。

婦人逆産　真丹塗兒足下。

蚰蜒入耳　黃丹酥蜜杏仁等分熬膏綿裹包塞之開香郎出捕取。

蠍蠆螫人　醋調黃丹塗之。

金瘡出血　不可以藥速合則內潰傷肉只以黃丹滑石等分為末傅之。

外痔腫痛　黃丹滑石等分為末新汲水調日五上之。

血風臁瘡　黃丹一兩黃蠟一兩香油五錢熬膏先以葱椒湯洗貼之。

遠近臁瘡　黃丹飛炒黃蘗酒浸七日焙各一兩輕粉半兩研細以苦茶洗淨輕粉塡滿次用黃丹護之外以蘗末攤膏貼之勿揭動一七見功。

密陀僧　又名没多僧爐底原取銀冶者今既難得乃取煎銷銀鋪爐底用之造黃丹者以脚渣鍊成其似銀形者是也凡使搗細安瓷鍋中重紙袋盛柳蛀末焙之次下東流水浸滿火煑一伏時去柳末紙袋取用

性

平。味辛鹹。主治鎮心定驚癇。欬嗽嘔逆。吐痰。瘀及胃。消渴瘧疾。下痢。止血。殺蟲。消積。治諸瘡。消腫毒五痔金瘡。除狐臭。染髭髮。去面上瘢。䵟面膏藥用之。

附方痰結胸中 不散。密陀僧一兩。醋水各一盞。煎乾爲末。每服二錢。以酒水各一小盞煎一盞。溫服。少頃當吐出痰涎爲妙。

消渴飲水 神效丸。用密陀僧二兩。研末湯浸蒸餅丸梧子大。濃煎蠶繭鹽湯。或茄根湯。或酒下。一日五丸。日增五丸。至三十丸止。不可多服。五六服後。以見水惡心爲度。惡心時以乾物壓之。日後自定甚奇。

赤白下痢 密陀僧三兩。燒黃色研粉每服一錢。醋茶下。日三服。

腸風痔瘻 銅青密陀僧各一錢。麝香少許爲末。津和塗之。

小兒初生 遍身如魚脬。又如水晶。破則成水。流滲又生者。密陀僧生研摻之。仍服蘇合香丸。

驚氣失音 驚氣入心絡瘖不能言語者。用密陀僧末一匕。茶調服即愈。昔有人伐薪爲狼所逐。而得是疾。或授此方而愈。又有一軍校採藤。逢惡蛇病此。亦用之而愈此乃驚則氣亂密陀僧之重以去怯而平肝也其功力與鉛丹同故膏藥中用代鉛丹云。**腋下狐臭**漿水洗淨油調密陀僧塗之以一錢用熱蒸餅一箇切開摻末夾之。**香口去臭**密陀僧一錢醋調漱口。**大人口瘡**密陀僧鍛研摻之。**小兒口瘡**不能吮乳密陀僧末醋調塗足心瘡愈洗去。蔡醫博方也。**鼻內生瘡**密陀僧香白芷等分爲末蠟燭油調搽之。**鼻皶赤皰**密陀僧二兩細研人乳調夜塗旦洗。**痘瘡瘢黶**方同上。**野䵴斑點**方同上。**夏月汗斑**如疹用密陀僧八錢雄黃四錢先以薑片擦熱仍以薑片蘸末擦之次日即焦。**骨疽出骨**一名多骨疽不時出細骨乃母受胎未及一月與六親骨肉交合感其精氣故有多骨之名以密陀僧末桐油調勻攤貼之即愈。**血風臁瘡**密陀僧香油入粗盆內磨化油紙攤膏反覆貼之。**陰汗濕痒**密陀僧末傅之。又方加蛇床子末同傅。

錫又有白鑞鈏賀諸名出雲南衡州兩廣等處。**性寒味甘。**殺羊角五靈脂伏龍肝。馬鞭草皆能縮賀。

硇砒能硬錫。巴豆莨𦸅痲。藍汁地黄。能制錫。松脂銲錫。錫礦縮銀。**主治**惡毒風瘡。

附方 解砒霜毒 錫器於粗石上磨水服之。楊梅毒瘡 黑鉛廣錫各二錢半。結砂蜈蚣二條。為末。紙卷作小撚。油浸一夜點燈。日照瘡二次。七日即見効。

古鏡 又名鑑。及照子。始于堯臣尹壽。年久者良。**主**治驚癇邪氣。小兒諸惡。犯煑汁和諸藥煑服。文字彌古者佳。辟一切邪魅。女人鬼交。飛尸蠱毒。催生。及治暴心痛。並火燒淬酒服。百蟲入耳鼻中。將鏡就敲之。即出。小兒疝氣腫硬。煑汁服。

附方 小兒夜啼 明鑑掛牀脚上。

錫銅鏡鼻 錫銅相和。得水澆之極硬。故鑄鏡用之。考工記云。金錫相半。謂之鑑燧之劑是也。**主**治伏尸邪氣。女人血閉癥瘕。伏陽絶孕。產後餘疹刺痛。

三十六候，取七粒投醋中，熬呷之。亦可入當歸芎藭煎服。

〔附方〕小兒客忤面青驚痛，銅照子鼻燒赤，以酒淬過，與兒飲。

〔鏡鏽〕即鏡上綠也，俗名楊妃垢。主治腋臭，又療下疳瘡。同五倍子末等分，米泔洗後傅之。

古文錢又有泉孔方兄、上清童子、青蚨諸名，但得五百年之外者即可用也。同胡桃嚼即碎，相制也。主治翳障明目，療風赤眼，鹽鹵浸用。婦人生產橫逆，心腹痛，月膈五淋，燒以醋淬用。大青錢煮汁服，通五淋。磨入目，主盲障膚赤。和薏苡根煮服，止心腹痛。

附方時氣欲死大錢百文水一斗煑八升入麝香末三分稍飲至盡或吐或下愈時氣溫病頭痛壯熱脉大始得一日者比輪錢一百五十七文水一斗煑取七升服汁須臾復以水五升更煑一升以水二升投中合得三升出錢飲汁當吐毒出也即愈心腹煩滿及胸脇痛欲死者比輪錢二十枚水五升煑三升分三服急心氣痛古文錢一箇打碎大核桃三箇同炒熱入醋一盞冲服霍亂轉筋青銅錢四十九枚木瓜一兩烏梅炒五枚水二盞煎分溫服慢脚驚風利痰奇效用開元通寳錢背後上下有兩月痕者其色淡黑頗小以一箇放鐵匙上炭火燒四圍上下各出珠子取出候冷傾入盞中作一服以南木香湯送下或人參湯亦可錢雖利痰非胃家所好須以木香佐之下血不止大古錢四百文酒三升煑二升分三服赤白帶下銅錢四十文酒四升煑取二升分三服小便氣淋比輪錢三百文水一斗煑取三升溫服沙石淋痛古文錢煑汁服傷水喘急因年少飲冷水驚恐所致者古文錢七枚洗淨白梅七箇水一鍾同浸三宿空心一呷良久得

吐効**唇腫黑痛**痒不可忍四文大錢于石上磨猪脂汁塗之不過遍愈**口內熱瘡**青錢二十文燒赤投酒中服之立瘥**眼赤生瘡**連年不愈古錢一文生薑石一箇洗淨以錢于石上磨蜜取濃汁三四滴在盞覆瓦上以艾炙瓦內七壯熏蜜取點之効**赤目浮瞖**古錢一文鹽方寸匕治餙點之**目卒不見**錢于石上磨汁注眥中**目生珠管**及膚瞖銅錢青一兩細墨半兩爲末醋丸白豆大每以一丸同乳汁新汲水各少許浸化點之**腋下狐臭**古文錢十文鐵線串燒醋淬十次入麝香研末調塗**跌撲傷損**半兩錢五箇火煅醋淬四十九次甜瓜子五錢珍珠二錢研末每服一字好酒調隨上下食前後**誤吞鐵錢**古文銅錢十箇白梅肉十箇淹過即爛搗丸綠豆大每服一丸流水吞下即吐出**百蟲入耳**青錢十四文煎猪膏二合少少滴之**便毒初起**以胡桃同古文錢嚼食二三枚能消便毒便毒屬肝以金伐木也

銅弩牙黃帝始作弩弩牙機發性動用以通利**主治難産血閉月水不通陰**

陽隔塞。燒赤納酒中。飲汁古者彌勝。

〔附方〕誤吞珠錢，哽在咽者，銅弩牙燒赤納水中，令飲汁，立愈。

諸銅器 銅器盛飲食茶酒，經夜有毒。煎湯損人聲。銅器上汗，有毒，令人發惡瘡內疽。主治霍亂轉筋，腎堂及臍下疰痛，並炙器隔衣熨其臍腹腎堂。古銅器，畜之辟邪祟。

〔銅鈷鉧〕一作鈷鏻，熨斗也。 主治折傷接骨，擣末研飛，和少酒服不過二方七。又盛灰火熨臍腹冷痛。

〔銅秤錘〕治難產橫生，燒赤淬酒服。

〔銅匙柄〕治風眼赤爛及風燒赤眼腎膜，燒熱烙之，頻用妙。

鐵又有黑金烏金之名皆取礦土炒成秦晉淮楚湖南閩廣諸山中皆產以廣鐵爲良甘肅土錠鐵色黑性堅宜作刀劍西番出賓鐵尤勝管子云上有赭下有鐵餘見寶藏論。熟鐵柔鐵也經用辛苦者曰勞鐵性平味辛有毒畏慈石火炭能制石亭脂毒遇神砂如泥似粉又畏皂莢豬犬脂乳香朴硝硇砂鹽鹵荔枝獺食鐵而蛟龍畏鐵凡諸草木葉皆忌鐵器而補腎藥尤忌之否則反消肝腎上肝傷氣母氣愈虛矣

主治堅肌耐痛。勞鐵。療賊風燒赤投酒中飲。

〔生鐵〕治癎疾散瘀血消丹毒黑鬚髮療下部及脫肛除癬及惡瘡疥蜘蛛咬蒜磨生油調傅。

〔附方〕脫肛歷年不入者生鐵二觔水一斗煮汁五升洗之日再。熱甚耳聾燒鐵投酒中飲之仍以慈石塞耳日易夜去之。小兒丹毒燒鐵淬水飲一合。小兒燥瘡名爛瘡燒鐵淬水中二七遍浴之二三十起作漿。打撲瘀血在骨節及脇外不去以生鐵一斤酒三升煮一

升服。熊虎傷毒。生鐵煑令有味洗之。

鋼鐵 又名跳鐵。有三種。有生鐵夾熟鐵鍊成者。有精鐵百鍊出鋼者。有西南海中生成者。凡鐵內有硬處不可打者。名鐵核。以香油塗燒之即散。主治金瘡煩滿熱中胸膈氣塞食不化。

鐵粉 乃鋼鐵飛鍊而成者。人多取雜鐵作粉屑飛之。其體重真鋼者不爾也。主治化痰鎮心抑肝邪堅骨髓合和諸藥各有所主。

附方 驚癇發熱 鐵粉水調少許服之。急驚涎潮 壯熱悶亂鐵粉二錢硃砂一錢為末。每服一字薄荷湯調下。傷寒陽毒 狂言妄語亂走毒氣在臟也。鐵粉二兩龍膽草一兩為末。磨刀水調服一錢。小兒五分。頭痛鼻塞 鐵粉二兩龍腦半分研勻。每新汲水服一錢。雌雄疔瘡 鐵粉一兩蔓菁根三兩搗如泥封之。日二換。風熱脫肛 鐵粉研同白斂末傅上按入。

〔針砂〕此作針家磨鑢細末也。須真鋼砂乃可用。人多以柔鐵砂雜和之，須辨明。亦染皂。功同鐵粉，消積聚腫滿黃疸，平肝氣，散癭。和末食子染鬚至黑。

〔附方〕風濕脚痛。針砂、川烏頭爲末，和勻炒熱，綿包熨之。風痺暖手。針砂四兩，硇砂三錢，黑脚白礬六錢，研末，以熱醋或水拌濕，油紙裹，置袋內，任意挼之，冷再拌。脾勞黃病。針砂四兩，醋炒七次，乾漆燒存性二錢，香附三錢，平胃散五錢，爲末，蒸餅丸梧子大，任湯使下。濕熱黃瘡。助脾去濕針砂丸：用針砂不拘多少，擂盡鏽，淘洗白色，以米醋於鐵銚內浸過一指，炒乾，再炒三五次，候通紅取出。用陳粳米半升，水浸一夜，搗粉作塊，煮半熟，杵爛，入針砂二兩半，百草霜炒一兩半，搗千下，丸梧子大。每服五十丸，用五加皮、牛膝根、木瓜浸酒下。初服若泄瀉，其病源去也。水腫尿少。針砂醋煮炒乾、猪苓、生地龍各三錢，爲末，葱涎研和，傅臍中約一寸厚，縛之，待小便多爲度，日二易之。入甘遂更妙。泄瀉無度。諸藥不效，方同上，不用甘遂。虛寒下痢。腸滑不禁。針砂七錢半，官桂一錢，枯礬一錢，爲末，以凉水謂臍上下縛之。當覺大熱。以水渦之。可用三四次。名玉胞肚。

項下氣癭 針砂入水缸中浸之。飲食皆用此水。十日一換。砂半年自消散。甚良。

染白鬚髮 針砂醋炒七次一兩。訶子白芨各四錢。百藥煎六錢。綠礬二錢。為末。用熱醋調。刷鬚髮。菜葉包住。次早酸漿洗去。此不壞鬚。亦不作紅。又方。針砂蕎麪各一兩。百藥煎為末。茶調。夜塗日洗。再以訶子五錢。沒石子一醋炒一箇。百藥煎少許。水和塗一夜。溫漿洗去。黑而且光。

鐵屑

綱目作鐵落。又有鐵液。鐵蛾之名。生鐵打鑄皆有花出。如蘭如蛾。故俗謂之鐵蛾。今烟火家用之。鐵末浸醋書字于紙背後。塗墨。如碑字也。

性平。味辛。主治平肝去怯。治善怒發狂。 飲以生切落。金制木也。肝木平。止其症自愈。 **除胸膈中熱氣。食不下。止煩去風熱惡瘡瘍疽瘡痂疥。氣在皮膚中。去黑子。可以染皂。治驚邪癲癇。小兒客忤。消食及冷氣。並煎服之。主鬼**

打。鬼疰。邪氣。水漬沫出澄清。暖飲一二盃。炒熱投酒中飲。療賊風痙。又裹熨腋下。療狐臭。

附方 小兒丹毒 鍛鐵屎研末。猪脂和傅之。

鐵精 又名鐵花。鐵之精華也。出煅竈中如塵。紫色輕者佳。亦以摩瑩銅器用之。 主治明目。化銅療驚悸。定心氣。小兒風癇。陰癀脫肛。

附方 下痢脫肛 鐵精粉之。良。 女人陰脫 鐵精羊脂布裹。炙熱熨推之。 男子陰腫 鐵精粉傅之。 疔腫拔根 鐵渣一兩。輕粉一錢。麝香少許。為末。針畫十字口。點藥入內。醋調麪糊傅之。神效。 食中有蠱 腹內堅痛。面目青黃。淋露骨立。病變無常。用爐中鐵精研末。雞肝和丸。梧子大。食前酒下五丸。不過十日愈。 蛇骨刺人 毒痛。鐵精粉豆許。吹入瘡內。

鐵華粉 又有鐵胤粉。鐵艷粉。鐵霜。諸名。作粉法。取鋼鍛作葉。如笏或團。平面磨錯。令光淨。以鹽水灑之。于醋甕窦中陰處埋一百日鐵上衣生則放粉矣刮取細搗篩入乳鉢研如麪加合諸藥爲丸散此鐵之精華功勝粉也或懸於醬瓿上生霜者名鐵胤粉淘去粗汁鹹味烘乾用主治安心神堅骨髓強志力除風邪止驚悸虛癇鎮五臟去邪氣除健忘冷氣心痛痃癖癥結脫肛痔瘻宿食等去百病隨所冷熱和諸藥用棗膏爲丸傅竹木刺人肉

附方婦人陰挺鐵孕粉一錢龍腦半錢研水調刷產門

鐵鏽又名鐵衣此鐵上赤衣也刮下用主治平肝墜熱消瘡腫口舌瘡惡瘡疥癬和油塗之蜘蛛蟲咬蒜磨塗之蜈蚣咬醋磨塗之

附方風瘙癮疹鏽鐵磨水塗之湯火傷瘡青竹燒油同鐵鏽搽之丁腫初

起多年土內鏽釘火鍛醋淬刮下鏽末不論遍次㬠取收之每用少許人乳和枇破傅之仍炒研二錢以韲水煎滚待冷調服

脚腿紅腫熱如火炙俗名赤遊風用鐵鏽水解之

重舌腫脹鐵鏽鎮燒紅打下鏽研末水調一錢噙嚥

小兒口瘡鐵鏽末用水調傅之

內熱遺精鐵鏽末冷水服一錢三服止

婦人難產雜草燒鏵鏽白芷等分為末每服一錢童尿米醋各半和服見效

鐵爇又名刀烟刀油以竹木爇火于刀斧刃上燒之津出如漆者是也江東人多用之

主治惡瘡蝕䘌金瘡毒物傷皮肉。止風水不入。入水不爛手足皸拆瘡根結筋瘰癧毒腫染鬚髮令永黑及熱未凝時塗之少項當硬用之須防水。又殺蟲效

附方

項邊癧子以桃核于刀上燒烟熏之

鐵漿以生鐵漬水服餌者旋入新水日久生黃者則力愈勝

主治鎮心明目。主癲癇

發熱急黃狂走。六畜顛狂。人爲蛇犬虎狼毒刺。惡蟲等嚙服之毒不入肉也。兼解毒入腹。

【附方】時氣生瘡胸中熱鐵漿飲之 一切丁腫鐵漿日飲一升。發背初起鐵漿飲二升取利。蛇皮惡瘡鐵漿頻塗之 漆瘡作痒鐵漿頻洗愈

諸鐵器舊本鐵器諸條繁今集爲一大抵皆是借其器平木解毒重墜無他義也。

【鐵杵】即搗藥杵也。主治橫產胞衣不下。燒赤淬酒飲

鐵秤錘治賊風。止產後血瘕腹痛及喉痺熱塞。燒赤淬酒熱飲。又治男子疝痛女人心腹妊娠脹滿漏胎卒下血。

【附方】喉痺腫痛菖蒲根嚼汁燒秤錘淬一盃飲之 舌腫咽痛咽生息肉舌腫秤錘

燒赤淬醋盞嚥之。誤吞竹木秤錘燒紅。淬酒飲之。便毒初起極力提起令有聲。以鐵秤錘淬醋。一夜即散。

【鐵銃】燒赤淋酒入內孔中流出。乘熱飲之。催生易產。舊銃尤良。

【鐵斧】治產難橫逆。胞衣不出。燒赤淬酒服。亦治產後血瘕腰腹痛。懷妊三月名曰始胎。血脈未流。象形而變。可轉女爲男。用斧置牀底。繫刃向下。勿令本婦知之。

【鐵刀】治蛇咬毒入腹。取兩刀於水中相摩。飲其汁。百蟲入耳。以兩刀於耳門上摩敲作聲自出。摩刀水服利小便。塗脫肛痔核產腸不上。耳中卒痛。

大刀環治産難。數日不出。燒赤淬酒一盃頓服。

剪刀股治小兒驚風。錢氏有剪刀股丸。用剪環頭研破剪湯服藥。

鐵鋸治誤吞竹木入咽。燒故鋸令赤漬酒熱飲。

布鍼治婦人橫産。取二七枚燒赤淬酒七遍服。

附方 眼生偷鍼 布鍼一箇。對井睨視。已而折為兩段投井中。勿令人見。

鐵鏃治胃熱呃逆。用七十二箇煎湯啜之。

鐵甲治憂鬱結滯。善怒狂易。入藥煎服。

鐵鎖治齆鼻不聞香臭。磨石上取末。和猪脂綿裹塞之經日肉出瘥。

〔鑰匙〕治婦人血噤失音，衝惡，以生薑、醋、小便同煎服。弱劣人亦可煎服。

〔鐵釘〕治酒醉齒漏出血不止，燒注孔中即止。

〔鐵鏵〕即鏵也。治心虛風邪，精神恍惚，健忘，以多使者四兩，燒赤投醋中七次，打成塊，水二斗浸三七日，每食後服一小盞。

〔附方〕小兒傷寒百日內患壯熱，用鐵鏵一斤，燒赤，水二斗，淬三七次，煎一半，入柳葉七片，浴之。

積年齒䘌 舊鐵鏵頭一枚，炭火燒赤，捻硫黃一分，猪脂一分，于上熬沸，以綿包柳枝，搵藥熱烙齒縫數次，愈。

灌頂油法 治腦中熱毒風，除目中翳障，鎮心明目。生油二斤，故鐵鏵五兩，打碎，硝石半兩，寒水石一兩，馬牙硝半兩，曾青一兩，綿裹入油中浸七日，每以一錢頂上摩之，及滴少許入鼻內，甚妙。此大食國胡商方。

〔鐵犁鑱尖〕得水制硃砂水銀石亭脂毒。

〔車轄〕即車軸鐵鎋頭。一名車釭。治喉痺及喉中熱塞。燒赤投酒中熱飲。又治小兒大便下血。燒赤淬水服。

〔附方〕小兒下血方見上。妊娠欬嗽車釭一枚。燒赤投酒中冷飲。走注氣痛車釭燒赤。濕布裹熨病上。

〔馬銜〕即馬勒口鐵也。古舊者好。治小兒癇婦人難產。臨時持之。并煮汁服一盞。治馬喉痺腫連頰。吐血氣欬。煎水服之。

〔馬鐙〕治田野燐火。人血所化。或出或沒。來逼奪人精氣。但以馬鐙相戛作聲。即滅。故張華云。金葉一振。遊光斂色。

雄黃又名石黃薰黃時珍曰雄黃入點化黃金用故名黃金石非金苗也以米醋入蘿蔔汁煮乾用性平味苦辛。有毒主治瘧疾寒熱伏暑泄痢酒飲成癖驚癇頭風眩運化腹中瘀血殺勞蟲疳蟲搜肝氣瀉肝風消涎積殺精物惡鬼邪氣中惡腹痛鬼疰瘰惡瘡鼠瘻疽痔。一切蛇蟲傷殺諸蛇虺毒。

附方卒中邪魔雄黃末吹鼻中。鬼擊成病腹中煩滿欲絕雄黃粉酒服一刀圭日三服化血為水也辟禳魘魔以雄黃帶頭上或以棗許繫左腋下終身不魘家有邪氣用真雄黃三錢水一盞以東南桃枝咒洒滿屋則絕迹勿令婦人見知。女人病邪女人與邪物交通獨言獨笑悲思恍惚者雄黃一兩松脂二兩溶化以虎爪攪之丸如彈子夜燒于籠中令女坐其上以被蒙之露

頭在外不過三劑自斷仍以雄黃人參防風
五味子等分爲末每旦井水服方寸匕取愈
小丹服法
雄黃柏子仁各二兩松脂煉過十兩合搗爲丸每
旦北向服五丸百日後拘魂制魄與神人交見。
轉女爲男
婦人覺有妊以雄黃一兩絳囊盛之養
胎轉女成男取陽精之全于地產也。
小兒諸癇
雄黃硃砂等分爲末每服
一錢豬心血入齏水調下
骨蒸發熱
雄黃末一兩入小
便一升研如粉乃
取黃理石一枚方闊一尺者炭火燒之三食頃濃淋汁
於石上置薄氈于上患人脫衣坐之衣被圍住勿令洩
氣三五
度瘥
傷寒欬逆
服藥無效雄黃二錢酒一盞
煎七分乘熱嗅其氣即止
傷寒狐
惑
蟲蝕下部痛痒不止雄黃
半兩燒于瓶中熏其下部
偏頭風病
至靈散用雄黃
細辛等分爲末
每以一字吹鼻左
痛吹右右痛吹左
五尸注病
發則痛變無常昏光沉重
纏結臟腑上衝心脅即身
中尸鬼接引爲害也雄黃大蒜各
一兩杵丸彈子大每熱酒服丸
腹脅痞塊
雄黃一兩
白礬一兩
爲末麪糊調膏攤貼即見功效未效再貼
待大便數百觔之狀乃愈此方秘傳也
脅下痃癖
及
傷

飲食煮黃丸用雄黃一兩巴豆五錢同研入白麪二兩滴水爲丸梧子大每服二十四丸漿水煮三十沸入冷漿水沉冷吞下以利爲度如神

飲酒成癖 酒癥丸治飲酒過度頭旋惡心嘔吐及酒停積于胃間遇飲即吐久而成癖雄黃皂角子大六個巴豆連皮油十五個蠍稍十五個同研入白麪五兩半滴水丸豌豆大將乾入麩內炒香將一粒放水試之浮則取起收之每服二丸溫酒下

髮癥飲油 有飲油五升以來方快者不爾則病此是髮入于胃氣血裹之化爲蟲也雄黃半兩爲末水調服之蟲自出

癥瘕積聚 去三尸益氣延年却老雄黃二兩爲末水飛九度入新竹筒內以蒸餅一塊塞口蒸七度用好粉脂一兩和丸綠豆大每服七丸酒下日三服

小腹痛滿 不得小便雄黃末蜜丸塞陰孔中

陰腫如斗 痛不可忍雄黃礬石各二兩甘草一尺水五升煮二升浸之

中飲食毒 雄黃青黛等分爲末每服三錢新汲水下

中毒蠱毒 雄黃生礬等分端午日研化蠟丸梧子大每服七丸念藥王菩薩七遍熱水下

結陰便血 雄黃不拘多少入棗內線繫定煎湯用鉛一兩化汁傾入湯內同煮自早至晚

不住添沸湯。取出爲末。共棗杵和丸梧子大。暑毒泄痢每服三十丸。煎黑鉛湯空心下。只三服止。用雄黃水飛九度。竹筒盛蒸七次。研末。蒸餅和丸梧子大。每甘草湯下七丸。日三服。中風舌強正舌散。用雄黃荊芥穗等分爲末。豆淋酒服二錢。破傷中風雄黃白芷等分爲末。酒煎灌之即甦。風狗咬傷雄黃五錢麝香一錢爲末。酒下作二服。白蟲入耳雄黃燒撚熏之自出。馬汗入瘡雄黃白礬各一錢。烏梅三箇。巴豆一箇。合研。以油調半錢傅之良。蜘蛛傷人雄黃末傅之。金瘡內漏雄黃半豆大納之。仍以小便服五錢。血皆化爲水。杖瘡腫痛雄黃二分。密陀僧一分研末。水調傅之極妙。中藥箭毒雄黃末敷之。沸汁出愈。解藜蘆毒水服雄黃末一錢。小兒痘疔雄黃一錢。紫草三錢爲末。胭脂汁調。先以銀簪挑破搽之極妙。白禿頭瘡雄黃豬膽汁和傅之。眉毛脫落雄黃末一兩。醋和塗之。筋肉化蟲有蟲如蟹走于皮下作聲如小兒啼。爲筋肉之化。雄黃雷丸各一兩爲末。摻豬肉上炙熟喫盡自安。風痒如蟲成煉雄黃、松脂等分，研末，蜜丸梧子大，每飲下十丸，日三服，百日愈。忌酒肉鹽豉。

丁瘡惡毒　千金方：刺四邊及中心，以雄黃末傅之，神效。積德堂方用雄黃、蟾酥各五分，為末，葱蜜搗丸小米大，以針刺破瘡頂，插入，甚妙。

廣東惡瘡　雄黃一錢半，杏仁三十粒去皮，輕粉一錢，為末。洗淨，以雄豬膽汁調上，二三日即愈。百發百中。天下第一方。出武定侯府內。

蛇纏惡瘡　雄黃末醋調傅之。

纏喉風痺　雄黃磨新汲水一盞服，取吐下愈。

風熱痛　用雄黃、乾薑各等分，為末，嗃鼻，左痛嗃右，右痛嗃左。

牙齒蟲痛　雄黃末和棗肉丸，塞孔中。

走馬牙疳　臭爛出血。雄黃豆大七粒，每粒以淮棗去核包之，鐵線串于燈上燒化，為末。每以少許摻之，去涎，以愈為度。

小兒牙疳　雄黃一錢，銅綠二錢，為末，貼之。

疳蟲蝕鼻　雄黃、葶藶等分，研末，臘豬脂和，用槐枝點之。

耳出臭膿　雄黃、雌黃、硫黃等分，為末，吹之。

臁瘡日久　雄黃二錢，陳皮五錢，青布捲作大撚，燒烟熏之，熱水流出，數次愈。

鼻準赤色　雄黃、硫黃各五錢，水粉二錢，用頭生乳汁調傅，不過三三次愈。

熏黃治惡瘡疥癬，殺蟲虱，和諸藥熏嗽。

附方　小便不通：熏黃末豆許，納孔中良。　卅年呷嗽：熏黃、木香、莨菪子等分為末，羊脂塗青紙上，以末鋪之，竹筒燒煙吸之。　欬嗽熏法：熏黃一兩，以蠟紙調捲，作筒十枚，燒烟吸嚥，取吐止。一日一熏，惟食白粥。七日後以羊肉羹補之。　水腫上氣：欬嗽腹脹，熏黃一兩，欵冬花二分，熟艾一分，以蠟紙鋪艾，洒二末于上，荻管捲成筒，燒烟吸嚥三十口則瘥。三日盡一劑，百日斷鹽醋。　手足甲疽：熏黃、蛇皮等分為末，以米泔洗淨，割去甲入肉處，敷之。一二頃痛定神效。

石膏　又名細理石。取色白者良，青色雜者剔去。略煅帶生用，多煅則性斂，體膩矣。醋調封丹爐甚于脂膏，可收豆腐。性涼，味淡帶微辛，色白屬金，故名白虎。體重，性涼而主降，能清內蓄之熱；味淡帶辛而主散，能祛肌表之熱。因內外兼施而入陽明經，為退熱驅邪之神劑。一切諸語發狂、發斑疹毒、齒痛腳熱、胃火皆能奏効。如時氣壯熱頭痛，或身熱有汗不解，及汗後脉洪而渴，或暑月中熱體疼頭痛，汗多大渴，或瘧久熱極渴甚，咽痛口乾舌焦。是皆腸胃熱邪內盛，蒸發於肌表，藉此通解而行淸肅之氣。若無汗而渴，及小便不利，併腹痛嘔瀉飽悶，皆所忌也。

附方

傷寒發狂 踰垣上屋。寒水石二錢，黃連一錢，為末，煎甘草冷服，名鵲石散。

風熱心躁 口乾狂言，渾身壯熱。寒水石半斤，燒半日，淨地坑內盆合，四面濕土擁起，經宿取出，入甘草末、天竺黃各二兩，龍腦二分，糯米糕丸彈子大，蜜水磨下。

解中諸毒 方同上。

乳石發渴 寒水石一塊，含之以瘥爲度。

男女陰毒 寒水石不拘多少，為末，用[illegible]……搗丸栗子大，日[illegible]……

煆紅燒研、以滾酒調服、飲葱醋湯投之、得汗愈。小兒丹毒寒水石末一兩。和酒塗之。小兒身熱石膏一兩。青黛一錢爲末、糕糊丸龍眼大每服一丸。燈心湯化下。骨蒸勞病外寒、內熱附骨而蒸也其根在五臟六腑之中。必因患後得之。骨肉日消飲食無味、或皮燥而無光蒸盛之時、四肢漸細、足趺腫起。石膏十兩。研如乳粉水和服方寸匕。日再、以身凉爲度。熱盛喘嗽石膏二兩、甘草炙半兩爲末。每服三錢。生薑蜜調下。痰熱喘嗽痰湧如泉。石膏寒水石各五錢爲末。每人參湯服三錢。食積痰火瀉肺火胃火、白石膏火煆出火毒。半斛爲末。醋和丸梧子大。每服四五十丸。白湯下。胃火牙疼好軟石膏一兩火煆。淡酒淬過爲末入防風荆芥細辛白芷。五分爲末。日用揩牙甚効。老人風熱內熱目赤。頭痛。視不見物。石膏三兩。竹葉五十片。沙糖一兩。粳米三合。水三大盞。煎石膏竹葉去滓。取二盞煑粥入糖食。風邪眼寒乃風入頭、系敗血凝滯。不能上下流通。故風寒客之而眼寒也。石膏煆二兩川芎二兩甘草炙半兩爲末。每服一錢。葱白茶湯調下、日二服。頭風涕淚疼痛不已。方同上。**鼻衄頭痛**心煩。石膏牡蠣一兩爲末。每新汲水服二錢。和并滴鼻內。**筋骨疼痛**因風熱者。石膏三錢。飛羅麪七錢爲末。水和煅紅冷定。滾酒化服。破蓋取汗。連服三日。即除根。**雀目夜昏**百治不効。石膏末每服一錢。猪肝一片。薄批。摻藥在上。纏定。沙缾煮熟。切食之。一日一服。**溼溫多汗**妄言煩渴。石膏炙甘草等分爲末。每服二錢匕。漿水調下。**小便卒數**非淋。令人瘦。石膏半觔。搗碎。水一斗煮五升。**小兒吐瀉**黃色者傷熱也。玉露散。用石膏寒水石。各五錢。生甘草二錢半。爲末。滾湯調服一錢。**水瀉腹鳴**如雷。有火者。石膏火煅。倉米飯和丸梧子大。黃丹爲衣。米飲下二十丸。不二服効。**乳汁不下**石膏三兩。水二升煮三沸。三日飲盡妙。**婦人乳癰**一醉膏。用石膏煅紅出火毒。研。每服三錢。溫酒下。添酒盡醉。睡覺再進一服。**油傷火灼**痛不可忍。石膏末傅之。良。**金瘡出血**寒水石。瀝青等分爲末。乾摻。勿經水。**刀瘡傷濕**潰爛不生肌。寒水石煅一兩。黃丹二錢爲末。洗。敷。甚者加龍骨一錢。孩兒茶一錢。**瘡口不斂**生肌肉。止疼痛。去惡水。寒水石燒赤。研。二

兩黃丹半兩爲末摻之名紅玉散。口瘡咽痛上膈有熱寒水石煅三兩硃砂三錢半硼砂半字爲末摻之

滑石又有畫石夜石脆石冷石番石共石膋石諸名取色白細膩者良刮去浮黃水澄去粗渣用。性涼味淡體滑主利竅味淡主滲熱能蕩滌六腑而無尅伐之猷。主治暑氣煩渴胃中積滯便濁澁痛女人乳汁不通。小兒疹毒發渴皆利竅滲熱之力也如天令濕淫太過。小便癃閉人益元散佐以硃砂利小腸最捷要以口作渴小便不利兩症並見爲熱在上焦肺胃氣分以此利水下行煩渴自止若渴而小便自利者自內津液少也。小便不利而口不渴者是熱在下焦血分也均不宜

用且體滑胎前亦忌之敷痘瘡潰爛良爲石淋要藥。

附方

益元散又名天水散。太白散。六一散。解中暑傷寒疫癘饑飽勞損憂愁思慮驚恐悲怒傳染并汗後遺熱勞復諸疾兼解兩感傷寒百藥酒食邪熱毒治五勞七傷一切虛損內傷陰痿驚悸健忘癇瘛煩滿短氣痰嗽肌肉疼痛腹脹悶痛淋閟澀痛服石石淋療身熱嘔吐泄瀉腸澼下痢赤白除煩熱胸中積聚寒熱止渴消畜水婦人產後損液血虛陰虛熱甚催生下乳治吹乳乳癰牙瘡齒疳此藥大養脾腎之氣通九竅六腑去留結益精氣壯筋骨和氣通經脈消水穀保真元明耳目安魂定魄強志輕身駐顏益壽耐勞役饑渴乃神驗之仙藥也白滑石水飛過六兩粉甘草一兩爲末。每服三錢蜜少許溫水調下。實熱用新汲水下。解利用葱豉湯下。通乳用豬肉麪湯調下。催生用香油漿下。凡難產或死胎不下皆由風熱燥澀結滯緊斂不能舒緩故也此藥力至則結滯頓開而瘥矣。

膈上煩熱多渴利九竅滑石二兩搗水三大盞煎二盞去滓入粳米煑粥食

女勞黃疸日晡發熱惡寒小腹急大便溏黑額黑滑石石膏等分研末大麥汁

服方寸匕日三。小便大利愈腹滿者難治。**傷寒衄血**滑石末飯丸梧子大每服十丸微嚼破新水嚥下立止。湯晦叔云鼻衄乃當汗不汗所致。其血紫黑時不以多少不可止之且服溫和藥調其營衛。待血鮮時急服此藥止之也。**乳石發動**煩熱煩渴滑石粉半兩水一盞絞白汁頓服。**暴得吐逆**不下食生滑石末二錢匕溫水服仍以細麪半盞押定。**氣壅關格**不通小便淋結臍下妨悶兼痛滑石粉一兩水調服。**小便不通**滑石末一升。以車前汁和塗臍之四畔方四寸。乾即易之冬月水和。**婦人轉脬**因過忍小便而致滑石末葱湯服二錢。**妊娠子淋**不得小便滑石末水和泥臍下二寸。**伏暑水瀉**白龍丸滑石火煅過一兩。硫黃四錢為末麪糊丸綠豆大。每用淡薑湯隨大小服。**伏暑吐瀉**或吐或泄或瘧小便赤煩渴玉液散用桂府滑石燒四兩藿香一錢為末米湯服二錢。**霍亂及瘧**方同上。**痘瘡狂亂**循衣摸床大熱引飲。用益原散加硃砂二錢冰片三分麝香一分。每燈草湯下。二三服。**風毒熱瘡**遍身出黃水桂府滑石末傅之次日愈先以虎杖豌豆。甘草等分。煎湯洗後乃搽。**陰下濕汗**滑石一兩。石膏煅半兩。枯白礬少許。研摻之。**脚指縫爛**方同**杖瘡腫痛**滑石、赤石脂、大黄等分為末。茶湯洗淨貼。**熱毒怪病**目赤鼻脹。大喘渾身出斑。毛髮如鐵。乃因中熱毒氣結于下焦。用白礬滑石各一兩為末。作一服。水三盌煎減半。不住飲之。

石灰又有石堊、堊灰、希灰、鍛石諸名。燒青石為灰也。風化不夾石者良。性溫味辛。有毒。土

治散血定痛。止水瀉血痢。白帶白淫。收脫肛陰挺。消積聚結核。貼口喎。黑鬚髮。療骨疽惡瘡金瘡。殺痔蟲。解酒酸。治酒毒。墮胎。

〔附方〕**人落水死**裹石灰納下部中。水出盡即活。**痰厥氣絶**心頭尚溫者千年石灰一合。水一盞。煎滾去清水。再用一盞煎極滾。澄清灌之。少頃痰下自甦。**中風口喎**新石灰醋炒。調如泥

塗之。左塗右，右塗左，立便牽正。風牙腫痛二年石灰、細辛等分，研擦即止。蟲牙作痛礦灰
炒糖，和塞孔中。風蟲牙痛百年陳石灰爲末四兩，蜂蜜三兩，和勻，鹽泥固濟，火煅一日，研末擦牙，神
效，名神仙失笑散。乾霍亂病千年石灰，沙糖水調，服二錢，或淡醋湯亦可，名落盞湯。偏墜
氣痛陳石灰炒，五倍子、山梔子等分，爲末，酒和醋調敷之，一夜即消。產後血渴不煩者新石灰
一兩，黃丹半錢，渴時漿水調服一錢，名桃花散。白帶白淫風化石灰一兩，白茯苓三兩，爲末，糊丸梧
子大，每服二三十丸，空心米飲下，絕妙。水瀉不止方同上。酒積下痢石灰五兩，水和
作團，黃泥包，煅一日夜，去泥爲末，醋糊丸梧子大，每服三十丸，薑湯空心下。血痢十年石灰三升，
熬黃，水一斗投之，澄清，一服一升，日三服。虛冷脫肛石灰燒熱，故帛裹坐，冷即易之。產門不
閉產後陰道不閉，或陰脫出，石灰一斗熬黃，以水二斗投之，澄清熏。產門生合不開，用鋼鍼磨
利割開，以陳石灰傅之，即愈。腹脇積塊風化石灰半斤，瓦器炒極熱，入大黃末一兩，炒紅取起，入

山居本草卷六　石

桂末半兩畧燒人米醋和成膏，攤絹上貼之。內服消塊藥甚効。**瘧疾寒熱**一日一發或二三發或三日一發。古城石灰二錢，頭垢、五靈脂各一錢，研末，飯丸皂子大，每服一丸，五更無根水下，即止。**老小暴嗽**石灰一兩，蛤粉四錢，為末，蒸餅丸豌豆大，焙乾，每服三十丸，溫薤汁下。**卒暴吐血**石灰刀頭上燒研，井水下二錢。**髮落不止**乃肺有勞熱瘙痒。用石灰三升，水拌炒焦，酒三升浸之，每服二合。常令酒氣相接，則新髮更生，神驗。**染髮烏鬚**礦灰一兩，水化開七日，用鉛粉一兩研勻，好醋調搽，油紙包一夜，先以皂角水洗淨乃用。**身面疣目**苦酒浸石灰六七日，取汁頻滴之，自落。**面靨疣痣**水調礦灰一盞，好糯米全者半插灰中，半在灰外，經宿米色變如水精，先以針微撥動，點少許于上，經半日汁出，剔去藥，不得着水。二日而愈也。**疣痣瘤贅**石灰一兩，用桑灰淋汁熬成膏，刺破點之。**疔瘡惡腫癰疽瘀肉**石灰半兩，蕎麥稭灰半兩，淋汁煎成膏，罐收，每以針畫破塗之，自腐。石灰半夏等分，爲末傅之。**腦上癰癤**石灰入飯內，搗爛合之。**痰核紅腫**寒熱狀如瘰癧石灰火煅為末，以白果肉同搗貼之。蜜調亦可。痄腮腫痛 醋調石灰敷之。多年惡瘡 多年石灰研末，雞子清和成塊，煅過再研，薑汁調傅。瘻瘡不合 古冢中石灰厚傅之。痔瘡有蟲 古石灰、川烏頭炮等分為末，燒飯丸梧子大。每服二三十丸，白湯下。疥瘡有蟲 石灰淋汁洗之，數次。血風濕瘡 千年陳石灰研搽。痛即止，瘡即愈，神效。火焰丹毒 醋和石灰塗之，或同青靛塗之。卒發風痧疹 醋漿和石灰塗之，隨手即滅。元希声侍郎秘方也。夏月痱疤 石灰煅一兩，蛤粉二兩，甘草一兩，研撲之。湯火傷灼 年久石灰傅之，或加油調。杖瘡腫痛 新石灰麻油調搽，甚妙。刀口金瘡 石灰裹之，定痛止血，又速愈。瘡深不宜速合者，入少滑石傅之。誤吞金銀或錢在腹內不下 用石灰、硫黃一皂子大，同研為末，酒調服之，良。馬汗入瘡 石灰傅之。蠼螋咬人 醋和石灰塗之。蚯蚓咬人 其毒如大風，眉鬚皆落，以石灰水浸之，良。

古墓中石灰 名地龍骨，主治頑瘡、瘻瘡、膿水淋漓，斂諸瘡口。棺下者尤佳。

〔艌船油石灰〕名水龍骨。主治金瘡跌撲傷損破皮出血及諸瘡瘻。止血殺蟲。

〔附方〕軟癤不愈。爛船底油石灰研末。油調傅之。下體癬瘡。艌船灰、牛糞燒烟熏之。一日一次。即安。血風臁瘡。船上舊油灰將泥作盞火煆過研末入輕粉少許。若茶洗淨傅之。忌食發毒物。

水中白石處處溪澗中有之入藥用白小者。治背上忽腫如盤不識名者取一二碗燒熱投水中頻洗之立瘥。食魚鱠多脹滿成瘕痛悶日漸羸弱。取數十枚燒赤投五升水中。七次熱飲。如此三五度。當利出瘕也。又燒淬水中。納鹽三合。洗風瘙癮疹。時珍曰：昔人有煑石爲糧法，即用此石也。其法用胡葱汁或地榆根等煑之，即爛如芋，謂之石羹。

河砂 砂，小石也。字從少石，會意。 治石淋，取細白砂三升炒熱，以酒三升淋汁，服一合，日再服。又主絞腸沙痛，炒赤，冷水淬之，澄清，服一二合。風濕頑痺不仁，筋骨攣縮，冷風癱緩，血脈斷絕，六月取河砂，烈日曝令極熱，伏坐其中，冷則易之，取熱，徹通汗，隨病用藥，切忌風冷勞役。

附方：人溺水死，白砂炒，覆死人面上下，惟露七孔，冷濕即易。

杓上砂 此淘米杓也，木杓瓢杓皆可用。 治面上風粟，或青或黃赤，隱暗澁痛，及人唇上生瘡者，本家杓上刮去唇砂一二粒，即安又婦人吹乳取砂七粒溫酒送下更以炊帚枝通乳孔瘥。

硫黃 綱目作石硫黃又有黃硇砂黃芽陽侯將軍諸名稟純陽火石之精氣而結成性質通硫賦色中黃故名。凡用入丸散須以蘿蔔剜空入硫在內合定稻糠火煨熟去其臭氣以紫背浮萍同煮過消其火毒以皂莢湯淘之去其黑漿一法打碎以絹袋盛用無灰酒煮三伏時用又消石能化硫為水以竹筒盛硫埋馬糞中一月亦成水名硫黃液。**性大熱味淡酸有毒**以黑錫煎湯解之及食冷豬血類編云仁和縣一吏早衰齒落不已一道人令以生硫黃入豬臟中煮爛搗丸或入蒸餅丸梧子大隨意服之飲啖倍常步履輕健年踰九十猶康健後醉候食牛血遂洞泄如金水尫瘁而死晉范云恪防能制硫黃此用豬臟尤妙服忌諸血**主治虛寒久痢滑泄霍亂補命門不足壯陽道長肌肉益氣力除風勞勞損老人風秘下氣止嗽治腰腎久**

冷冷風頑痺寒熱心腹積聚邪氣冷癖在脇欬逆上氣脚冷疼弱無力陽氣暴絶陰毒傷寒小兒慢驚婦人血結陰蝕惡瘡生用治疥癬

附方

硫黃盃 此盃配合造化調理陰陽奪天地冲和之氣乃水火既濟之方不冷不熱不緩不急有延年却老之功脫胎換骨之妙大能清上實下升降陰陽通九竅殺九蟲除夢泄悅容顏解頭風開胸膈化痰涎明耳目潤肌膚添精髓蠲癥瘕又治婦人血海枯寒赤白帶下其法用甆盆以胡桃擦過用無砂石硫黃生溶成汁入明礬少許則塵垢悉浮以杖掠去緜濾過再入盆溶化傾入盃內盪成盃取出埋土中一夜木賊打光用之欲紅入硃砂欲青則入葡萄研勻同煑成待用熱酒二盃清早空心溫服則百病皆除無出此方也

紫霞盃 葉石林水雲錄云用硫黃袋盛懸甑內以紫背浮萍同水煑之數十沸取出候乾研末十兩用珍珠琥珀乳香雄黃硃砂羊起石赤石脂片腦紫粉白芷甘松三奈木香血竭沒藥韶腦安息香各一錢麝香

七分。金箔二十片爲末。入銅杓中。慢火溶化。以好撩酒盃一箇。周圍以粉紙包裹。中開一孔。傾硫入內。旋轉令勻。投冷水中取出。每旦盛酒飲二三盃。功同上方。昔中書劉景暉因遊勞嶽。于大白山中遇一老仙。親授是方服之果愈。人能清心寡欲而服此。仙緣可到也。

金液丹 固真氣。暖丹田。堅筋骨。壯陽道。除久寒痼冷。補勞傷虛損。治男子腰腎久冷。心腹積聚。脇下冷痛。腹中諸蟲。失精遺尿。形羸力劣。腰膝痛弱。冷風頑痺。上氣衄血。欬逆寒熱。霍亂轉筋。虛滑下利。又治痔瘻。蟲䘌生瘡下血不止。及婦人血結寒熱。陰蝕疽痔等。用石硫黃十兩研水。用甆盒盛。以水和赤石脂封口。鹽泥固濟日乾。地內先埋一小罐盛水令滿。安盒在內。用泥固濟。慢火養七日七夜。候足加頂火一斤煅。候冷取出研末。每一兩用蒸餅一兩。水浸爲丸。如梧子大。每服三十丸。空心米飲服。又治傷寒身冷脉微。或吐或利。或自汗汗不止。或小便不禁。併宜服之。得身熱脉出爲度。

煖益腰膝 王方平通靈玉粉散。治腰膝。煖水臟。益顏色。其功不可具載。硫黃半斤。桑柴灰五斗。淋取汁。煮三伏時。以鐵匙抄于火上試之。伏火即止。候乾。以大火煅之。如未伏。更煮。以伏爲度。煅了研末。穿地坑一尺二寸。投水于

中待水清取和硫末放鍋內煎如膏鐵錢抄出細研飯丸麻子大每空心鹽湯下十丸極有效驗鄉人王昭遂服之年九十顏貌如童子力倍常人

風毒脚氣

痺弱硫黃末三兩鍾乳五升煮沸入水煎至三升每服三合又法牛乳三升煎一升半以五合調硫黃末一兩服厚蓋取汗勿見風未汗再服將息調理數日更服北人用此多效亦可煎為丸服

陰證傷寒

極冷厥逆煩躁腹痛無脉危極甚者船上硫黃為末艾湯服三錢就得睡汗出而愈

陰陽二毒

黑龍丹用船上硫黃一兩柳木槌研二三日巴豆一兩和殼計箇數用三升鐺子一口將硫黃鋪底安豆于上以釅米醋半斛澆之盞子緊合定醋紙固縫頻以醋潤之文武火熬候豆作聲可一半為度急將鐺子離火即便入臼中搗細再以醋同茶脚洗鐺中藥入臼旋下蒸餅搗丸雞頭子大若是陰毒用椒四十九粒葱白二莖水一盞煎六分熱吞下一丸陽毒用豆豉四十九粒葱白一莖水一盞煎同前吞下不得嚼破經五六日方可服之若未傳入或未及日數不可服有孕婦人吐瀉亦可服

一切冷氣

積塊作痛硫黃焰硝各四兩結砂青皮陳皮各四兩為末糊丸梧子大每空心米飲

下三十丸。

元臟久冷 腹痛虛泄，裏急。玉粉丹：用生硫黃五兩，青鹽一兩，細研，以蒸餅丸綠豆大。每服五丸，空心熱酒下，以食壓之。

元臟冷泄 腹痛虛極。硫黃一兩，黃蠟化丸梧子大。每服五丸，新汲水下。一加青鹽二錢，蒸餅和丸，酒下。

氣虛暴泄 日夜三二十行，腹痛不止。夏月路行，備急最妙。朝真丹：用硫黃二兩，枯礬半兩，研細，水浸蒸餅丸梧子大，硃砂爲衣。每服十五丸至二十丸，溫水下，或鹽湯任下。

伏暑傷冷 二氣交錯，中脘痞結，或泄或嘔，或霍亂厥逆。二氣丹：硫黃、消石等分，研末，石器炒成沙，再研，糯米糊丸梧子大。每服四十丸，新井水下。

傷暑吐瀉 硫黃、滑石等分，爲末。每服一錢，米飲下，即止。

霍亂吐瀉 硫黃一兩，胡椒五錢，爲末，黃蠟一兩化丸皂子大。每涼水下一丸。

小兒吐瀉 不拘冷熱，驚吐反胃，一切吐利，諸治不效者。二氣散：用硫黃半兩，水銀二錢半，研不見星。每服一字至半錢，生薑水調下，其吐立止。或同炒結砂爲丸。方見靈砂下。

反胃嘔吐 方見水銀。

脾虛下白 脾胃虛冷，停水滯氣，凝成白涕下出。舶上硫黃一兩，研末，炒麪一分，同研，滴冷熱水丸梧子大。每米湯下五十丸。**下痢虛寒**硫黃半兩蓖麻仁七箇爲末糊丸如梧子大每服十五丸米飲下**老人冷秘**風秘或泄瀉煖元臟除積冷溫脾胃進飲食治心腹一切痃癖冷氣硫黃柳木槌研細半夏湯泡七次焙研等分生薑自然汁調蒸餅和杵百下丸梧子大每服十五丸至二十丸空心溫酒或薑湯下婦人用醋湯下

久瘧不止鮑氏方用硫黃硃砂等分爲末每服二錢臘茶清發日五更服當日或大作或不作皆其効也寒多倍硫熱多倍砂朱氏方用硫黃臘茶等分爲末發日早冷水服二錢二服效寒多加硫熱多加茶

酒鼈氣鼈嗜酒任氣血凝于氣則爲氣鼈嗜酒痼冷敗血入酒則爲血鼈搖頭掉尾大者如鼈小者如錢上侵人喉下蝕人肛或附脇背或隱腸腹用生硫黃末老酒調下常服之甚効如神

欬逆打呃硫黃燒烟嗅之立止

頭痛頭風如神丹光明硫黃消石各一兩細研水丸芡子大空心嚼一丸茶下

腎虛頭痛聖惠方用硫黃一兩胡粉爲末飯丸梧子大痛時冷水服五丸卽止　本事方用硫黃末食鹽等分水調生麪糊丸梧子大每薄荷茶下五丸普濟用生硫黃六錢烏藥四錢爲末蒸餅丸梧子大每

服三五丸。食後茶清下。鼻上作痛 上等硫黃末。冷水調搽。酒皶赤鼻 生硫黃半兩。杏

仁二錢。輕粉一錢。夜夜搽之。瑞竹堂方用船上硫黃雞心檳榔等分。片腦少許。爲末。絹包日日擦之。加草麻

油更妙。鼻面紫風 乃風熱上攻陽明經絡。亦治風刺癮疹。船上硫黃。白枯礬等分爲末。每以黃丹

少許。以津液和塗之。一月見效。身面疣目 蠟紙捲硫黃末少許。點之焠之。有聲自去。癧瘍風

病 白色成片。以布拭醋摩硫黃附子塗之。或硫黃白礬擦之。小兒聤耳 硫黃末和蠟作鋌插之。日

二次。小兒口瘡 糜爛。生硫黃水調塗手心足心。效即洗去。耳卒聾閉 硫黃雄黃等分研末。

綿裹塞耳數日。即聞人語也。諸瘡弩肉 如蛇出數寸。硫黃末一兩。內上薄之。即縮。癰疽不

合 石硫黃粉。以筯蘸插入孔中。以瘥爲度。一切惡瘡 眞君妙神散。用好硫黃二兩。蕎麥粉二兩。

爲末。井水和捏作小餅。日乾收之。臨用細研。新汲調傅之。痛者即不痛。不痛者則即痛而愈。疥瘡有

蟲 硫黃末。以雞子煎香油調搽。極效。頑癬不愈 傾過銀有蓋罐子。入硫黃一兩。溶化取起。冷定

打開。取硫同蓋。研末搽之。癘風有蟲。硫黃末酒調少許。飲汁。或加大楓子油更好。女人陰瘡。硫黃末傳之。瘥乃止。玉門寬冷。硫黃煎水頻洗。小兒夜啼。硫黃二錢半。鉛丹二兩。研勻。鑵固煅過。埋土中七日取出。飯丸黍米大。每服二丸。冷水下。陰濕瘡疱。硫黃傳之。日三。

礬石又有羽涅。涅石。羽澤諸名。煅枯者名巴石。輕白者名柳絮礬。礬有五種。白潔者入藥。青黑者療痔及瘡。黃者療瘡生肉。兼染皮。綠礬燒赤。又名絳礬。能治疽瘡。凡用煅乾汁。謂之枯礬。不煅者為生礬。性寒味酸澀。主治吐下痰涎。飲澼燥濕解毒。追涎。止血定痛。除固熱在骨髓。去鼻中息肉。寒熱瀉痢。袪目痛。堅骨齒。食惡肉。生好肉。治癰疽疔腫惡瘡。癲癇疸疾。通大小便。口齒眼目諸病。虎犬蛇蝎百蟲傷。治中風失音。和桃仁葱湯浴。可出汗。生含嚥津。治急喉痺。療鼻衄齆鼻。鼠漏瘰癧瘀癬。枯礬貼嵌甲。牙縫中血出如衄。

附方　中風痰厥　四肢不收。氣閉膈塞者。白礬一兩。牙皂角五錢。爲末。每服一錢。溫水調下。吐痰爲度。胸中痰癖　頭痛不欲食。礬石一兩。水二升。煑一升。納蜜半合。頓服。須臾大吐。未吐。飲少熱湯引之。風痰癇病　化痰丸。生白礬一兩。細茶五錢。爲末。煉蜜丸如梧子大。一歲十丸。茶湯下。大人五十丸。久服。痰自大便中出。斷病根。小兒胎寒　軀啼發癇。白礬煆半日。棗肉丸黍米大。每乳下一丸。愈乃止。最良。產後不語　明氏孤鳳散。用生白礬末一錢。熟之調下。日一。牙關緊急　不開者。白礬鹽化等分。搽之。涎出自開。走馬喉痺　用生白礬末。塗于綿針上。按于喉中。立破。綿針者。用榆條上以綿立作棗大也。喉癰乳蛾　濟生帳帶散。用礬三錢。鐵銚內落化。人擘開巴豆三粒。煎乾去豆。研礬用之。人喉立愈。甚者以醋調灌之。亦名通關散。法割烏龍膽。用白礬末。盛人猪膽中。風乾研末。每吹一錢人喉。取涎出妙。咽喉穀賊　腫痛。生礬石末。少少點腫處。吐涎。以痒爲度。風熱喉痛　白礬半觔。研末。化水。新磚一片。浸透取晒。又浸又晒。至水乾。入糞厠中浸一月。取洗。安陰處。待霜出掃收。每服半錢水下。

懸癰垂長咽中煩悶。白礬燒灰。鹽花等分爲末。筋頭頻點。在上去涎。

小兒舌膜初生小兒。有白膜皮裹舌。或遍舌根。可以指甲刮破。令血出。以燒礬末半綠豆許傅之。若不摘去。其兒必啞。

牙齒腫痛白礬一兩。燒灰。大露蜂房一兩。微炙。每用二錢。水煎含漱。去涎。

患齒碎壞欲盡者。常以綿裹礬石。含嚼。吐去汁。

齒斷血出不止。礬石一兩。燒。水三升。煮一升。含漱。

木舌腫強白礬桂心等分爲末。安舌下。

大陰口瘡生甘草二寸。白礬一栗大。嚼之。嚥津。

口舌生瘡下虛上壅。定齋方。用白礬泡湯濯足。張子和。用白礬末。黃丹水飛炒等分研。擦之。亦效。

小兒鵞口滿口白爛。枯礬一錢。硃砂二分。爲末。每以少許傅之。日三次。神驗。

小兒舌瘡飲乳不得。白礬和雞子。置醋中。塗兒足底。二七日愈。

口中氣臭明礬入麝香爲末。擦牙上。即愈。

衄血不止枯礬末。吹之妙。

鼻中息肉千金。用礬燒末。猪脂和綿裹塞之。數日息肉隨藥出。一方用明礬一兩蓖麻仁七箇，[illegible]樹肉五箇，麝香一字。杵丸，綿裹塞之，化水自下也。

眉毛脫落　白礬十兩，燒存，蒸餅丸梧子大。每空心溫水下七丸，日加一丸，至四十九日減一丸，周而復始，以愈為度。

發斑怪症　有人眼赤鼻張，大喘，渾身出斑，毛髮如銅鐵，乃熱毒氣結于下焦也。白礬、滑石各一兩，為末，作一服，水三盌煎減半，不住服，盡即安。

目瞖弩肉　白礬石納黍米大，入目，令淚出，日日用之，惡汁去盡，其疾日減。

目生白膜　礬石一升，水四合，銅器中煎半合，入少蜜調之。以綿濾過，每日點之，三四日即愈。

赤目風腫　甘草水磨明礬，傅眼胞上效。或用枯礬頻擦眉心。

爛弦風眼　白礬煅一兩，銅青三錢，研末，湯泡，澄清點洗。

聤耳出汁　枯礬一兩，鉛丹炒一錢，為末，日吹之。

卒死壯熱　礬石半觔，水一斗半，煮湯浸腳及踝，即得甦也。

腳氣衝心　白礬三兩，水一斗五升，煎沸浸洗。

風濕膝痛　腳氣風濕，虛汗，少力，多痛，及陰汗。燒礬末一匙頭，投沸湯，淋洗痛處。

黃腫水腫　推車丸，用明礬二兩，青礬一兩，白麪半觔，同炒令赤，以醋煮米粉糊為丸，棗湯下三十丸。

女勞黃疸　黃家日晡發熱而反

惡寒。膀胱急，少腹滿，日盡黄，額上黑，足下熱，因作黑疸。其腹脹如水狀，大便必黑，時溏。此女勞之病，非水也。白大勞大熱交接，后入水所致。腹滿者難治。用礬石燒、消石熬黄，等分爲散，以大麥粥汁和服方寸匕，日三服。病從大小便去。正黄，大便正黑，是其候也。

婦人黄疸 經水不調，房事觸犯所致。白礬、黄蠟各半兩，陳橘皮三錢，爲末。化蠟丸梧子大。每服五十丸，以滋血湯或調經湯送下。

婦人白沃 經水不利，子臟堅癖，中有乾血，下白物。用礬石燒、杏仁一分，研勻，煉蜜丸棗核大，納入陽中，日一易之。

婦人陰脫 作痒。礬石燒研，空心酒服方寸匕，日三。

男婦遺尿 枯白礬、牡蠣粉等分，爲末。每服方寸匕，溫酒下。日三服。

二便不通 白礬末填滿臍中，以新汲水滴之，覺冷透腹內，即自然通。臍平者，以紙圍環之。

霍亂吐瀉 枯白礬末一錢，百沸湯調下。

伏暑泄瀉 玉華丹：白礬煅爲末，醋糊爲丸，量大小，用木瓜湯下。

老人泄瀉 不止。枯白礬一兩，訶黎勒煨七錢半，爲末，米飲服二錢，取愈。

赤白痢下 白礬飛過爲末，好醋飛羅麪爲丸梧子大。赤痢甘草湯下，白痢乾薑湯下。

氣痢不止 巴石

丸。取白礬一大斛，以炭火淨地燒令汁盡，其色如雪，謂之巴石。取一兩研末，熟猪肝作丸梧子大，空腹量人加減。水牛肝更佳。如素食人以蒸餅爲丸。或云白礬中青黑者名巴石。

冷勞泄痢食少，諸藥不効。白礬三兩燒，羊肝一具去脂，釅醋三升煑爛，擂泥和丸梧子大，每服二十丸，米飲下，早夜各一服。

泄瀉下痢白龍丹：用明礬枯過爲末，飛羅麪醋打糊丸梧子大，每服二三十丸，白痢薑湯下，赤痢甘草湯下，泄瀉米湯下。

瘧疾寒熱即上方，用東南桃心七箇煎湯下。

反胃嘔吐白礬、硫黃各二兩，銚內燒過，入硃砂一分，爲末，麪糊丸小豆大，每薑湯下十五丸。又方：白礬枯二兩，蒸餅丸梧子大，每空心米飲服十五丸。

化痰治嗽明礬二兩，生參末一兩，苦醋二升，熬爲膏子，以油紙包收，旋丸豌豆大，每用一丸，放舌下，其嗽立止，痰即消。定西侯方：只用明礬末，醋糊丸梧子大，每睡時茶下二三十丸。摘要：用明礬半生半燒，山巵子炒黑，等分爲末，薑汁糊爲丸，如上服。雜興方：用白明礬、建茶等分，爲末，糊丸服。

諸心氣痛儒門事親方：用生礬一皂子大，醋一盞，煎七分服，立止。邵真人方：用明礬一兩燒，硃砂一錢，金箔三箇爲末。每服一錢半。空心白湯下。**中諸蠱毒**晉礬建茶等分爲末新汲水調下一錢。溢吐即效。未吐再服。**蛇蟲諸毒**毒蛇射工沙虱等傷人。口噤目黑。手足直。毒氣入腹。白礬甘草等分爲末。冷水服二錢。**驢馬汗毒**所傷瘡痛。白礬飛過黄丹炒紫等分貼之。**虎犬傷人**礬末納入。裹之止痛。尤妙。**蛇蛟蠍螫**燒刀矛頭令赤。置白礬于上。汁出熱滴之。立瘥。此神驗之方也。貞元十三年。有兩僧流南方。到鄧州。俱爲蛇嚙。即用此法便瘥。更無他苦。**壁鏡毒人**必死。白礬塗之。**刀釜金瘡**白礬黄丹等分爲末。傅之最妙。**折傷止痛**白礬末一匙。泡湯一盆。帕蘸乘熱熨傷處。少時痛止。然後排整筋骨點藥。**漆瘡作痒**白礬湯拭之。**牛皮癬瘡**石榴皮蘸明礬末抹之。切勿用醋。即蟲沉下。**小兒風瘮**作痒。白礬燒投熱酒中。馬尾搵酒塗之。**小兒臍腫出汁不止**。白礬燒灰傅之。**乾濕頭瘡**白礬半生半煅。酒調塗上。**身面瘊子**白礬地膚子等分。煎水頻洗之。**腋下胡臭**礬石絹袋盛之。常粉腋下甚妙。**魚口瘡毒**白礬枯研。寒食麪糊調傅上即消。

山居本草卷六 寅

陰瘡作臼 取高昌白礬、麻仁等分研末，猪脂和膏。先以槐白皮煎湯洗過，塗之。外以楸葉貼上。不過三度愈。

足瘡生蟲 南方地卑濕，人多患足瘡，歲久生蟲如蛭，乃風毒攻注而然。用牛或羊或猪肚去粪不洗，研如泥，看瘡大小入煅過泥礬半兩，已上研勻，塗帛上貼之。須臾痒入心，徐徐連帛取下，火上炙之，蟲出如絲髮馬尾千萬，或青白赤黑，以湯洗之。三日一作，不過數次，蟲盡瘡愈。

嵌甲作瘡 足趾甲人肉作瘡，不可履靴。礬石燒灰傳之，蝕惡肉，生好肉。細細割去甲角，旬日取愈。此方神效。

雞眼肉刺 枯礬、黃丹、朴硝等分為末，搽之。次日浴二三次即愈。

冷瘡成漏 明礬半生半飛，飛者生肉，生者追膿。五靈芝水飛，各半錢，為末。以皮紙裁條，唾和末作小撚子，香油捏濕，于末拖過，剪作大小撚，安入漏。早安午換，候膿出盡，后有些小血出，方得乾水，住藥，自然生肉，瑩好也。

魚睛丁瘡 枯礬末，寒食麪糊調貼，消腫無膿。

丁瘡腫毒 雪白礬末五錢，葱白煨熟，搗和丸梧子大。每服二錢五分，以酒送下。未效再服。久病孕婦不可服。

癰疽腫毒 李迅癰疽方云：凡人病癰疽發背，不問老少，皆宜服黃礬丸，服至一兩以上無不作效。最止疼痛，不動臟腑。活人不可勝數。用明亮白礬一兩，生研，以好黃蠟七錢溶化，和丸梧子大。每服十丸，漸加至二十丸，熟水送下。如未破則內消，已破即便合。如服金石發瘡者，引以白礬末一二匙，溫酒調下。亦三五服見効。有人遍身生瘡，狀如蛇頭，服此亦效。諸方俱稱奇效，但一日中服近百粒則有力。此藥不惟止痛生肌，能防毒氣內攻，護膜止瀉，托裏化膿之功甚大。服至半斤尤佳。不可欺其淺近，要知白礬大能解毒也。今人名爲蠟礬丸。用之委有効驗。

陰汗濕痒 枯礬撲之。又泡湯沃洗。

交接勞復 卵腫，或縮入腹，痛欲絕。礬石一分，消三分，大粥清服方寸匕。日三服，熱毒從二便出也。

女人陰痛 礬石三分，炒，甘草末半方。綿裹導之。取瘥。

丁腫惡瘡 二仙散。用生礬、黃丹，臨時等分。以三稜針刺血待盡傅之。不過三上決愈。方太醫李管勾方。

蟲蛇獸毒 及蠱毒。生明礬、明雄黃等分，于端午日研末，黃蠟和丸梧子大。每服七丸，念藥王菩薩七遍，熟水送下。

湯瓶內鹼 此煎湯瓶內澄結成鹼，水鹼。如細砂者也。**主治止消渴。以一兩爲末。**

粟米燒飯丸梧子大。每入參湯送下。二十丸。又小兒口瘡。臥時以醋調末。書十字兩足心驗

附方消渴引飲 湯瓶內鹼 葛根 水萍焙等分。每服五錢 水煎服。 又方。湯瓶內鹼 菝葜根炒各一兩。烏梅連核二兩 焙爲散。每服二錢。水一盞。石器煎七分。溫呷。日一服。

山居本草卷六

新安程履新德基甫述　門人　鮑澄　唐翰輔　仝校
黄達　高士奇

總論

古稱神農嘗百草，辨藥性能，入某經，治某病，可謂靈奇矣。若無根據，何以詳悉其義，而時措皆宜耶？但上古論藥，或云本草，或云藥性，綑載八十餘種，大法雖具，猶未精詳。賴有漢唐宋明，歷代醫宗漸次立法，然又散栽諸書，未獲總集討爲規範，坐令議藥者悉皆懸斷遥擬，無怪乎其多舛錯也。今述諸賢所議，考討總論，以闡其義。俾穀菜果子竹

樹花卉水火土金日用之物攢而充之俱可備使則大地無不是藥矣惟在靈心酌用神而明之

凡藥命名俱有意義或以體或以色或以味或以形或以性或以能或以力或以地或以時惟格物者先能辨此則藥之義理思過半矣

每藥一品須分八款更有次序曰體曰色曰氣曰味此四者乃天地產物生成之法象必先辨明以備參考曰形曰性曰能曰力此四者藉明哲格物推測之義理而後區別以印生成按此八法交相詳辨庶不為古今諸書所誤以淆惑藥理列法如左

辨藥八法

體　燥潤輕重滑膩乾　色　青紅黃白黑紫蒼

氣　羶臊香腥臭雄和　味　酸苦甘辛鹹淡澁

形　陰陽水火木金土　性　寒熱溫涼清濁平

能　升降浮沉定走破　力　宣通補瀉滲斂散

右八欵當驗其體觀其色臭其氣嚼其味是定法也然有不能臭其氣嚼其味者須煎汁嘗之惟辨此四者爲先而後推其形察其性原其能定其力則凡厚薄清濁緩急躁靜平和酷銳之性及走經主治之義無餘蘊矣

體質所主

山居本草卷六

根主升，與苗同。梢主降，與尾同。頭主補中守，與身同。莖主通。

葉屬陽發生，主散性銳。花屬陰成實，主補。子主降兼補，能生長。仁主補，能生潤利。

蒂主宣。皮能降火，主散表。肉主補。汁主潤利。

大性寬緩。中性猛。小性銳。細性銳。

尖性銳。通能行氣。薄輕能升。厚重能降。

乾燥能去濕。濕潤能去燥，主補。滑膩能利竅。油能潤燥。

五色所主

青色主肝。紅色主心。黃色主脾。白色主肺。

黑色主腎。

五色所主中有玄理，當知臟腑稟受乾父坤母，腑屬陽象天臟屬陰象地。天垂五氣。地布五行。故有氣色行色之别。五腑受父氣色。五臟稟母行色。但父氣色相同。惟母行色稍異。須驗藥體之色。配合臟腑。則攻邪補益之法。方得其宜。

膽府屬風色青。　肝臟屬木色青。　木稟母水黑色由黑化乎紫。故木色多紫。

小腸腑屬熱色紅。　心臟屬火色紅。　火稟母木青色故火色中青。

胃腑屬濕色黃。　脾臟屬土色黃。　土稟母火赤色故土色多赤。

大腸腑屬燥色白。肺臟屬金色白。金禀母土黃色故金色多黃。

膀胱腑屬寒色黑。腎臟屬水色黑。水禀母金白色故水色多白。

須先明臟腑之色。以爲用藥配合。閱諸名方。古人良有深意。如犀角地黃湯用地黃黃連黃連黃芩清胃。配黃色也。丹皮赤芍清脾。配赤色也。如沙參黃芪湯。用沙參桑皮清大腸。配白色也。黃芪甘菊清肺。配黃色也。用青龍湯主治少陽膽腑。配青色也。用白虎湯主治陽明大腸經。配白色也。體會古人之義。類推藥色入臟走腑。補

母瀉子無不合法

五氣所入

羶氣入肝。臊氣入心。香氣入脾。腥氣入肺。
臭氣入腎。

五氣所能

香能通氣。能主散　能醒脾陰。能透心氣。
能和合五臟。

右列羶臊香腥臭此爲體氣更有性氣爲厚薄緩急躁靜猛烈酷鋭暴也如人身有先天虛無之炁有後天米穀之氣所以藥亦有性氣體氣之分。

五味所入

酸入肝　苦入心　甘入脾　辛入肺

鹹入腎　淡入胃與膀胱。

五味所走

酸走筋　苦走血　甘走肉　辛走氣

鹹走骨　淡走膀胱利水。

五味所養

酸養筋膜　苦養血脉　甘養肌肉　辛養皮毛

鹹養骨髓

五味所主

辛主散　甘主緩　淡主滲　酸主收

苦主泄　鹹主軟　滑主利　濇主斂

五味所能

凡藥品之功，專在于味。一味之中，又有數能，如升降浮沉定守走破之類。良工用藥制方，錯綜變化之妙，全藉乎此，尤宜詳悉。

辛能散結。能驅風。能橫行。能利竅。

能潤燥。

甘能緩急。能上行。能發生。能潤腸。

能補氣。能補陽

山居本草卷六　總論　五

淡能滲泄。能利竅。能下行。

酸能收緩。能收濕。能歛散。能歛熱。

能束表。能活血。

苦能堅脆。能燥濕。能直行。能降下。

能湧泄。能去垢。能解毒。能開導。

能養血。能補陰。

鹹能軟堅。能凝結。能沉下。

滑能利竅。能養竅。

澁能收脫。

五味所宜

肝宜食甘。心宜食酸。脾宜食鹹。肺宜食苦。腎宜食辛。

五味所禁

肝病禁辛。心病禁鹹。脾病禁酸。肺病禁苦。腎病禁甘。

肝病無多食酸。筋病無多食酸。酸多則肉病。

心病無多食苦。血病無多食苦。苦多則皮病。

脾病無多食甘。肉病無多食甘。甘多則骨病。

肺病無多食辛。氣病無多食辛。辛多則筋病。

腎病無多食鹹。骨病無多食鹹。鹹多則脉病。

藥之陰陽爲形欵內。

氣屬陽。　氣厚爲純陽。　氣薄爲陽中之陰。

味屬陰。　味厚爲純陰。　味薄爲陰中之陽。

辛甘淡屬陽　內甘淡二味。其性有凉有寒者。又屬陰。更宜分辨。

酸苦鹹屬陰

陽則升浮。　清陽爲天。　出上竅。　發腠理。

實四肢。

陰則沉降。　濁陰爲地。　出下竅。　走五臟。

歸六腑。

考究藥理須有次序由粗入精故形之一欵列爲第五

如體潤有水，色赤有火，氣香有金，味甘有土之類。此先賢畧而未備，余不敢妄作，姑存五行之理，以俟後賢參入。

藥性清濁

性涼爲清，氣味俱輕薄淡者，爲清中清品。

性溫爲濁，氣味俱重厚濃者，爲濁中濁品。

清中清品，以清肺氣，補助天眞。如沙參、石斛、甘菊、山藥、扁豆之類。

清中濁品，以健脾陰，榮華膚腠。如人參、黃芪、白朮、芡實、甘草之類。

濁中清品，以補心血，寧養神志。如丹參、棗仁、生地、麥冬、紫菀之類。

濁中濁品，以滋肝腎，堅强筋骨。如熟地、當歸、天冬、枸杞、蓯蓉之類。

藥性所養

溫養肝膽。熱養心神。濕養脾陰。濕即濡潤之品。

清養肺氣。清即性凉及輕淡之品。寒養腎精。

藥性所主

寒主於沉。熱主於浮。溫主於補。凉主於清。

風主於升。燥主於通。濕主於潤。清主於和。

濁主於降。

藥性所用

用熱解表。用寒攻裡。用辛甘發散。

用淡滲泄。用酸苦涌瀉。用鹹沉下。

寒熱溫凉在天則爲氣在藥則爲性從來本草混悞爲
氣今已訂正

藥力所主 能已見氣味款內故止論力

宣可去壅　通可去滯　補可去弱
瀉可去閉　輕可去實與虛同　重可去怯與實同
滑可去着與臟同　澁可去脫　燥可去濕與乾同
濕可去枯與潤同　寒可去實　熱可去寒與溫同
雄可表散　銳可下行　和可安中
緩可制急　平可主養　靜可制動

此古聖用藥十八法深入造化之窟制方之義必本於

是如云至靜而能制羣動無形而能生有形此太極妙機在學者潛心領會

醫家用藥如良將用兵藥兵也主將練兵必先分別武藝區別隊伍知其膂力使倆然後可使破敵立功故用藥亦須詳細分別昔方古菴徵立其義繼而盛後湖始列其門猶未穩妥今則詳悉參訂俾學者每用一味先爲辨別詳明則庶乎其不差矣

稽歷代明醫治病神効不在用藥奇異而在運意深遠况怪異草木世所罕有珍貴藥石坊多僞售是欺世者之所爲也無奈世多厭常喜新捨近圖遠却易尋難偶

術一中則詡詡矜誇爭羨神奇不知倖難屢邀僥莫再
挽偏聽任意甘受其欺可不惜哉昔孫眞人已入仙籍
久不上升其弟子桓闓先蒙 帝召孫詣桓詢巳不得
上升之故桓報曰師功德已大第所著本草備列禽獸
蟲魚功雖及人害亦及物傷生頗多藉此之故耳孫眞
人急取草木可以代禽獸蟲魚者另爲詳著書成上升
矣故凡穀菜果子竹木花卉水火土金之類能如上法
分別便可以類推互相代用則大地無不是藥也元元
經云氣足不思食精足不思淫服食之法以服氣爲上
其次藥餌果穀若肉食重濁昏神亂性最爲下品炷炙

腥膻鮮皆能興陽助慾。生疔發背。有損無益也。故此集不載禽獸蟲魚者。恐傷生耳。况本身精氣神。已爲三品上藥。勤而行之。不須外求。穀菜果子。竹木花卉。水火土金已足治病。更能淸心寡慾。自臻上壽。又何須探奇索隱以圖珍異耶。